W0200669

L'ordonnance est dans votre assiette

Pr David Khayat
Avec la collaboration de Nathalie Hutter

L'ordonnance est dans votre assiette

PLON
www.plon.fr

© Éditions Plon, un département de Place des Éditeurs, 2023
92, avenue de France
75013 Paris
Tél. : 01 44 16 09 00
Fax : 01 44 16 09 01
www.plon.fr – www.lisez.com
Dépôt légal : septembre 2023
ISBN : 9782259312332
Mise en pages : Nord Compo
Photogravure : Apex Graphic
Illustrations du Pr Khayat : Anna Castells
Des illustrations ont été conçues à l'aide d'images issues de Freepik.com.

Les logos «Nutri-Score» sont des marques collectives déposées par l'Agence nationale de santé publique. Le présent ouvrage a été conçu indépendamment de cette dernière.

Les données mentionnées dans cet ouvrage datent du 27 juin 2023.

Le Code de la propriété intellectuelle interdit les copies ou reproductions destinées à une utilisation collective. Toute représentation ou reproduction intégrale ou partielle faite par quelque procédé que ce soit, sans le consentement de l'auteur ou de ses ayants cause, est illicite et constitue une contrefaçon sanctionnée par les articles L. 335-2 et suivants du Code de la propriété intellectuelle.

On est ce que l'on mange

Ce vieil adage, plein de bon sens, n'a jamais semblé plus chargé de vérité. Et ce, à plusieurs degrés.

Tout d'abord au niveau de la physiologie cellulaire. Le corps humain est composé d'environ un million de milliard de cellules, de deux cents types différents, constituant nos organes : le cœur, le foie, les poumons, le cerveau… Or, de quoi sont faites toutes ces cellules et les 70 millions que nous fabriquons chaque jour pour remplacer celles devenues vieilles et sénescentes ?

Elles sont constituées de protéines, de matières grasses, de sucres et de tas d'autres micronutriments tels que les vitamines, les antioxydants, les oligoéléments, etc. ! Autant **d'éléments que nous apporte notre alimentation :** la viande, le poisson, les légumes, les fruits, les céréales, les produits laitiers et, finalement, tout ce qui constitue notre régime quotidien.

Mais le sens de ce vieil adage réside aussi dans **les effets, aujourd'hui malheureusement bien visibles, de notre nourriture sur notre corps et sur notre vie**.

Les chiffres sont effarants : aux États-Unis, plus de la moitié des jeunes sont obèses. En France, l'étendue des dégâts est colossale : **47,3 % des Français de plus de 18 ans présentent un excès de poids**, 17 % des plus de 18 ans sont obèses, chiffre qui monte à 34 % chez les enfants de 2 à 7 ans ! Depuis 2012, **le tour de taille des femmes a pris 2,2 cm et celui des hommes 0,5 cm** (source : Obépi-Roche 2020). Ce phénomène, qui résulte d'une alimentation déséquilibrée, a, et aura des conséquences catastrophiques sur la santé.

Chaque année, il y a dans le monde 60 millions de morts. Plus de 70 % de ces décès sont dus à ce que l'on appelle des « NCD », initiales de l'anglais *noncommunicable diseases*, soit en français « maladies non communicables » : les maladies cardiovasculaires, les cancers, le diabète et toutes sortes de maladies chroniques. Ces NCD, qui ont progressivement remplacé les maladies infectieuses, vaincues dans nos pays par l'hygiène et la vaccination, sont provoquées par nos comportements, en particulier le tabagisme et la nutrition. **En Europe, 20 % des cancers sont liés à l'alimentation.** Ce chiffre est encore plus élevé pour les maladies cardiovasculaires et le diabète.

La nature et la quantité de ce qui remplit nos assiettes et nos verres définissent une typologie d'individus. On le voit bien avec l'essor du véganisme, du flexitarisme, du végétarisme, avec la figure du gros mangeur de viande, de l'alcoolique, du boulimique, de l'anorexique, etc. Tous ces individus ne se comportent pas de la même manière. **Leur façon de manger les définit socialement**, autant que leur façon de s'habiller ou de se définir en société.

Non seulement nous mangeons mal et commençons à constater les risques désastreux de notre alimentation sur notre santé, mais, en plus, notre rapport à l'alimentation a changé !

Comme je l'expliquais dans *Arrêtez de vous priver !* **nous nous mettons à table désormais avec la peur au ventre**. La multiplication des informations, vraies ou fausses, sur les aliments, crée chez beaucoup d'entre nous des craintes souvent injustifiées, source d'un stress et de réactions exagérées et malsaines. **Parce que nous confondons le risque et le danger**, parce que nous manquons de repères clairs et d'une culture scientifique sur les aliments, nous sommes perdus quand il s'agit de définir nos comportements alimentaires.

On ne cesse de nous répéter que le sucre nourrit les cellules cancéreuses, que le sel provoque de l'hypertension artérielle, que le gras donne de l'artériosclérose et donc des infarctus, que la viande provoque des cancers du côlon, que le vin est très mauvais pour la santé et qu'il augmente le risque de cancer du sein, que les légumes, s'ils ne sont pas bio, sont bourrés de pesticides, et les poissons de métaux lourds comme l'arsenic ou le plomb, que l'eau du robinet est pleine de nitrites, que les laitages donnent le cancer de la prostate, etc. et j'en passe ! Mais, bon sang, si tout cela était vrai, nous devrions tous être morts, et depuis longtemps !

Paracelse disait que **c'est la dose qui fait le poison** et il avait déjà incroyablement raison, il y a plus de 500 ans. Ce qu'il évoque, ce sont **les notions de portion, de fréquence et d'association**. Cette « portion » est à la base des effets nutritionnels de notre santé. Quand nous comparons la consommation de viande rouge entre la France et les États-Unis, il ne faut pas oublier qu'une portion chez nous est de 90 g environ, quand elle est de 200 g chez nos amis américains. Pire encore : quand nous parlons de « viande rouge », il faut préciser que 100 g de filet de bœuf français représentent 150 kilocalories et 4 % de matières grasses alors qu'aux États-Unis, le même filet de bœuf fait 290 kilocalories (le double !) et contient 24 % de matières grasses. **Les portions ne sont pas les mêmes et ce qu'on y trouve n'est pas non plus identique.** Quelle complexité !

Dès lors, comment, pour un consommateur, s'y retrouver et savoir quoi choisir ?

L'alimentation moderne a tendance à oublier les plats du terroir, alors qu'ils ont parfaitement nourri nos parents et nos grands-parents et leur ont souvent évité ces maladies chroniques qui nous menacent aujourd'hui. Elle a aussi créé des nouveaux produits, **hyper-transformés**, qui sont ce qu'il y a de pire pour nous, mais que les industriels de l'agroalimentaire nous enjoignent, avec un marketing efficace, de consommer. **Avec l'ultra-transformé, on consomme 56 % de calories en plus**. Derrière ses arômes flatteurs et son « story-telling », on masque les sucres qui créent en nous une accoutumance. Le sucre est une drogue dure aussi puissante que la cocaïne en matière de dépendance. Il faut compter sept jours pour s'en désintoxiquer. Comment ne pas être tenté par la photo d'un hamburger qui dégouline de fromage fondu ou par une tartine recouverte de pâte à tartiner au chocolat ? Reconnaissons-le, c'est difficile, surtout quand nos cerveaux sont inondés de tentations irrésistibles par le génie des communicants. Et c'est ainsi que la malbouffe a remplacé notre alimentation saine.

C'est pour cela qu'avec Nathalie Hutter-Lardeau, nutritionniste avec qui je collabore depuis plus de vingt ans, je me suis attelé à cette tâche passionnante : vous aider à mieux comprendre votre alimentation, à mieux maîtriser votre santé, **en créant le 1er score Nutri-Santé**.

Oui, l'ordonnance est dans votre assiette ! Ces 109 fiches produits vont changer votre quotidien. Vous allez découvrir pourquoi tout est toujours affaire de combinaison, de fréquence et de portion. Ce premier score Nutri-Santé révolutionne notre rapport à l'alimentation, à la santé et vous aide enfin à comprendre tous les enjeux du bien manger, du bien-être.

Notre score Nutri-Santé

UN GUIDE CONÇU POUR VOUS

Depuis quelques années, est apparue la **notion de « santé globale »**, qui associe dans sa réflexion l'alimentation, l'environnement et la protection contre les risques sanitaires. L'Organisation mondiale de la santé (OMS), soutenue par l'Unicef et le Programme alimentaire mondial, veille à son application. Cette notion va de pair avec le **concept « One Health »** (« Une seule santé »), mis en avant depuis les années 2000, qui reconnaît les liens étroits existants entre santé humaine, santé des animaux et état écologique global.

À partir de tous ces nouveaux éléments, a remplacé **créé un nouvel indicateur avancé qui puisse être un guide fiable pour vous**. Cet indicateur, que nous avons baptisé « Nutri-Santé », agrège **trois indications essentielles** :

1) la qualité nutritionnelle de chaque produit, les portions recommandées et la fréquence de consommation conseillée (avec son équivalence en dépense calorique),

2) le degré de transformation subi par les aliments industriels,

3) l'impact de chaque aliment sur notre environnement.

En suivant ce guide, votre bien-être sera garanti : perte de poids, baisse de l'hypertension, chute du mauvais cholestérol, etc. surtout si vous optez, en même temps, pour une activité équivalente à 10 000 pas par jour, mais attention tout ne se résume pas à un différentiel entre calories consommées et dépensées !

1ER SCORE NUTRI-SANTÉ

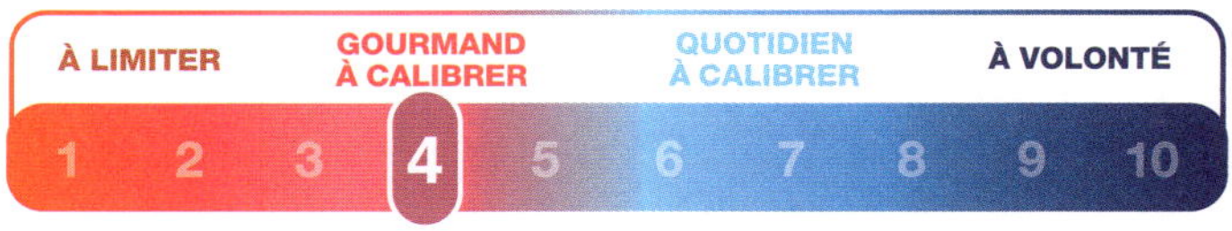

Kilocalories pour 100 g ou par portion	900	800	700	600	500	400	200	100	80	20
Ultra-transformation	7			6/5	4/3	2/1	3/2	1	1	
Impact planète	fort	moyen	faible	fort	moyen	faible	moyen	faible	moyen	faible

PÂTE À TARTINER AU CHOCOLAT 1

Ultra-transformation 7

BEURRE 7

Entre 100 à 200 kcal par portion – Ultra-transformation 2 – Impact moyen

TARTIFLETTE 5

Entre 400 et 600 kcal par portion – Ultra-transformation 3 ou 4 – Impact moyen

LES AMBIGUÏTÉS DU NUTRI-SCORE

Nous avons tous un jour scanné un produit et nous connaissons bien ces cinq couleurs qui fleurissent sur nos achats. Le Nutri-Score est présent sur la face avant des emballages et nous **informe de manière simplifiée sur la seule qualité nutritionnelle** des produits que nous consommons. Selon une étude Kantar, 96 % des foyers l'identifient et lui font confiance. Il est représenté par une échelle de cinq couleurs qui vont du vert foncé au rouge et associe le produit à des lettres allant de A à E pour faciliter sa compréhension par le consommateur.

La lettre et la couleur attribuées sur la base d'un score prennent en compte 100 g ou 100 ml du produit et évaluant **la teneur de celui-ci en nutriments bénéfiques** (fibres, protéines, etc.) **et en nutriments potentiellement néfastes** (énergie, acides gras saturés, sucres, sel).

Le Nutri-Score est rapide pour **comparer deux aliments d'une même catégorie**. **Mais il n'apporte rien de plus que les valeurs nutritionnelles et peut même nous induire parfois en erreur**. Son impact positif sur notre santé n'a jamais été démontré. Ne mettre dans son caddie que des produits notés A ou une majorité peut même s'avérer **contre-productif**. Le **Nutri-Score ne prend en compte ni la portion ingérée ni la fréquence** à laquelle nous les consommons !

Une alimentation saine est une alimentation variée, qui associe des aliments les uns avec les autres, suit les saisons du pays où nous vivons, limite les produits ultra-transformés et nous apporte tous les nutriments et micronutriments essentiels, tout en préservant notre planète. **Ce qui est capital, c'est l'association des produits** entre eux et l'analyse des quantités, raison pour laquelle nous avons créé le 1er score Nutri-Santé.

LA COMPLÉMENTARITÉ EST À LA BASE D'UNE ALIMENTATION SAINE !

Tous les fromages ont un Nutri-Score D ou E. Or ce Nutri-Score est systématiquement calculé sur la base d'une portion de 100 g, contre 850 g pour la tartiflette ! **Personne (ou presque) ne mange 100 g de camembert par jour**… En réalité, dès que l'on associe son fromage avec du pain, la valeur nutritionnelle change et s'améliore. Même une tartiflette, qu'on pourrait croire extrêmement riche, est en fait assez équilibrée en lipides, glucides et protéines car elle est faite à base de pommes de terre, de lardons et de fromage. Cela vaut aussi pour l'huile et le beurre, qui, pris séparément, présentent un Nutri-Score extrêmement mauvais, et pour cause ! Personne ne consomme 100 g de beurre par jour !

En fait, ce qui compte, c'est de varier ou de combiner les matières grasses végétales et animales : ni les unes ni les autres ne sont parfaites en soi. Toutes les huiles contiennent 900 kcal/100 ml. Même le beurre, avec ses 82 % de matières grasses, est plus léger ! Pour toutes ces raisons, **il faut intégrer la question de la dose dans notre réflexion nutritionnelle**.

Comme les fromages, les charcuteries sont régulièrement décriées. Mais on oublie qu'elles sont rarement consommées seules. Or, en fonction des aliments avec lesquels elles sont associées, **le résultat peut être surprenant ! Ainsi : saucisse (E) + lentilles = A ; charcuterie (E) + choux = choucroute (A)**. Avec des portions et des fréquences adaptées, ces associations font des plats tout à fait recommandables !

Attention ! Ces associations peuvent être utilisées de manière perverse en marketing ! Ainsi, certaines marques calculent leur Nutri-Score en considérant le mode de consommation de leurs poudres de cacao de la façon suivante :

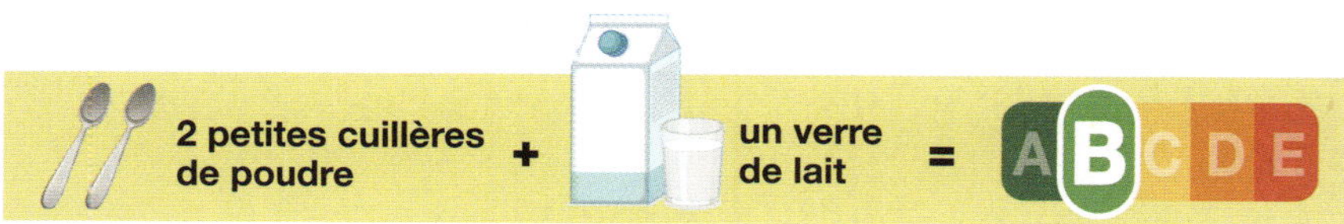
2 petites cuillères de poudre
+
un verre de lait
=
A
B
C
D
E

En vérité, compte tenu de son taux de sucre (75 g de sucre pour 100 g), **le Nutri-Score des poudres prises isolément est plutôt de l'ordre de C ou de D… Futé, non ?**

Ce score ne nous indique pas comment nous alimenter de manière équilibrée. Le principal problème de santé reste celui de la quantité et du rapport aux dépenses caloriques.

LE DANGER DES ALIMENTS ULTRA-TRANSFORMÉS

Le degré de « transformation » évalue, lui, la qualité des ingrédients qui composent le produit prêt à être consommé. Deux indications permettent de le connaître :

- **la classification NOVA**

Créée en 2010 par le chercheur brésilien Carlos Monteiro, cette classification répartit les aliments en quatre groupes, des produits bruts aux produits ultra-transformés. NOVA est validée scientifiquement et utilisée par de nombreuses équipes de recherche à travers le monde.

Les aliments ultra-transformés représentent aujourd'hui le tiers de notre consommation, alors que les scientifiques recommandent de ne pas dépasser les 15 % ! Ces produits sont dangereux pour notre santé : ils augmentent significativement le risque de contracter certaines maladies (obésité, diabète de type 2, hypertension, cancer, maladies cardiovasculaires, etc.).

Dans chaque catégorie de produit, **il existe aussi bien des produits ultra-transformés que des produits simplement transformés** ou pas du tout ! Le tout est de pouvoir les reconnaître !

- **l'indice SIGA**

Ce score scientifique répartit les aliments en sept catégories en fonction de leur niveau de transformation. Les aliments classés C1 à C3 présentent au moins un **marqueur d'ultra-transformation** dans leurs ingrédients, c'est-à-dire **un ingrédient purifié ou dénaturé,**

LES PRODUITS TRANSFORMÉS

NOVA

Groupe 1	**Aliments bruts ou peu transformés** (rôtis, emballés sous vide, broyés, torréfiés, fermentés…) Fruits, légumes, viandes, pâtes, lait…
Groupe 2	**Ingrédients issus de matières brutes par pressage, raffinage, broyage, séchage** (certains minéraux et additifs admis) Sel, huile, sucre
Groupe 3	**Aliments transformés fabriqués à partir des denrées des groupes 1 et 2 (conservation, cuisson, fermentation)** Légumes / fruits en conserve, graines et noix salées, viandes fumées, poisson en conserve ou fromages et pains frais
Groupe 4	**Aliments ultra-transformés :** produits des précédents groupes + ingrédients industriels et additifs « cosmétiques » + procédés de fabrication industriels

LES PRODUITS ULTRA-TRANSFORMÉS

SIGA

Groupe 1	**Non transformé :** produits bruts (seuls process : découpe ou pelage).
Groupe 2	**Peu transformé :** traitements simples + ingrédients culinaires (sucre, matière grasse, sel).
Groupe 3	**Transformé équilibré :** aliments des groupes 1 ou 2 + sucre, matière grasse ou sel en quantités modérées.
Groupe 4	**Transformé gourmand :** aliments des groupes 1 ou 2 + sucre, matière grasse ou sel en quantités élevées.
Groupe 5	**Ultra-transformé équilibré :** proche des aliments du groupe 3 + un seul marqueur d'ultra-transformation.
Groupe 6	**Ultra-transformé gourmand :** proche des aliments du groupe 4 + un seul marqueur d'ultra-transformation.
Groupe 7	**Ultra-transformé à limiter :** incorpore plusieurs marqueurs d'ultra-transformation.

obtenu par des procédés technologiques. Les procédés technologiques d'ultra-transformation sont par exemple le *cracking* (fait de fractionner un aliment pour en séparer les constituants) ou la synthèse chimique. Ils modifient la matrice alimentaire des ingrédients de départ : les substances obtenues ont un potentiel santé détérioré par rapport aux ingrédients originels.

La notion d'**ultra-transformation** est utile pour avoir une vision juste de notre nutrition. Elle identifie les bienfaits des produits les plus bruts mais génère souvent une confusion entre « industriel » et « ultra-transformé ». L'un et l'autre ne vont pas toujours ensemble !

Lorsque vous faites vos courses au supermarché, un conseil : ayez la liste d'ingrédients la plus simple et la plus courte possible en veillant à ne pas dépasser 15 à 20 % de produits ultra-transformés, en particulier ceux de la catégorie 7 (SIGA), sans intérêts nutritionnels et nocifs pour l'environnement…

L'AVENIR DE NOTRE PLANÈTE EST AUSSI DANS VOTRE ASSIETTE

Depuis peu, on a vu apparaître des scores liés à l'environnement, très complexes à mettre en œuvre. Ils intègrent de trop nombreux éléments mais il faut les prendre en compte car **notre santé dépend de la qualité des ressources de la planète et de leur disponibilité à terme**. Voici les deux scores les plus aboutis à l'heure actuelle :

1) l'Éco-score®

Cet indicateur représente l'impact environnemental des produits alimentaires. Il classe les produits en cinq catégories :

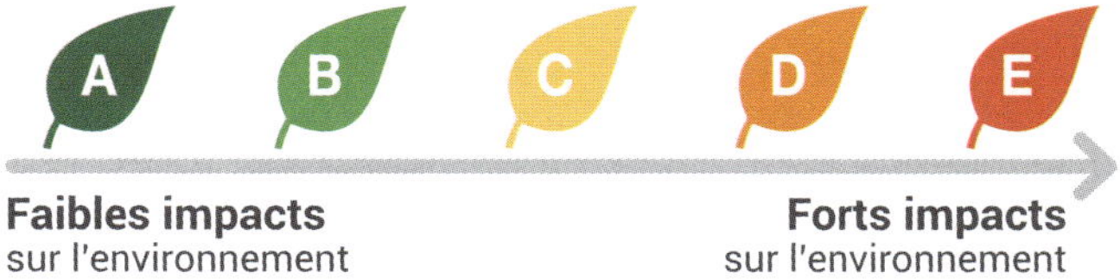

Pour calculer cet impact, cet indicateur prend en compte plusieurs facteurs : émissions de gaz à effet de serre, oxydation photochimique, radioactivité, épuisement des ressources en eau, pollution de l'eau douce, eutrophisation, utilisation des terres, toxicité, etc.

2) le Planet-score®

Ce système de notation évalue les produits à partir de la base de données Agribalyse de l'Agence de l'environnement et de la maîtrise de l'énergie (ADEME), enrichie des éléments manquants (biodiversité, pesticides, mise à jour des éléments climatiques selon les dernières données du Groupe d'experts intergouvernemental sur l'évolution du climat (GIEC)). Il intègre l'impact environnemental **de la graine à l'assiette** (ingrédients, origine, méthodes de culture ou d'élevage, emballages, transport).

Notre score Nutri-Santé prend en compte l'intégralité des scores présentés.

Pour la première fois, un indicateur exhaustif vous renseigne sur :

- la qualité nutritionnelle,
- les facteurs de risque santé,
- l'impact environnemental,
- l'apport kilo-calorique,
- la fréquence de consommation.

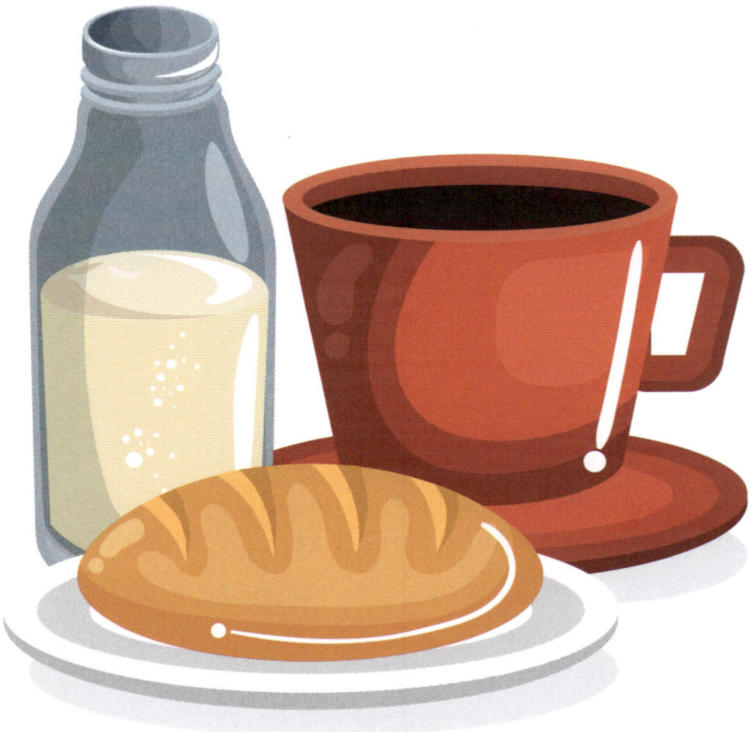

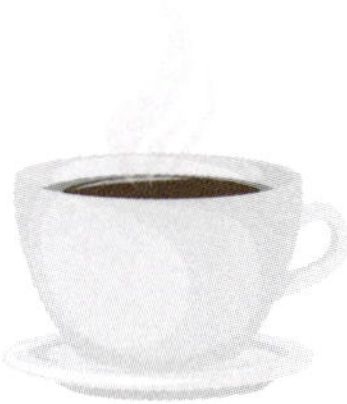

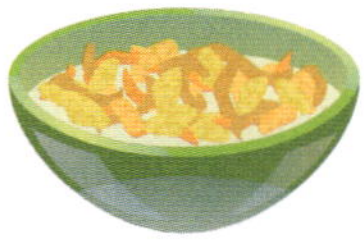

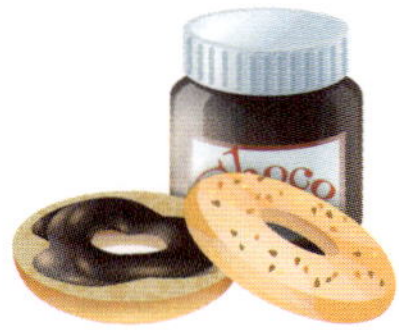

LE PETIT DÉJEUNER

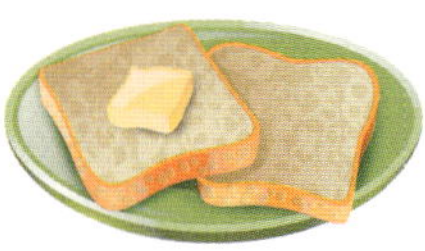

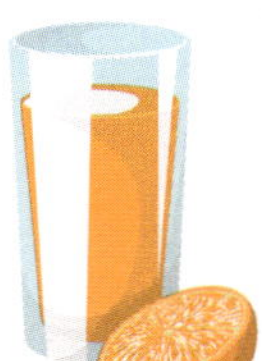

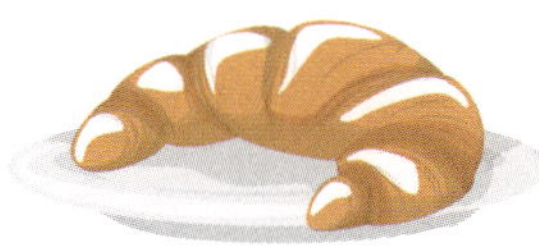

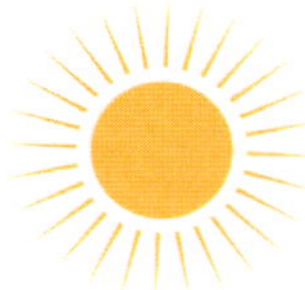

Voici les 6 meilleurs moyens de bien commencer la journée !

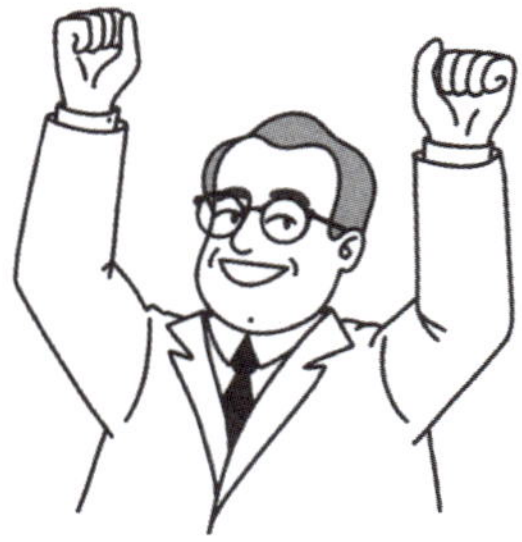

Premier repas de la journée, le petit déjeuner permet de faire le plein d'énergie. Pas question de se contenter d'une tasse de café bue en vitesse ou d'un croissant mangé sur le chemin du travail !

Si vous n'avez pas faim au lever, préparez-vous **une petite collation à grignoter dans la matinée** en évitant les barres grasses et sucrées. Prenez plutôt un fruit de saison (bonne habitude pour atteindre le fameux objectif des cinq fruits et légumes par jour).

CONSEILS POUR BIEN DÉMARRER LA JOURNÉE

Je vous invite à suivre ces six recommandations :

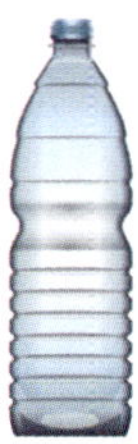

1. Hydratez votre organisme dès le premier pied hors du lit (un réflexe à garder tout au long de la journée) : c'est votre assurance anti-vieillissement !

2. Maîtrisez votre consommation de sucre, surtout au réveil : attention aux fameuses céréales du petit déjeuner, souvent pièges à sucre ! Si vous optez pour un petit déjeuner sucré, faites le plus simple possible : tartine beurrée, confiture, miel, en variant les pains et les options céréalières !

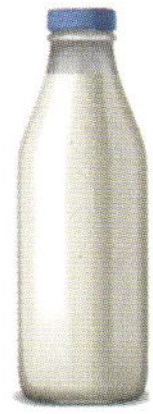

3. N'oubliez pas les protéines : vous les trouverez dans des sources animales équilibrées en acides aminés, comme les produits laitiers : lait, yaourt et fromages frais (qui regorgent de calcium et de vitamine D !) ou dans les baies de goji, cranberries et fruits oléagineux (noix, noisettes, etc.) Pourquoi pas un brunch à l'anglaise avec des œufs-bacon ou du jambon de temps en temps ?

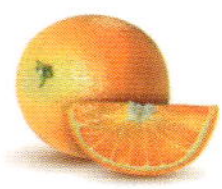

4. Préférez les fruits au jus : ah, le fameux grand verre de jus de fruits au petit matin, quelle erreur ! Le sucre contenu dans les jus de fruits passe plus vite dans le sang et provoque une montée rapide de la glycémie. Mieux vaut le remplacer par un fruit frais, à varier suivant les saisons, pour profiter de tous les micronutriments.

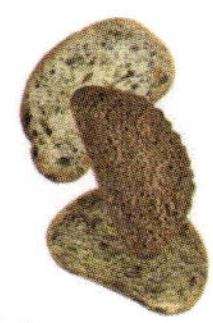

5. Choisissez vos céréales complètes : excellente source de fibres, les céréales complètes rassasient durablement et réduisent l'index glycémique du petit déjeuner. Préférez la baguette multicéréales, le pain au maïs, à l'épeautre ou au sarrasin. Dans le bol de céréales, optez pour des céréales complètes ou ajoutez une poignée de son d'avoine ou de graines de lin.

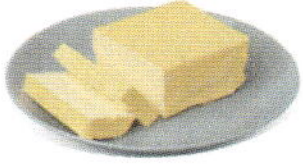

6. Pensez aux matières grasses ! Par peur de prendre du poids, nous avons souvent tendance à bannir le gras de nos repas. Or les lipides doivent représenter plus d'un tiers de nos apports journaliers ! Variez vos sources : beurre, pâtes à tartiner végétales (aux amandes ou aux féveroles), lait ou fruits oléagineux. En revanche, prudence sur les viennoiseries au beurre !

Pains et viennoiseries

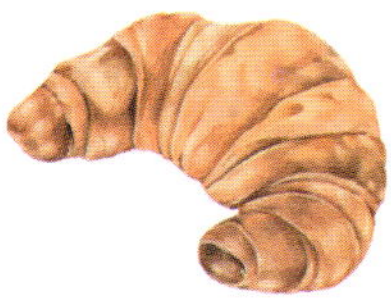

LES VIENNOISERIES, DÉLICIEUSES MAIS DIABOLIQUES

Qui n'a pas envie d'un bon croissant ou d'un savoureux pain au chocolat au petit déjeuner ? La brioche, le pain au lait, le chausson aux pommes ou le pain aux raisins, tous ces délices à base de pâte feuilletée au beurre, agrémentés de matières grasses, de sucre, de chocolat ou de fruits, font notre bonheur aux premières heures de la journée. Qu'il s'agisse du petit café noir avec un croissant pris debout au comptoir du bar au café du coin ou du panier de viennoiseries servi dans le restaurant d'un hôtel, nous rêvons tous de ce moment de gourmandise.

Bien évidemment, il n'est pas question pour moi de vous interdire cet instant de bonheur gustatif. Mais je me permets de vous mettre en garde : ces éléments du petit déjeuner sont un péché mignon qui ampute de façon importante votre crédit en calories pour le reste de la journée. Alors, d'accord pour une viennoiserie de temps en temps,

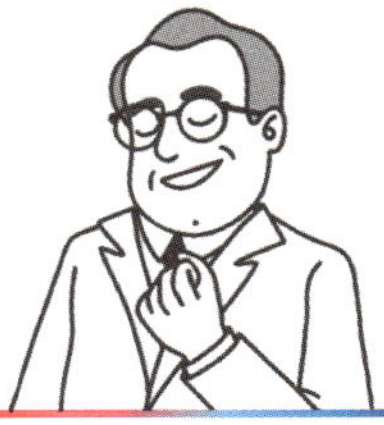

TARTINE AU BEURRE

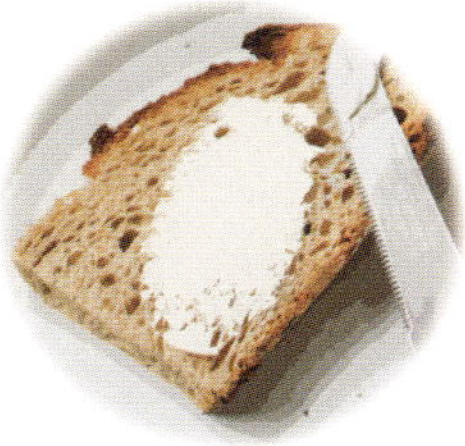

SCORE NUTRI-SANTÉ

À LIMITER		GOURMAND À CALIBRER			QUOTIDIEN À CALIBRER			À VOLONTÉ	
1	2	3	4	5	6	7	**8**	9	10

Pour une prévention santé (cancer, maladie cardiovasculaire, diabète, etc.)

MON ORDONNANCE ALIMENTAIRE

Portions
Seniors : 2 tartines*
Adultes : 2 tartines*
Enfants : 1 tartine*
** À chaque repas, le poids d'une tartine de 30 g.*

Fréquence
1 ou 2 fois par jour en variant les pains blanc/céréales/maïs, etc.

Énergie/100 g
à partir de 250 kcal
100 g beurre : 700 kcal

Énergie/portion
Tartine blanc de 30 g (80 kcal) + 5 g de beurre (40 kcal) = ***120 kcal***
Tartine céréales de 30 g (90 kcal) + 5 g de beurre (40 kcal) = ***130 kcal***

Équivalent dépenses
30 min de marche
ou
15 min de natation
ou
15 min de footing

Nutri-Score : A **B** C D E

Ultra-transformation : 1 2 **3** 4

Impact planète : **FAIBLE** MOYEN FORT

Avantages
Les pains au blé complet ou aux céréales apportent des fibres (4 à 8 g pour 100 g selon les farines).

Inconvénients
Le pain est un féculent, donc une source de glucides (à alterner avec le riz, les pâtes et les pommes de terre).

ASTUCES ET/OU ASSOCIATION
Beurre (Nutri-Score E) + tartine = Nutri-Score B. À consommer au quotidien (bien mieux que toutes les barres chocolatées ou gâteaux ultra-transformés).

Présence de **macronutriments** pour 100 g

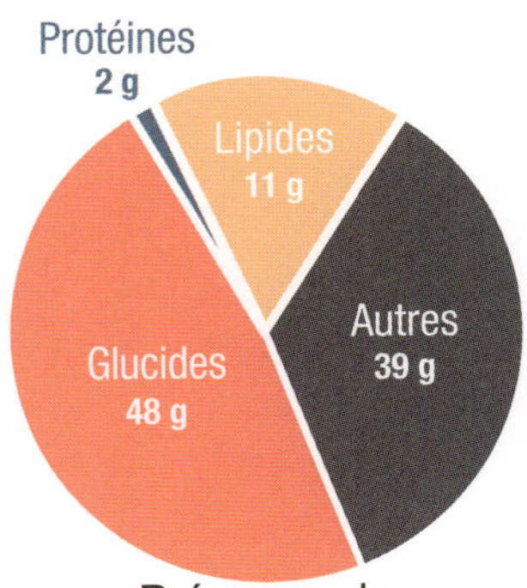

Présence de **micronutriments**
Élevé
→ **Moyen**
Faible

mais seulement de temps en temps, et si vous vous faites plaisir, réduisez vos calories pour le reste des repas à venir et/ou allez faire 1 h de sport pour compenser !

LE CONSEIL

du Pr David Khayat

Les viennoiseries sont très riches. Comme tout est permis avec moi, hors de question de les interdire. Mais espacez ce type de consommation : **prenez-en de temps en temps en privilégiant la qualité**. Faites-vous plaisir et dégustez-les sans vous presser.

Rappelez-vous cependant que toutes ces options **ne sont pas équivalentes**. Certaines sont plus légères que d'autres. Dans l'ordre :

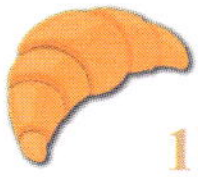

1) le croissant

L'option la plus raisonnable, surtout quand il est au beurre, pour son apport en vitamine A. Avec ses 180-200 calories par unité, c'est certainement l'une des viennoiseries la moins calorique.

2) les brioches

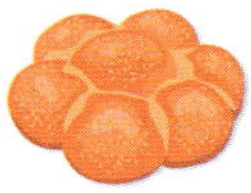

Attention : elles peuvent se transformer en piège si l'on aime les agrémenter de confiture ou de pâte à tartiner car elles deviennent alors nettement plus caloriques que le croissant !

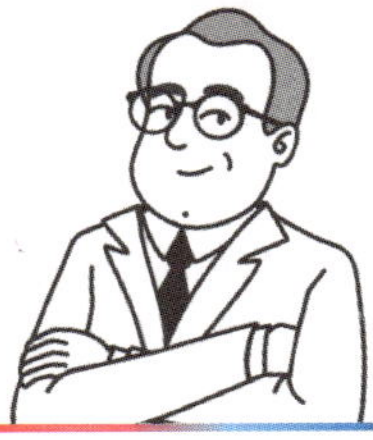

CROISSANT AU BEURRE

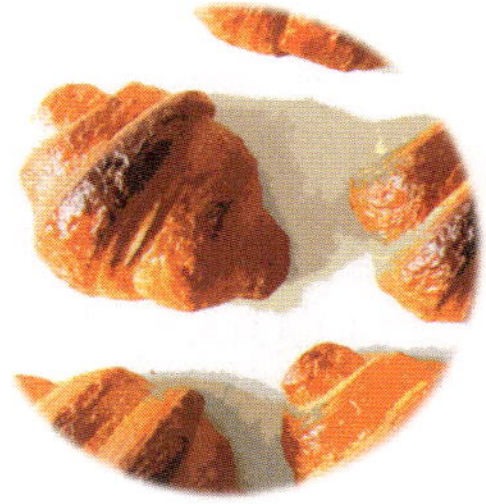

SCORE NUTRI-SANTÉ

À LIMITER				GOURMAND À CALIBRER	QUOTIDIEN À CALIBRER			À VOLONTÉ	
1	2	3	4	**5**	6	7	8	9	10

Pour une prévention santé (cancer, maladie cardiovasculaire, diabète, etc.)

MON ORDONNANCE ALIMENTAIRE

Portions
Seniors : 1 croissant*
Adultes : 1 croissant*
Enfants : 1 mini-croissant

** Le poids d'un croissant tourne autour de 50 à 70 g.*

Fréquence
2 ou 3 fois par mois

Énergie/100 g
440 kcal

Énergie/portion
200 kcal

Équivalent dépenses
1 h de marche
ou
20 min de natation
ou
30 min de footing

Nutri-Score : A B C **D** E

Ultra-transformation : 1 2 **3** 4

Impact planète : FAIBLE **MOYEN** FORT

Avantages
Succulent, un bonheur pour vos papilles !

Inconvénients
Apport en calories.

ASTUCES ET/OU ASSOCIATION

Le croissant ne mérite pas le classement D du Nutri-Score !

Présence de **macronutriments** pour 100 g

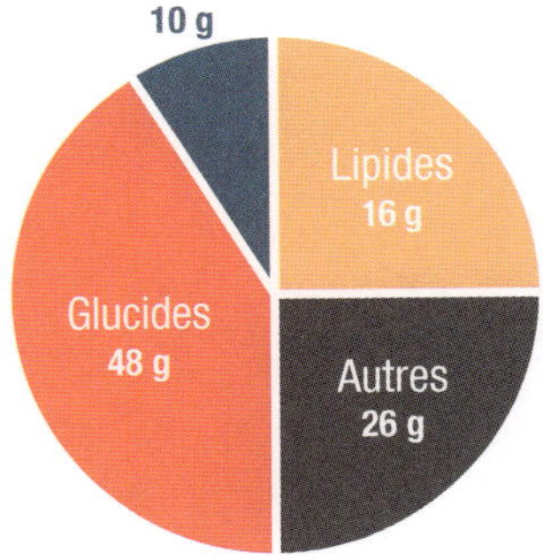

Présence de **micronutriments**

Élevé
Moyen
→ **Faible**

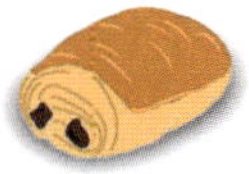

3) le pain au chocolat (ou chocolatine)

Si bon lorsqu'il est fait de façon traditionnelle, avec cette succession de couches de pâte (mon choix personnel quand je vais dans la boulangerie de ma fille). Son problème ? Il apporte près de 300 calories à lui tout seul ! Vous êtes prêt pour 45 minutes de footing ?

4) le pain aux raisins et le chausson aux pommes : les bons combos !

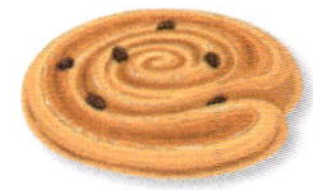

Les fruits présents dans ce type de viennoiseries ajoutent des fibres et font baisser l'addition calorique tout en restant très agréables à déguster. Peu réclamées par les enfants, ces viennoiseries sont une très bonne idée pour les adultes qui veulent grignoter leur petit déjeuner sans trop le payer sur la balance et en séance de sport ! Le pain aux raisins est **l'une des viennoiseries les moins caloriques** (sauf quand il est, comme on le voit parfois, de taille XXL).

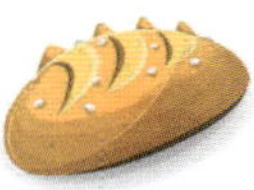

5) le pain au lait

Il est utile en cas de dépannage. Ce n'est pas une viennoiserie mais ce peut être une option plus légère au niveau des matières grasses, assez raisonnable, là encore, **en fonction de la garniture choisie**. Il est un plaisir « soft ».

Comme vous le voyez, toutes les viennoiseries ne se valent pas sur le plan nutritionnel. **À éviter absolument : le croissant aux amandes, qui correspond généralement à un croissant invendu la veille, reconditionné avec de la matière grasse et des amandes**. Pourtant, je dois admettre que son goût est délicieux. Et bien évidemment, si vous vous faites ce plaisir, n'exagérez pas en mettant sur votre croissant du beurre, de la confiture ou de la pâte à tartiner !

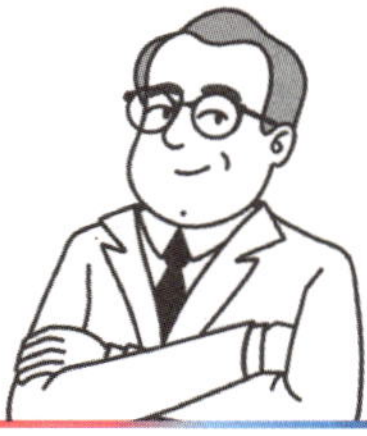

BRIOCHE TRANCHÉE (BOULANGERIE)

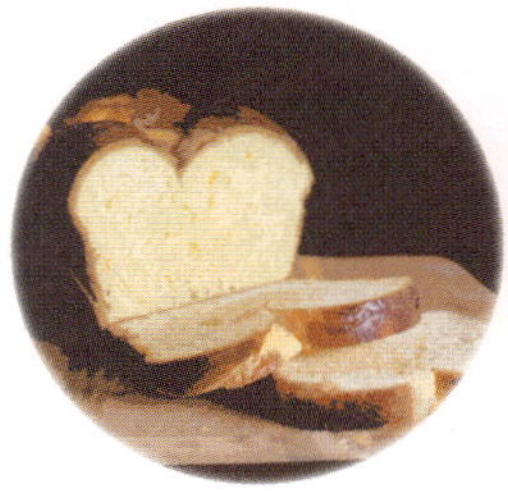

SCORE NUTRI-SANTÉ

À LIMITER		GOURMAND À CALIBRER			QUOTIDIEN À CALIBRER			À VOLONTÉ	
1	2	3	4	**5**	6	7	8	9	10

Pour une prévention santé (cancer, maladie cardiovasculaire, diabète, etc.)

MON ORDONNANCE ALIMENTAIRE

Portions

Seniors : 2 tranches*

Adultes : 2 tranches*

Enfants : 1 tranche*

** Le poids d'une tranche est de 30 g.*

Fréquence

2 ou 3 fois par mois

Énergie/100 g

375 kcal

Énergie/portion

225 kcal

Équivalent dépenses

30 min de jogging léger ou 15 min d'abdos fessiers

A B **C** D E Nutri-Score

1 2 **3** 4 Ultra-transformation

FAIBLE **MOYEN** FORT Impact planète

Avantages
Agréable à déguster.
Sensation d'avoir fait le plein d'énergie.

Inconvénients
Riche en matières grasses et en sucre.

ASTUCES ET/OU ASSOCIATION

Attention, l'ajout de garnitures grasses ou sucrées peut dégrader le score Nutri-Santé de la brioche. Pensez à les varier.

Présence de **macronutriments** pour 100 g

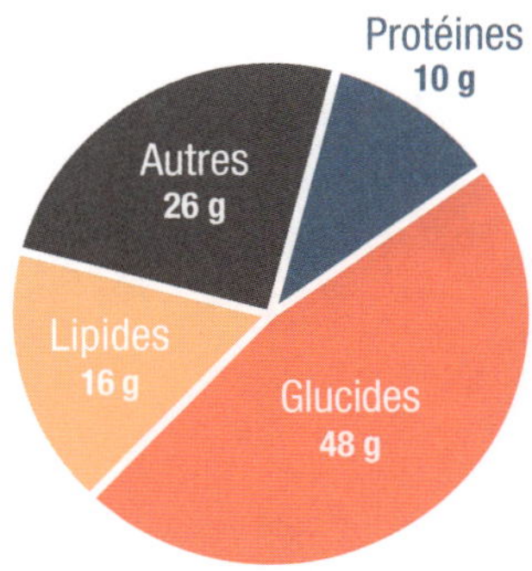

Présence de **micronutriments**

- Élevé
- Moyen
- → **Faible**

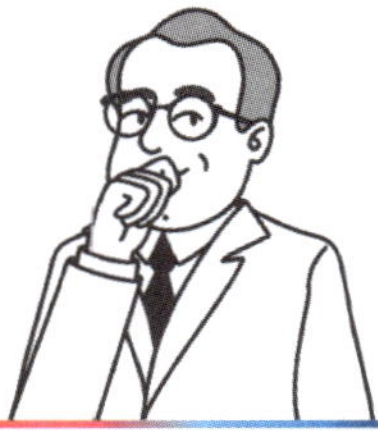

PAIN AU CHOCOLAT

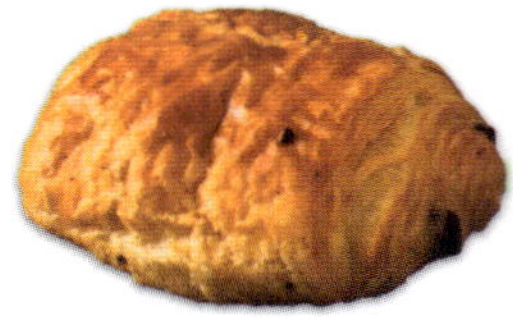

SCORE NUTRI-SANTÉ

À LIMITER			GOURMAND À CALIBRER		QUOTIDIEN À CALIBRER			À VOLONTÉ	
1	2	3	**4**	5	6	7	8	9	10

Pour une prévention santé (cancer, maladie cardiovasculaire, diabète, etc.)

MON ORDONNANCE ALIMENTAIRE

Portions

Seniors : 1 pain*

Adultes : 1 pain*

Enfants : 1 mini-pain*

** Le poids d'un pain au chocolat tourne autour de 70 g à 100 g.*

Fréquence

1 ou 2 fois par mois

Énergie/100 g

400 kcal

Énergie/portion

300 kcal

Équivalent dépenses

1 h de skate

ou

30 min de natation

ou

45 min de footing

Nutri-Score : A B C **D** E

Ultra-transformation : 1 2 **3** 4

Impact planète : FAIBLE MOYEN **FORT**

Avantages

Pure gourmandise, le plaisir de notre enfance !

Inconvénients

Apport énorme en calories, surtout dans sa version double chocolat.
À réserver pour des petits déjeuners festifs.

ASTUCES ET/OU ASSOCIATION

Attention, le pain au chocolat est bien plus calorique que le croissant ou la brioche !
À consommer avec du lait pour faire baisser l'index glycémique.

Présence de **macronutriments** pour 100 g

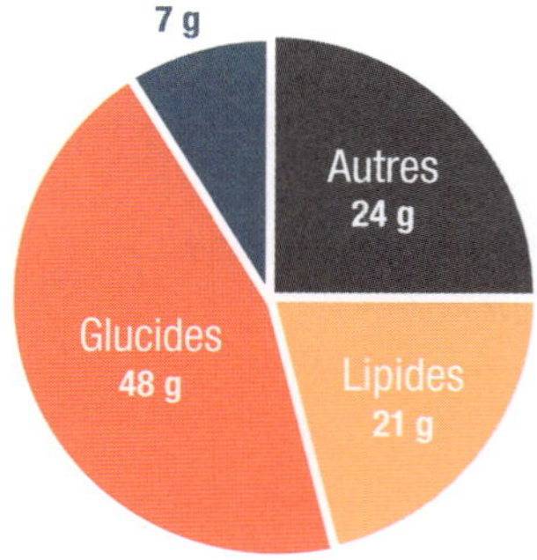

Présence de **micronutriments**

- Élevé
- Moyen
- → **Faible**

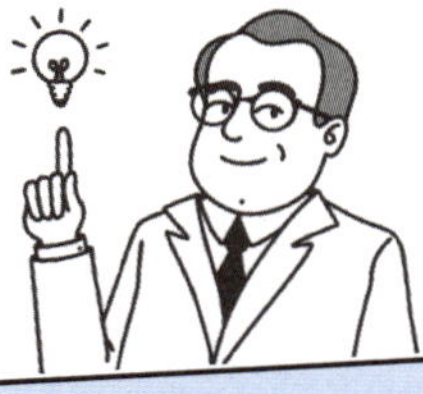

Zoom sur nos besoins alimentaires sur une journée

Chacun d'entre nous a des besoins alimentaires différents. Ceux-ci dépendent de plusieurs facteurs : notre âge, notre sexe, notre niveau d'activité physique. On peut néanmoins partir de deux repères :

- Un homme de 70 kg (50 ans) a besoin de 2 500 calories par jour.
- Une femme de 55 kg (50 ans) a besoin de 1 900 calories par jour.

Petit exercice : calculez vos besoins énergétiques journaliers (BEJ) !

Pour estimer votre ration alimentaire quotidienne, d'après la formule Mifflin-St Jeor, le calcul est le suivant :

- pour un homme : MB (métabolisme de base) = 10 x le poids (en kg) + 6,25 x la taille (en cm) – 5 x l'âge + 5
- pour une femme : MB (métabolisme de base) = 10 x le poids (en kg) + 6,25 x la taille (en cm) – 5 x l'âge – 161

Pour connaître vos BEJ, multipliez ensuite le MB obtenu par le coefficient suivant :

Sédentaire	Activité habituelle	Activité importante	Activité très importante
1,4	1,55	1,8	1,9

Confitures et pâtes à tartiner

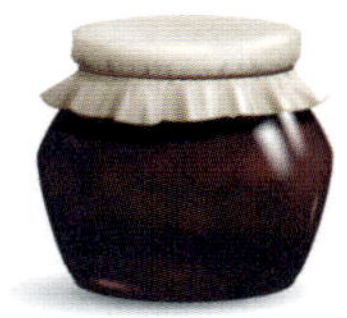

Que mettre sur sa tranche de brioche grillée ou sur sa tartine bien dorée qui sort du grille-pain ? Du beurre, de la confiture, du miel ? Du Nutella ? Ou encore du salé, avec une tranche de jambon ou un peu de fromage ?

Chacun de ces agréments présente ses propres particularités :

- La **confiture** offre un apport en sucre lié à la présence de fruits.
- Le **miel** est un ingrédient très peu transformé car directement produit : il s'agit donc essentiellement de sucre naturel.
- Les **pâtes à tartiner**, en revanche, sont plus dangereuses pour la santé. On rencontre souvent des éléments nocifs dans leur composition. Avec 539 kcal pour 100 g, la plupart des pâtes à tartiner affichent **un taux de calories bien supérieur** (plus du double !) à celui des confitures (262 kcal). Un chiffre astronomique, surtout lorsque l'on sait combien il est difficile de se limiter à une seule cuillère !

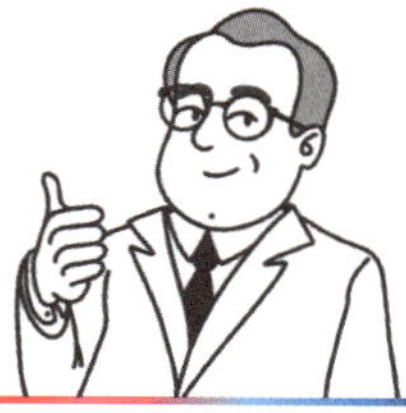

CONFITURES

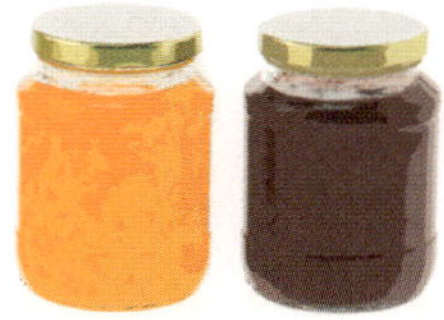

SCORE NUTRI-SANTÉ

À LIMITER				GOURMAND À CALIBRER		QUOTIDIEN À CALIBRER		À VOLONTÉ	
1	2	3	4	5	6	**7**	8	9	10

Pour une prévention santé (cancer, maladie cardiovasculaire, diabète, etc.)

MON ORDONNANCE ALIMENTAIRE

Portions
Seniors : 30 g
Adultes : 30 g
Enfants : 20 g

Fréquence
3 ou 4 fois par semaine (sur des tartines, dans un yaourt nature)
À alterner avec miel/beurre/pâte à tartiner

Énergie/100 g
262 kcal

Énergie/portion
80 kcal

Équivalent dépenses
25 min de marche
ou
10 min de natation

Nutri-Score : A B **C** D E

Ultra-transformation : 1 2 **3** 4

Impact planète : **FAIBLE** MOYEN FORT

Avantages
Réduit les risques cardiovasculaires.
Source de nutriments.
Énergie facilement disponible.

Inconvénients
Produit très sucré !

Présence de **macronutriments** pour 100 g

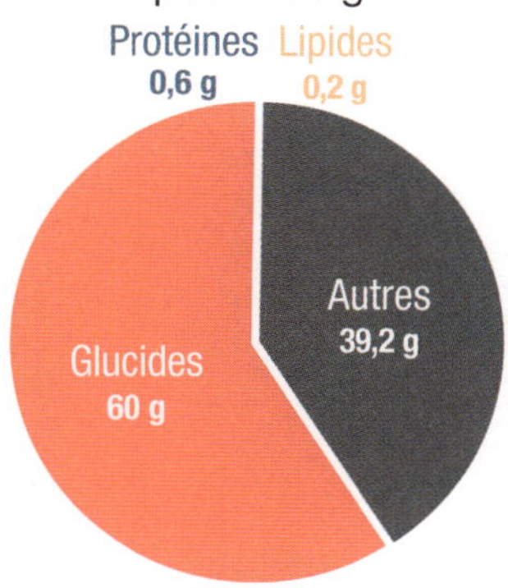

Présence de **micronutriments**

Élevé
→ **Moyen**
Faible

ASTUCES ET/OU ASSOCIATION

Le Nutri-Score C est lié au calcul sur 100 g.
Notre score est plus raisonnable : il autorise une consommation régulière.
À associer au pain ou au yaourt : des duos parfaits !

LE MIEL, LE BÉNÉFICE DU SUCRE NATUREL

Le miel est un aliment naturel sucré produit par les abeilles à partir du nectar des fleurs. Comme source de sucre, il est intéressant de le consommer à la place des édulcorants artificiels ou du sucre raffiné. Il contient aussi des nutriments tels que des vitamines, des minéraux et des antioxydants.**Ses propriétés antibactériennes et antifongiques** en font **un remède très populaire pour les maux de gorge** et les infections respiratoires !

Toutefois, le miel est riche en sucres simples et sa consommation doit donc être évitée par les personnes atteintes de diabètes. Il est recommandé de **ne pas en consommer plus de deux cuillères à café par jour**, ce qui équivaut à environ 10 g pour 64 kcal.

LE CONSEIL

du Pr David Khayat

Les pâtes à tartiner sont souvent trop riches en sucre et en huile de palme. Elles sont à consommer de manière occasionnelle. **Mais attention, la confiture n'est pas meilleure :** elle est presque uniquement constituée de sucre. Malgré la présence de fruits, elle se consomme aussi avec modération.

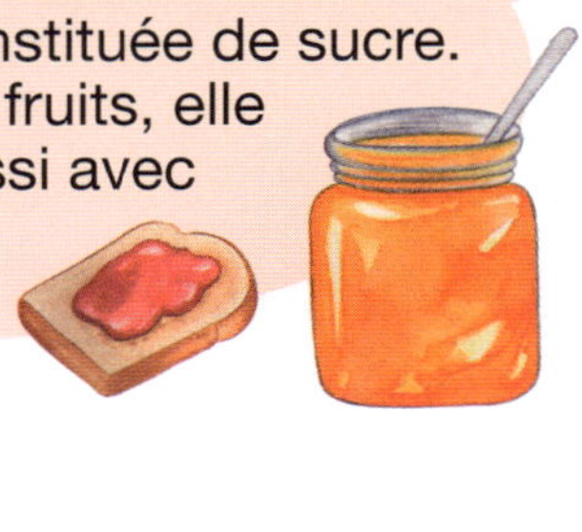

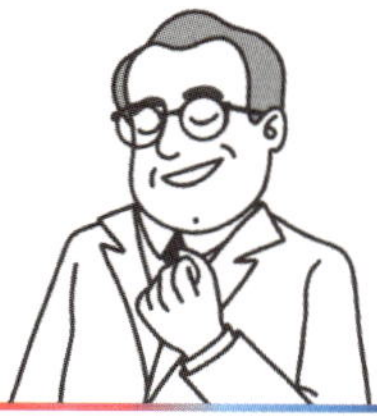

MIEL

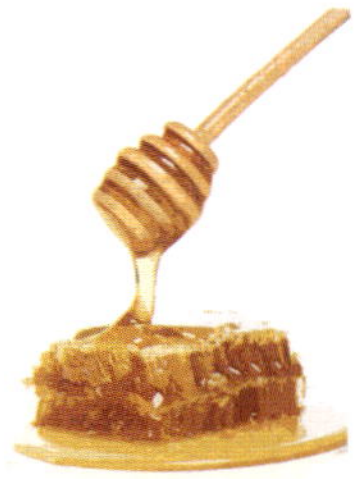

SCORE NUTRI-SANTÉ

À LIMITER		GOURMAND À CALIBRER			QUOTIDIEN À CALIBRER		À VOLONTÉ		
1	2	3	4	5	6	7	**8**	9	10

Pour une prévention santé (cancer, maladie cardiovasculaire, diabète, etc.)

MON ORDONNANCE ALIMENTAIRE

Portions

Seniors : 1 ou 2 càc*
Adultes : 1 ou 2 càc*
Enfants : 1 càc*

** Le poids d'une petite cuillère à café (càc) de miel est de 5 g.*

Fréquence

1 ou 2 fois par jour en alternance avec le sucre et la confiture

Énergie/100 g

320 kcal

Énergie/portion

1 càc = 32 kcal

Équivalent dépenses

10 min de danse
ou
10 min de marche
ou
10 min de vélo

A B C **D** E Nutri-Score

1 **2** 3 4 Ultra-transformation

FAIBLE MOYEN FORT Impact planète

Avantages

Produit de fabrication naturelle aux nuances gustatives variées.
Apporte des micronutriments.

Inconvénients

Bien vérifier la provenance car il y a beaucoup de fraudes d'origine étrangère et donc de transformation des produits…

ASTUCES ET/OU ASSOCIATION

Le Nutri-Score donne une moins bonne note au miel qu'à la confiture ! Or les bienfaits du miel ne sont plus à rappeler.
À associer au pain !

Présence de **macronutriments** pour 100 g

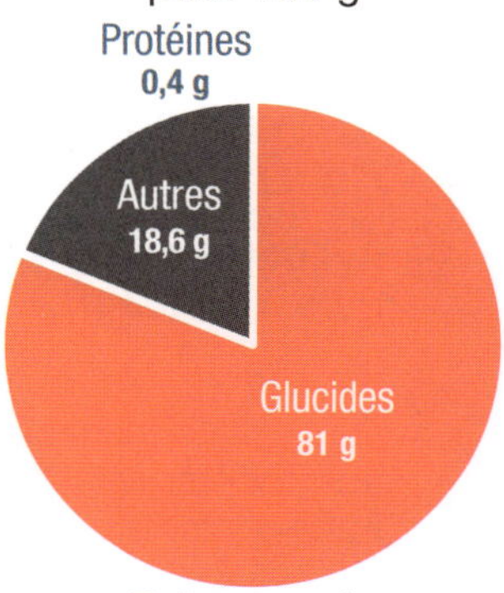

Présence de **micronutriments**

Élevé
→ Moyen
Faible

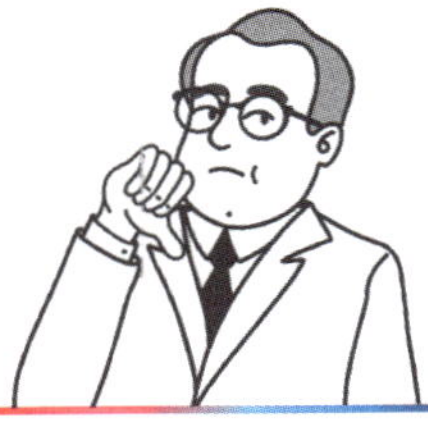

PÂTE À TARTINER

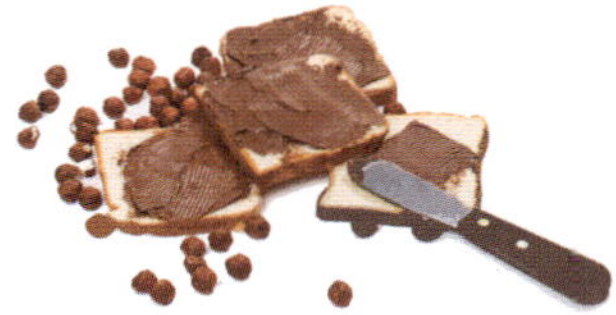

SCORE NUTRI-SANTÉ

À LIMITER — GOURMAND À CALIBRER — QUOTIDIEN À CALIBRER — À VOLONTÉ

1 2 3 4 5 6 7 8 9 10

Pour une prévention santé (cancer, maladie cardiovasculaire, diabète, etc.)

MON ORDONNANCE ALIMENTAIRE

Portions

Seniors : 10 g*

Adultes : 10 g*

Enfants : 10 g*

** De pâte à tartiner sur une tartine.*

Fréquence

1 fois par mois

Énergie/100 g

539 kcal

Énergie/portion

1 càc = 54 kcal

Équivalent dépenses

15 min de vélo

ou

15 min de marche

ou

10 min de natation

A B C D **E** Nutri-Score

1 2 3 **4** Ultra-transformation

FAIBLE MOYEN **FORT** Impact planète

Avantages

Pure gourmandise.

Inconvénients

Très calorique et très pauvre en micronutriments.

Fabrication à base d'huile de palme.

ASTUCES ET/OU ASSOCIATION

Une cuillère à café n'équivaut « qu'à » 54 calories mais on en consomme souvent beaucoup plus ! Préférez d'autres garnitures sur vos tartines (confiture, miel, pâtes à tartiner végétales).

Présence de **macronutriments** pour 100 g

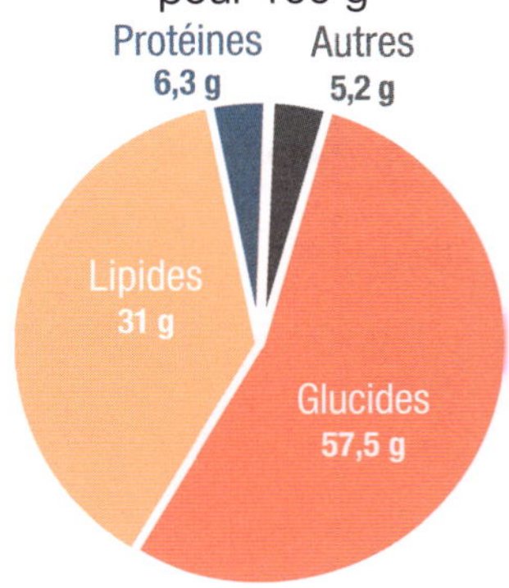

Présence de **micronutriments**

Élevé

Moyen

→ **Faible**

LA PÂTE À TARTINER, PLAISIR PIÉGEUX

Ah, la fameuse pâte à tartiner ! On a entendu beaucoup de choses sur sa composition, notamment qu'elle serait très riche en huile de palme. C'est malheureusement vrai ! Avec plus de 500 calories pour 100 g, la pâte à tartiner est **presque le produit alimentaire le plus calorique au monde**, exceptée l'huile !

Sa composition, d'ailleurs, est particulièrement nocive si l'on en fait une consommation chaque jour. La pâte regorge d'acides gras saturés ! C'est autant que le beurre, à cette différence que ce dernier apporte d'autres nutriments, comme la vitamine A. Et bien souvent, la couche de pâte à tartiner est plus épaisse que celle de beurre…

LES APPORTS CALORIQUES DES PÂTES À TARTINER

	Calories pour 100 g	Calories pour 1 cuillère à café (15 g)	Glucides pour 100 g	Lipides pour 100 g
Graine de choc	291 kcal	44 kcal	40 g dont sucre 35 g	8,9 g dont AGS* 1 g
Nutella	539 kcal	80 kcal	57,5 g dont sucres 56,3 g	30,9 g dont AGS* 10,6 g
Milka	555 kcal	83 kcal	58 g dont sucres 57 g	34 g dont AGS* 4,6 g

% des apports journaliers recommandés (AJR) pour un enfant type : 1 700 kcal.
% des apports journaliers recommandés (AJR) pour un adulte type : 2 200 kcal.
** Acides gras saturés.*

Comme vous le voyez, les chiffres parlent d'eux-mêmes. Deux fois moins (ou presque) de calories dans l'une par rapport aux autres et deux tiers de matières grasses en moins.

QUELLES ALTERNATIVES POUR SA TARTINE ?

Existe-t-il de meilleures options pour tartiner son pain ou sa brioche ? Si l'on ne regarde que les calories pour une quantité de 100 g, généralement, on ne voit pas de grande différence entre les pâtes à tartiner.

Mais d'un point de vue santé, cela n'a rien à voir ! La crème de marrons, par exemple, ou le miel, sont tout aussi caloriques. Attention leurs apports nutritionnels sont **nettement plus importants** ! Il existe les **pâtes à tartiner végétales**, plus équilibrées nutritionnellement. Certaines d'entre elles présentent même un Nutri-Score A !

Après, tout est question de goût et d'éducation : si l'on ne tartine qu'occasionnellement ses brioches et son pain de pâte à tartiner, pourquoi s'en priver ? Le hic est que, bien souvent, les enfants qui en raffolent ne se contentent pas de petites couches ! Et leurs tartines, leurs crêpes ou leurs gaufres sont de véritables bombes caloriques et ont une mauvaise influence sur leur santé !

	Nutri-Score	Score SIGA
Graine de choc	A	4
Nutella	E	7
Milka	D	7

Est-ce que la différence de goût en vaut vraiment la peine ? Ou est-ce que nos comportements, et plus encore ceux de nos enfants, ne sont pas conditionnés par la communication des marques ?

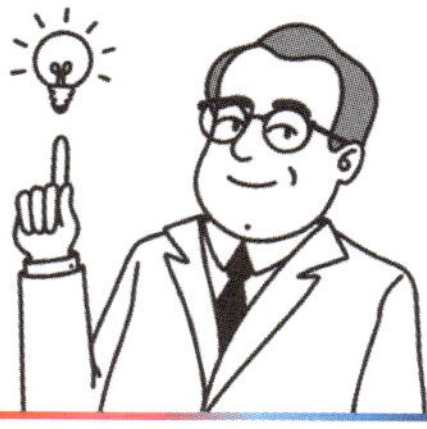

PÂTE À TARTINER VÉGÉTALE

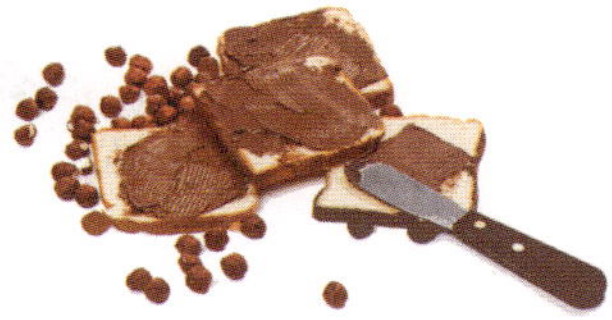

SCORE NUTRI-SANTÉ

À LIMITER		GOURMAND À CALIBRER			QUOTIDIEN À CALIBRER			À VOLONTÉ	
1	2	3	4	5	**6**	7	8	9	10

Pour une prévention santé (cancer, maladie cardiovasculaire, diabète, etc.)

MON ORDONNANCE ALIMENTAIRE

Portions
Seniors : 10 g*
Adultes : 20 g*
Enfants : 10 g*

** De pâte à tartiner végétale sur une tartine.*

Fréquence
2 ou 3 fois par semaine

Énergie/100 g
300 kcal

Énergie/portion
1 càc = 30 kcal

Équivalent dépenses
10 min de marche
ou
5 min de tennis
ou
10 min de vélo

Nutri-Score : A

Ultra-transformation : 2

Impact planète : FAIBLE

Avantages
Goût nouveau.
Sans additifs et sans huile de palme.
100 % végétale !

Inconvénients
Valeur calorique élevée.

ASTUCES ET/OU ASSOCIATION

Cette alternative à base de féveroles ou d'autres légumineuses est bonne pour votre corps et pour la planète.
Attention aux portions !

Présence de **macronutriments** pour 100 g

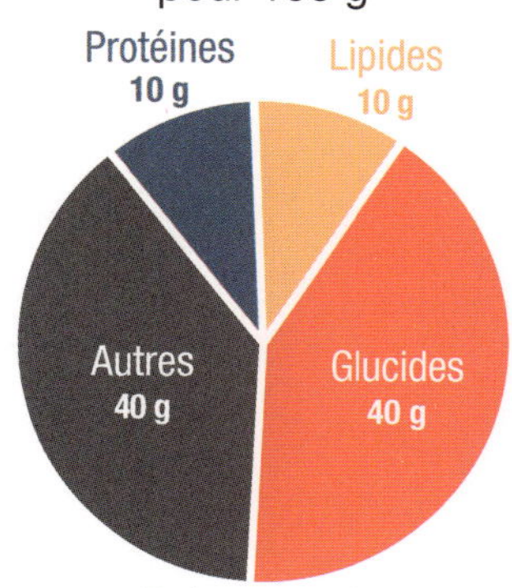

Présence de **micronutriments**

→ Élevé
Moyen
Faible

Céréales du petit déjeuner

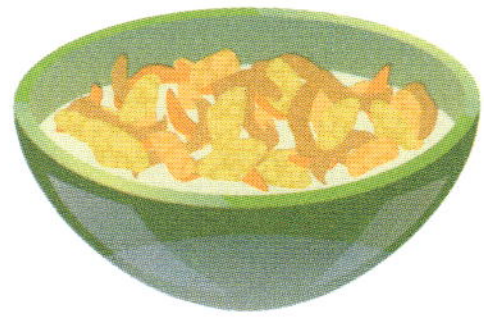

On dit souvent qu'il y a ceux qui mettent le lait avant les céréales et ceux qui mettent les céréales avant le lait. D'un point de vue santé en tout cas, ça ne change rien ! Pratiques, croustillantes, colorées, les céréales du petit déjeuner sont devenues depuis plus d'un siècle une **manière agréable de commencer la journée et de faire le plein d'énergie** ! Les enfants comme les plus grands aiment en garnir leur bol, certainement en raison de leur goût sucré qui les rend si savoureuses.

Top 5 des céréales les plus appréciées (source : Topito) :

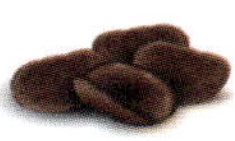
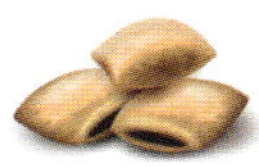

1) Chocapic Nestlé

2) Trésor Kellogg's

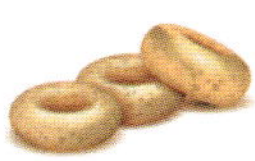
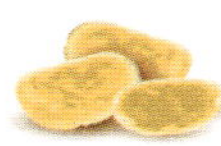

3) Miel Pops Kellogg's

4) Coco Pops Kellogg's

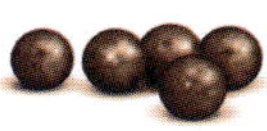
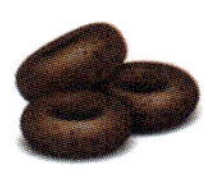

5) Frosties Kellogg's

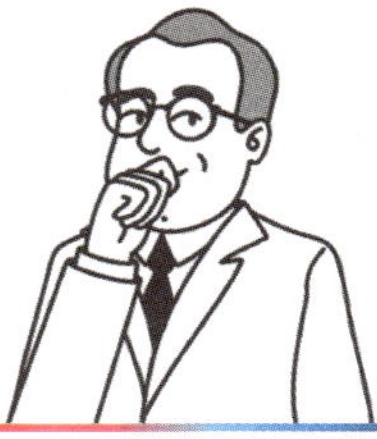

CORN FLAKES

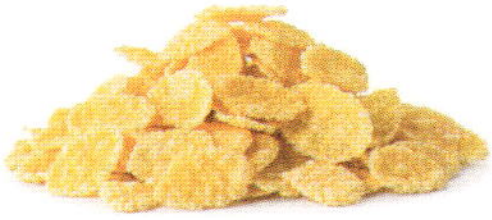

SCORE NUTRI-SANTÉ

À LIMITER			GOURMAND À CALIBRER		QUOTIDIEN À CALIBRER			À VOLONTÉ	
1	2	3	**4**	5	6	7	8	9	10

Pour une prévention santé (cancer, maladie cardiovasculaire, diabète, etc.)

MON ORDONNANCE ALIMENTAIRE

Portions
Seniors : 40 g
Adultes : 55 g
Enfants : 45 g

Fréquence
1 ou 2 fois par mois

Énergie/100 g
378 kcal

Énergie/portion
200 kcal

Équivalent dépenses
20 min de natation
ou
1 h de marche

A **B** C D E Nutri-Score

1 2 3 **4** Ultra-transformation

FAIBLE MOYEN FORT Impact planète

Avantages
Sans gluten.

Inconvénients
N'apporte pas d'énergie à long terme (attention à la fringale !).
Produit ultra-transformé.
Faible intérêt nutritionnel.

ASTUCES ET/OU ASSOCIATION

Attention, l'astuce marketing de ces produits est dans les recommandations de portion (30 g). C'est très sous-estimé par rapport à la réalité.

Présence de **macronutriments** pour 100 g

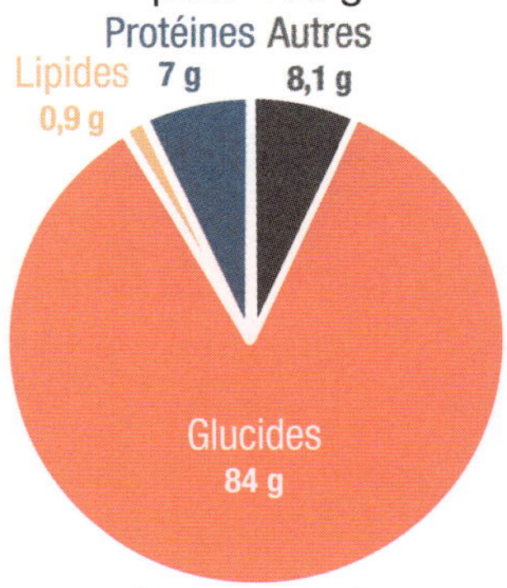

Présence de **micronutriments**

Élevé
→ Moyen
Faible

Pourtant, **certaines céréales dissimulent de fortes teneurs en sucre, en gras ou en sel**. Pour profiter de leurs bienfaits, il est nécessaire de mieux cerner la diversité de l'offre existante.

En premier lieu, il faut distinguer **deux grandes catégories de céréales**, au sein desquelles on peut ranger les dix principales familles de produits (chocolat caramel, chocolatées, fourrées, ligne et forme, miel-caramel, flocons d'avoine, mueslis croustillants, mueslis traditionnels, pétales de maïs, céréales nature) :

- les **céréales à consommer** : les pétales de maïs, les mueslis, les céréales « lignes et forme », les céréales riches en fibres, au son de blé, au blé complet, etc.
- les **céréales à préparer** : les flocons d'avoine, les flocons de céréales, etc.

Ces deux catégories sont très différentes de l'une à l'autre, raison pour laquelle la quantité calorique varie considérablement :

COMPARAISON CALORIQUE DE 3 PETITS DÉJEUNERS DIFFÉRENTS

Petit déjeuner 1	30 g de pain avec 10 g de beurre	153 kcal
Petit déjeuner 2	30 g de flocons d'avoine dans un bol de 150 ml de lait demi-écrémé	171 kcal
Petit déjeuner 3	30 g de céréales fourrées au chocolat dans un bol de 150 ml de lait demi-écrémé	201 kcal

Selon le type de céréales choisi, on recommande **une portion de 30 g (petit bol) à 55 g (grand bol)**. Pour les enfants, il est préconisé de ne prendre que des portions de 45 g, tandis qu'un adulte peut en consommer davantage. Mais personne ne respecte ces recommandations ! Nous nous servons généralement de plus grosses quantités, l'appétence pour ces produits nous poussant à en consommer davantage…

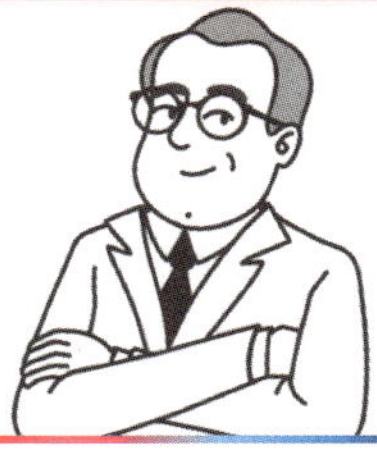

SCORE NUTRI-SANTÉ

CÉRÉALES BLÉ COMPLET PÉTALES DE CHOCOLAT

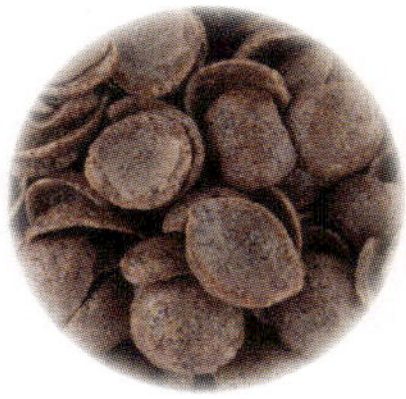

À LIMITER				GOURMAND À CALIBRER	QUOTIDIEN À CALIBRER				À VOLONTÉ
1	2	3	4	**5**	6	7	8	9	10

Pour une prévention santé (cancer, maladie cardiovasculaire, diabète, etc.)

MON ORDONNANCE ALIMENTAIRE

Portions
Seniors : 40 g
Adultes : 55 g
Enfants : 45 g

Fréquence
1 ou 2 fois par mois

Énergie/100 g
388 kcal

Énergie/portion
213 kcal

Équivalent dépenses
45 min de curling
ou
1 h de marche
ou
20 min de natation

Nutri-Score : A (A B C D E)

Ultra-transformation : 4 (1 2 3 4)

Impact planète : FAIBLE – **MOYEN** – FORT

Avantages
Gustativement exquis.
Les céréales au blé complet sont plus riches en fibres.

Inconvénients
Produit très sucré.
Risque de fringale car apport en énergie à court terme.

ASTUCES ET/OU ASSOCIATION

Là aussi, attention aux portions réelles mises dans nos bols ! Avec 388 calories pour 100 g, ces céréales sont plus caloriques que le pain !

Présence de **macronutriments** pour 100 g

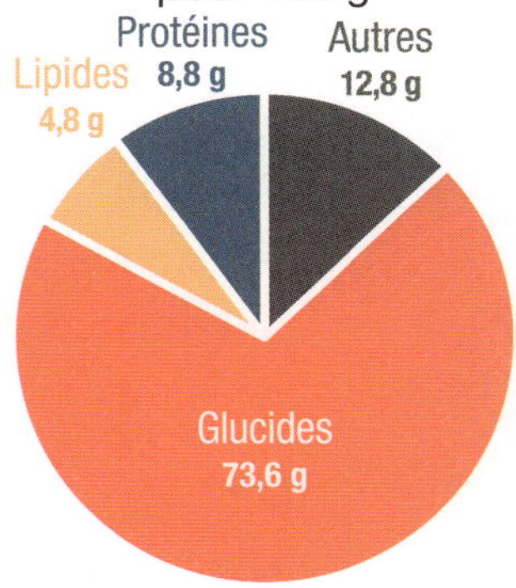

Présence de **micronutriments**

Élevé
→ **Moyen**
Faible

LE CONSEIL

du Pr David Khayat

Si vous ne parvenez pas à respecter les portions recommandées, variez **les sources de céréales** et ne consommez pas tous les jours les mêmes céréales trop riches en sucre.
Le meilleur moyen d'éviter cela est de diversifier vos petits déjeuners **en remplaçant de temps à autre vos céréales par d'autres produits** tels que du pain ou des biscottes.

UN GROS APPORT EN SUCRE

Il est important pour votre santé de bien distinguer dans les rayons des épiceries et des supermarchés les céréales en fonction de leur quantité de sucre et de matières grasses, surtout si vous en consommez tous les jours ! Manger une portion de muesli ou de céréales enrobées de caramel n'a pas le même impact nutritionnel. Certaines céréales se rapprochent plus d'une **friandise** que d'un aliment équilibré !

Les céréales du petit déjeuner sont avant tout une source de glucides : c'est leur principal apport. Les glucides entrent dans leur composition à hauteur de **60 à 80 % en moyenne**. Mais souvenons-nous qu'il y a **deux types de glucides** :

- les **glucides complexes** liés à la présence d'amidon dans les grains utilisés pour élaborer le produit : ces sucres lents permettent de bénéficier d'un apport d'énergie tout au long de la matinée ;
- les **sucres simples** qui proviennent de produits ajoutés à la recette (sucre, sirop de glucose, miel, caramel, etc.) et font rapidement monter la glycémie.

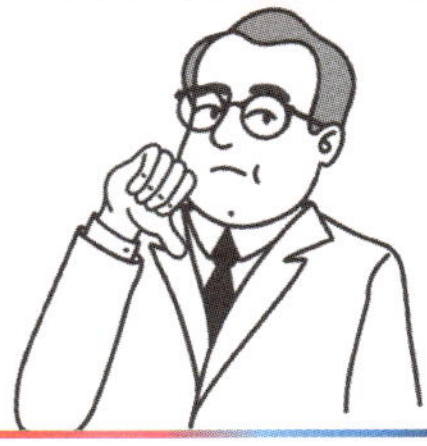

CÉRÉALES FOURRÉES AU CHOCOLAT

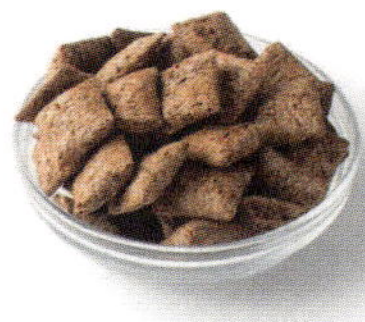

SCORE NUTRI-SANTÉ

À LIMITER | GOURMAND À CALIBRER | QUOTIDIEN À CALIBRER | À VOLONTÉ

1 2 3 4 5 6 7 8 9 10

Pour une prévention santé (cancer, maladie cardiovasculaire, diabète, etc.)

MON ORDONNANCE ALIMENTAIRE

Portions

Seniors : 40 g

Adultes : 55 g

Enfants : 45 g

Fréquence

1 ou 2 fois par mois

Énergie/100 g

450 kcal

Énergie/portion

250 kcal

Équivalent dépenses

1 h 15 de marche

ou

25 min de natation

ou

25 min de vélo

Nutri-Score : A B C **D** E

Ultra-transformation : 1 2 3 **4**

Impact planète : FAIBLE MOYEN FORT

Avantages

Pure gourmandise.

Inconvénients

Produit très sucré, très gras, ultra-transformé et très calorique.

Très faible apport en micronutriments.

ASTUCES ET/OU ASSOCIATION

Le pire choix que vous pouvez faire pour votre petit déjeuner. Avec ce type de produit, les recommandations quotidiennes de 35 à 50 g de sucres simples sont souvent dépassées.

Présence de **macronutriments** pour 100 g

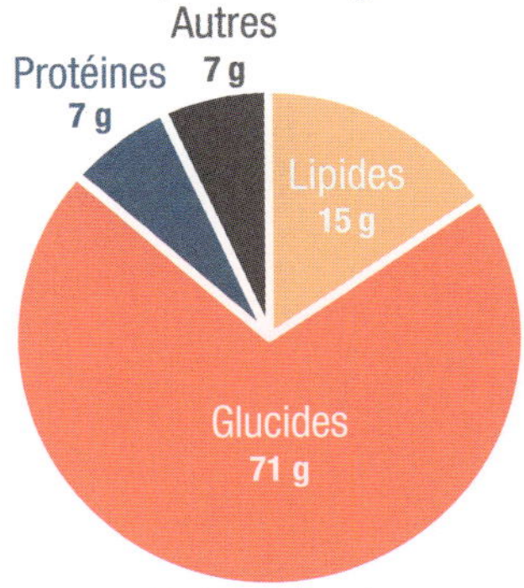

Présence de **micronutriments**

→ Élevé

Moyen

Faible

Les différentes familles de céréales se distinguent aussi par leur teneur en lipides, en sucre et en fibres :

- Les **céréales fourrées** sont les plus grasses et les plus sucrées.
- Les **mueslis croustillants** ont un fort taux de lipides.
- Les **céréales miel-caramel** sont moins grasses mais riches en sucre.
- Les **céréales « ligne et forme »**, si elles sont moins grasses, contiennent également moins de fibres.

1. CÉRÉALES **FORTES EN SUCRE** ET **FORTES EN GRAS**

	Calories pour 100 g	Calories pour 1 portion de 30 g	Glucides pour 100 g	Lipides pour 100 g	Fibres pour 100 g
Trésor *Kellogg's*	455 kcal	136,5 kcal	71 g dont sucre 25 g	15 g dont AGS 4,1 g	3,8 g

2. CÉRÉALES **FORTES EN SUCRE** ET **FAIBLES EN GRAS**

	Calories pour 100 g	Calories pour 1 portion de 30 g	Glucides pour 100 g	Lipides pour 100 g	Fibres pour 100 g
Pétales de maïs *Carrefour Bio*	374 kcal	112,2 kcal	83 g dont sucre 2,2 g	0,8 g dont AGS 0,2 g	3,3 g
Frosties *Kellogg's*	375 kcal	112,5 kcal	87 g dont sucre 37 g	0,6 g dont AGS 0,1 g	2 g
Chocapic *Nestlé*	388 kcal	116,4 kcal	73,6 g dont sucre 22,4 g	4,8 g dont AGS 2 g	7,5 g

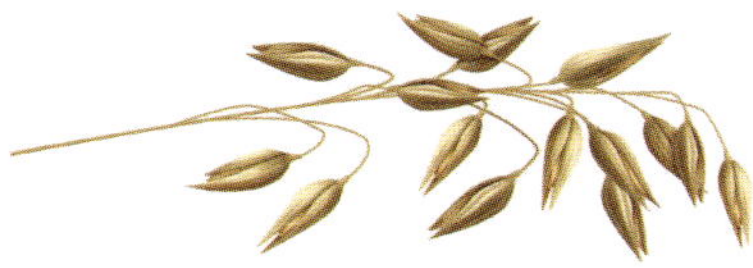

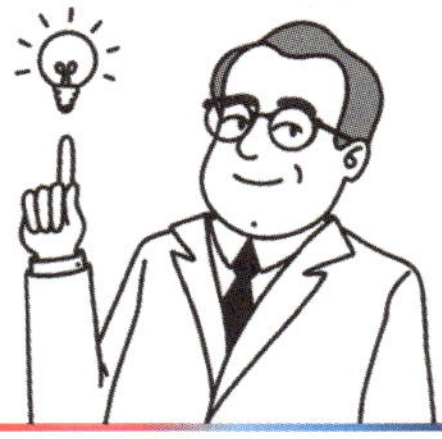

SCORE NUTRI-SANTÉ

GRANOLA FRUITS ROUGES (AVOINE COMPLÈTE)

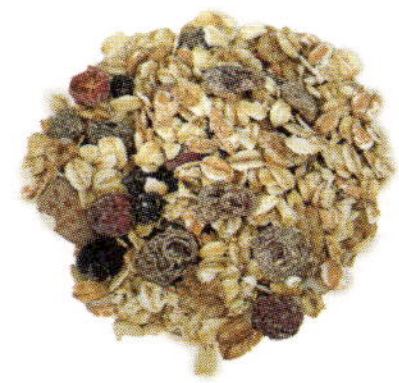

À LIMITER			GOURMAND À CALIBRER		QUOTIDIEN À CALIBRER			À VOLONTÉ	
1	2	3	4	5	**6**	7	8	9	10

Pour une prévention santé (cancer, maladie cardiovasculaire, diabète, etc.)

MON ORDONNANCE ALIMENTAIRE

Portions
Seniors : 40 g
Adultes : 55 g
Enfants : 45 g

Fréquence
2 ou 3 fois par semaine

Énergie/100 g
410 kcal

Énergie/portion
225 kcal

Équivalent dépenses
1 h de marche
ou
1 h de yoga
ou
1 h de vélo

Nutri-Score : A

Ultra-transformation : 3

Impact planète : FAIBLE

Avantages
Contient des acides gras essentiels, des oligo-éléments (calcium, magnésium, zinc) ainsi que des protéines végétales.
Donne de l'énergie sur le long terme.

Inconvénients
Attention à la quantité de sucre.

ASTUCES ET/OU ASSOCIATION

Un produit qui n'est pas néfaste pour la santé mais reste très calorique malgré la présence de fruits rouges (410 calories pour 100 g) !
À alterner avec le muesli.

Présence de **macronutriments** pour 100 g

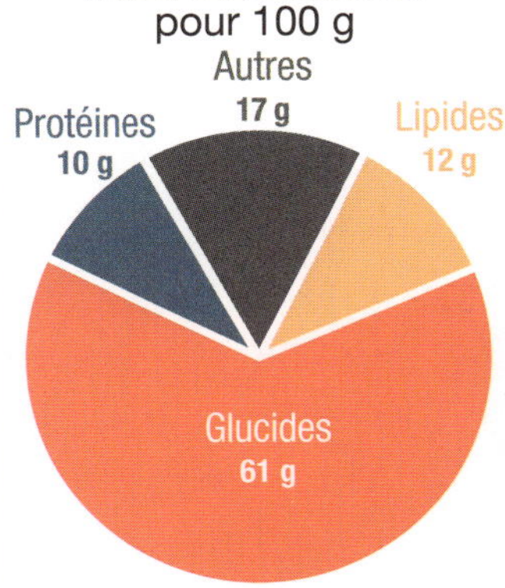

Présence de **micronutriments**

- Élevé
- → Moyen
- Faible

3. CÉRÉALES **FAIBLES EN SUCRE** ET **FAIBLES EN GRAS**

	Calories pour 100 g	Calories pour 1 portion de 30 g	Glucides pour 100 g	Lipides pour 100 g	Fibres pour 100 g
Flocons d'avoine *Bjorg*	362 kcal	108,6 kcal	58 g dont 1,7 g de sucre	7,1 g dont 1,3 g d'AGS	11 g
Muesli Bio chocolat noir *Jordans*	398 kcal	119,4 kcal	61,1 g dont 8,9 g de sucre	11 g dont 3,1 g d'AGS	8,9 g
Granola chocolat noisette *Joody*	450 kcal	135 kcal	45,7 g, dont sucres 11,8 g	21,5 g dont AGS 5,1 g	8,7 g
Granola amandes noisettes et graines – *Jordans*	451 kcal	135,3 kcal	58,9 g dont 2,5 g de sucre	14,8 g dont 2,4 g d'AGS	16,1 g

LES AUTRES VERTUS NUTRITIONNELLES DES CÉRÉALES

Les céréales contribuent à l'apport en **protéines** (7 à 11 %) et contiennent des **lipides** en quantité variant de 2 à 16 %, avec une part d'acides gras saturés. Elles sont composées de 3 à 14 % de **fibres, notamment solubles, qui permettent de freiner la digestion des glucides.**

Les céréales (*a fortiori* quand elles sont complètes) apportent une **quantité de vitamines et de minéraux non négligeable**. Elles sont la première source, chez les enfants qui en consomment, de vitamines B1, B3, B5, B6, B9 et de fer, et contiennent de la vitamine B2, du calcium et du magnésium. Comme elles sont dégustées avec du lait, les enfants qui les intègrent à leurs habitudes alimentaires bénéficient de **plus de calcium** durant leurs premières années !

Parfois on rencontre sur les paquets la mention : « À teneur garantie en... ». Cela indique que les industriels ont **rajouté des micronutriments de synthèse** (vitamines B1, B2, B3, B9, B12, et du fer) pour compenser les pertes au cours du processus de fabrication. **Attention !** Les céréales du petit déjeuner renferment **une quantité de sodium variable d'une marque à l'autre** : regardez attentivement leur composition.

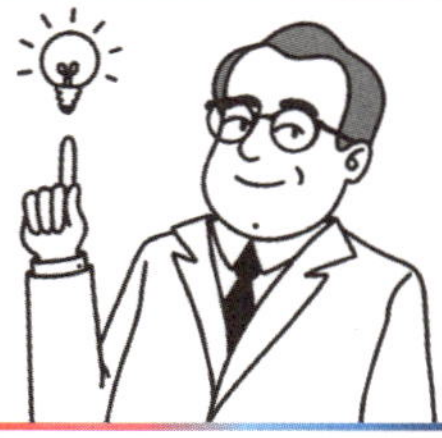

SCORE NUTRI-SANTÉ

MUESLI CHOCOLAT AU LAIT (AVOINE/CÉRÉALES COMPLÈTES)

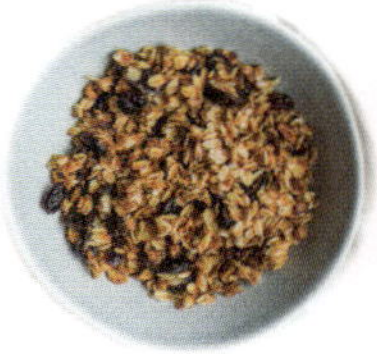

À LIMITER		GOURMAND À CALIBRER			QUOTIDIEN À CALIBRER		À VOLONTÉ		
1	2	3	4	5	**6**	7	8	9	10

Pour une prévention santé (cancer, maladie cardiovasculaire, diabète, etc.)

MON ORDONNANCE ALIMENTAIRE

Portions
Seniors : 40 g
Adultes : 55 g
Enfants : 45 g

Fréquence
2 ou 3 fois par semaine

Énergie/100 g
450 kcal

Énergie/portion
250 kcal

Équivalent dépenses
20 min de judo
ou
25 min de natation
ou
1 h 15 de vélo

Nutri-Score : A B **C** D E

Ultra-transformation : 1 **2** 3 4

Impact planète : **FAIBLE** MOYEN FORT

Avantages
Permet de varier les sources de céréales (avoine par exemple).
Apporte des fruits oléagineux et des fruits secs (riches en micronutriments).

Inconvénients
Très calorique.

ASTUCES ET/OU ASSOCIATION

Notre note est meilleure que pour les autres céréales car il s'agit d'une version complète et le muesli est moins transformé.

Présence de **macronutriments** pour 100 g

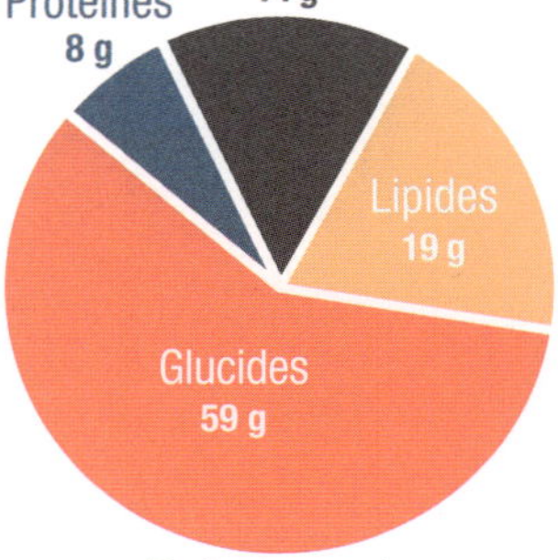

Présence de **micronutriments**

→ **Élevé**
Moyen
Faible

UNE ÉVOLUTION FAVORABLE ?

Depuis quinze ans, les industriels s'emploient à **diminuer les quantités de sucre et de sel** dans les céréales. De 1999 à 2007, la quantité de sel a diminué de 23 %. De même, la quantité de sucre a été réduite dans de nombreux produits, notamment pour les céréales chocolatées et miel-caramel.

Mais une étude menée par l'association Générations a révélé que les céréales non bio contenaient en moyenne 9,4 résidus de pesticides (dont 5,4 perturbateurs endocriniens possibles). De même, les fruits présents dans les mueslis non bio ont été soumis à de nombreux traitements. Dans le cadre d'une consommation quotidienne, **ces résidus peuvent être toxiques**.

		Score SIGA
Flocons d'avoine - *Bjorg*	A	2
Muesli Bio chocolat noir - *Jordans*	A	7
Granola amandes noisettes et graines – *Jordans*	A	7
Chocapic - *Nestlé*	B	7
Granola chocolat noisette - *Joody*	C	5
Pétales de maïs - *Carrefour Bio*	C	5
Frosties - *Kellogg's*	D	7
Trésor - *Kellogg's*	D	7

“ La petite histoire des corn flakes

Le Dr John Harvey Kellogg a joué un rôle majeur dans leur développement et leur promotion. Médecin, il expérimentait différents régimes alimentaires pour ses patients dans les années 1890. Il a commencé à servir des céréales de blé et de maïs non transformées, qu'il faisait tremper, cuire à la vapeur et sécher pour créer des flocons croustillants. Convaincu de leurs bienfaits pour la digestion et la santé, il a fondé la Sanitas Food Company pour les commercialiser, en partenariat avec son frère Will Keith Kellogg.

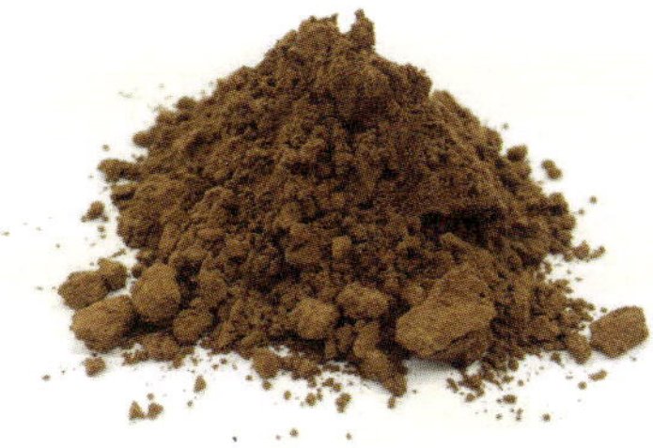

Chocolat en poudre

Les enfants (et certains adultes) en raffolent au petit déjeuner. Le chocolat en poudre a ce pouvoir réconfortant, aussi bien au petit déjeuner qu'au goûter de nous offrir un bol de gourmandise. Il permet également de cuisiner des gâteaux chocolatés. Il est un produit pratique que nombre d'entre nous avons dans nos placards.

Comme la plupart des aliments que nous consommons, tous les chocolats en poudre ne se valent pas ! C'est ce que souligne une étude menée par *60 millions de consommateurs* qui a comparé **quinze références de chocolats** en poudre vendus en magasin en prenant en compte la composition des produits et en déterminant leur intérêt nutritionnel. La première marche du podium a été attribuée au cacao bio cru Jolivia. La marque bordelaise propose un chocolat en poudre avec une faible teneur en sucres et sans additifs. En revanche, les poudres chocolatées de certaines grandes marques sont parfois effrayantes !

BEAUCOUP DE SUCRES POUR PEU DE FIBRES

Les principales poudres chocolatées présentes sur le marché sont essentiellement composées de sucre : jusqu'à 20 g pour un bol de 200 ml ! Un pourcentage énorme quand on sait que cette quantité représente pas moins de **40 % des apports journaliers recommandés en sucre** ! *A contrario*, ces produits sont pauvres en cacao et donc en fibres… En moyenne, les enfants boivent leur premier bol de lait au chocolat à l'âge de 2 ans. Croyant bien faire et leur offrir une boisson saine, nous ne faisons en fait qu'ajouter du sucre au lait…

LE CONSEIL

du Pr David Khayat

Si vous souhaitez tirer les meilleurs bénéfices de votre chocolat chaud matinal, soyez attentifs à la lecture des étiquettes !
Mieux encore : **consommez du cacao pur** agrémenté d'une légère touche de sucre !

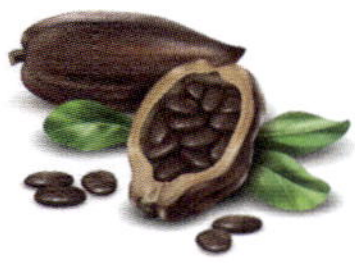

QUELLE QUANTITÉ DE CACAO ?

En fonction des poudres de cacao, la quantité de cacao présente n'est absolument pas la même. Voici, par ordre décroissant, les poudres où l'on trouve le plus de cacao :

1. 100 % de cacao

- Van Houten : 100 % de cacao, 0,5 % de sucre
- Nestlé : 100 % de cacao
- Les poudres 100 % cacao vendues en magasin bio

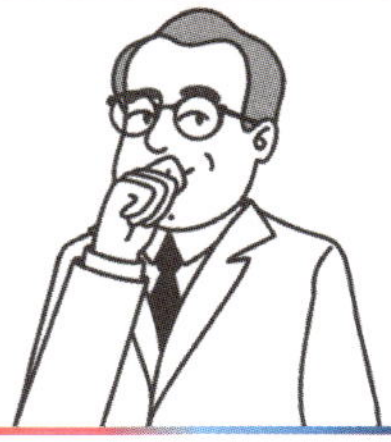

POUDRE 100 % PUR CACAO

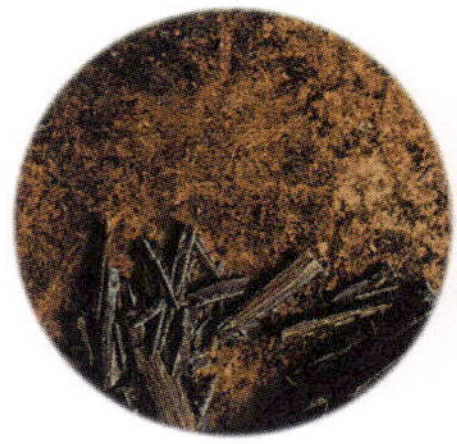

SCORE NUTRI-SANTÉ

À LIMITER			GOURMAND À CALIBRER		QUOTIDIEN À CALIBRER			À VOLONTÉ	
1	2	3	**4**	5	6	7	8	9	10

Pour une prévention santé (cancer, maladie cardiovasculaire, diabète, etc.)

MON ORDONNANCE ALIMENTAIRE

Portions
Seniors : 1 ou 2 càc
Adultes : 1 ou 2 càc
Enfants : 1 ou 2 càc

Fréquence
1 ou 2 fois par semaine

Énergie/100 g
387 kcal

Énergie/portion
1 càc = 40 kcal

Équivalent dépenses
4 min de corde à sauter
ou
15 min de vélo
ou
15 min de marche

Nutri-Score : A B **C** D E

Ultra-transformation : **1** 2 3 4

Impact planète : FAIBLE MOYEN **FORT**

Avantages
Riche en magnésium, en anti-oxydants, en minéraux et en vitamine E.
Apport élevé en protéines.

Inconvénients
Riche en acides gras saturés.
Produit à valeur énergétique élevée.

ASTUCES ET/OU ASSOCIATION

Le réconfort d'un bon chocolat chaud l'hiver est indéniable ! Par ailleurs, le goût prononcé de la poudre évite les surdosages.

Présence de **macronutriments** pour 100 g

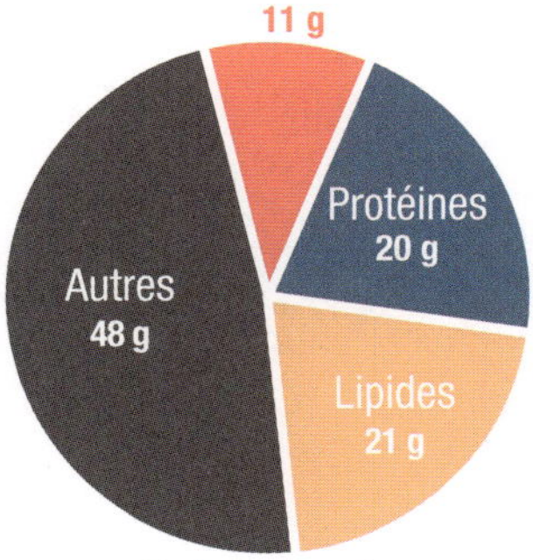

Présence de **micronutriments**
Élevé
→ **Moyen**
Faible

2. Au moins 50 % de cacao

- Ovo : 50 % de cacao, 50 % de sucre
- 1848 : 50 % de cacao, 50 % de sucre

3. Poudres de cacao très sucrées et peu chocolatées

- Benco : 80 % de sucre, 20 % de cacao
- Nesquik : 75 % de sucre, 20 % de cacao
- Poulain Grand Arôme : 68,6 % de sucre, 14 % de cacao
- Banania : 68 % de sucre, 19 % de cacao
- Lion Nestlé : 78 % de sucre, 19 % de cacao

Voici deux tableaux qui comparent les éléments nutritionnels des différentes poudres chocolatées :

	Calories pour 100 g	Calories pour 15 g	Glucides pour 100 g	Lipides pour 100 g	Fibres pour 100 g
Van Houten	380 kcal	57 kcal	11,2 g dont sucres 0,8 g	21,2 g dont AGS 12,8 g	28,4 g
Poulain	375 kcal	56,25 kcal	71 g dont sucres 67 g	3,9 g dont AGS 2,4 g	10,5 g
Banania	373 kcal	55,95 kcal	79 g dont sucres 69 g	2,2 g dont AGS 1,4 g	6,7 g
Nesquik	386 kcal	57,9 kcal	78,9 g dont sucre 75,1 g	3,6 g dont AGS : 1,6 g	7,7 g

** % des apports journaliers recommandés (AJR) pour un enfant type : 1 700 kcal.*
** % ddes apports journaliers recommandés (AJR) pour un adulte type : 2 200 kcal.*

	Nutri-Score	Score SIGA
Banania	B	7
Van Houten	C	2
Poulain	D	7
Nesquik	D (affiché B)	7

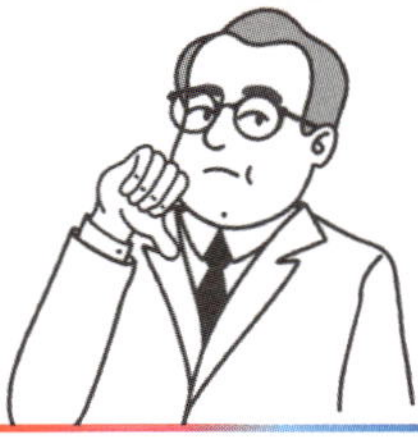

POUDRE « CHOCOLATÉE » SUCRÉE

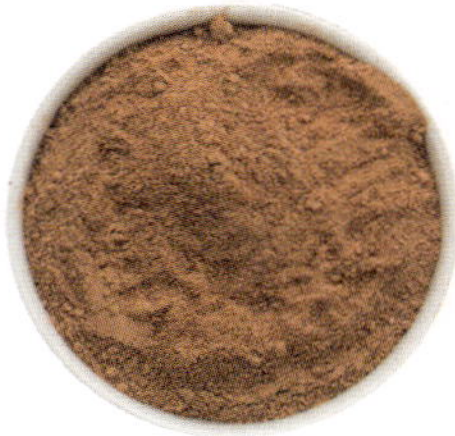

SCORE NUTRI-SANTÉ

À LIMITER		GOURMAND À CALIBRER			QUOTIDIEN À CALIBRER			À VOLONTÉ	
1	2	3	4	5	6	7	8	9	10

Pour une prévention santé (cancer, maladie cardiovasculaire, diabète, etc.)

MON ORDONNANCE ALIMENTAIRE

Portions

Seniors : 1 ou 2 càc*

Adultes : 1 ou 2 càc*

Enfants : 1 ou 2 càc*

** Environ 10 g de poudre chocolatée sucrée dans un verre de lait demi-écrémé.*

Fréquence

1 fois par mois

Énergie/100 g

386 kcal

Énergie/portion

1 càc = 40 kcal

Équivalent dépenses

10 min de volley
ou
monter-descendre
5 fois les escaliers sur
3 étages
ou
10 min de marche

A B C D **E** Nutri-Score

1 2 3 **4** Ultra-transformation

FAIBLE **MOYEN** FORT Impact planète

Avantages

Bonne teneur en magnésium (ce qui a une action anti-stress et permet d'éviter les crampes).

Inconvénients

Très sucré (attention à la quantité).
Produit industriel, ultra-transformé, calorique, pauvre en micronutriments.

ASTUCES ET/OU ASSOCIATION

Attention, certaines marques calculent le Nutri-Score de leurs poudres avec un verre de lait ! Avec cette baguette magique, il passe de E à B.

Présence de **macronutriments** pour 100 g

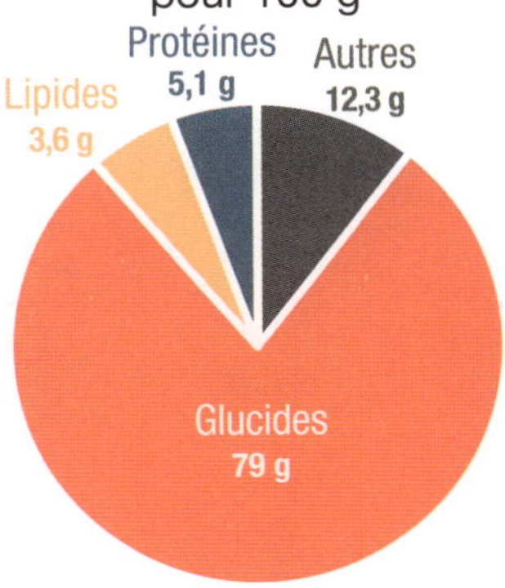

Présence de **micronutriments**

Élevé

Moyen

→ **Faible**

“ La petite histoire du chocolat en poudre

Hernán Cortés, le conquistador espagnol, est connu pour avoir introduit le chocolat en Europe après sa conquête du Mexique. Cortés a découvert que les Aztèques consommaient une boisson à base de cacao appelée «xocoatl». Pour adapter cette boisson au goût européen, il a ajouté du sucre et des épices, créant ainsi une version plus sucrée et plus agréable du chocolat.

Cette adaptation a conduit à la création de la poudre de cacao, une forme pratique et facile à utiliser du chocolat. La poudre de cacao a rapidement gagné en popularité en Europe, ouvrant la voie à la création de différentes préparations à base de chocolat que nous connaissons aujourd'hui.

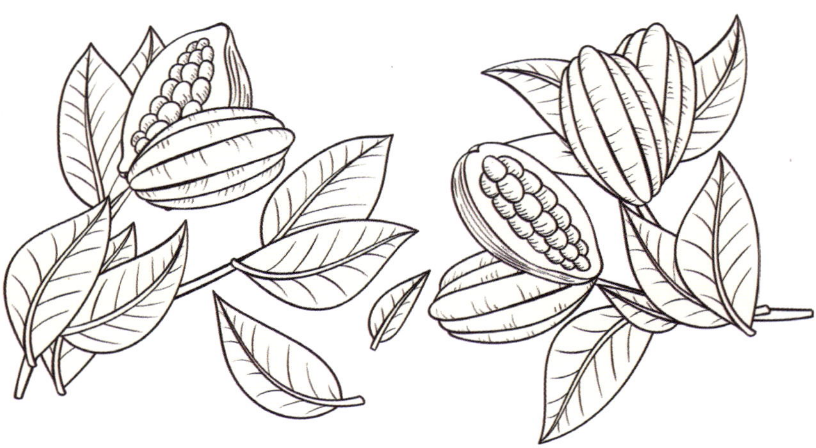

Jus et nectars

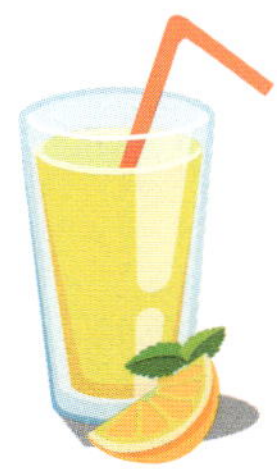

Pour les jus, nous avons distingué quatre catégories :

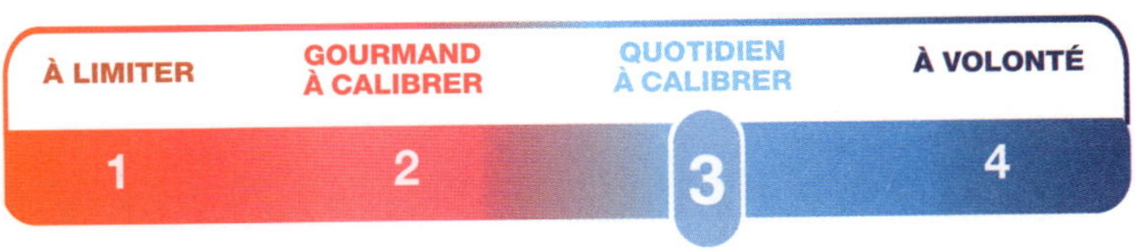
À LIMITER
GOURMAND À CALIBRER
QUOTIDIEN À CALIBRER
À VOLONTÉ
1
2
3
4

LES DIFFÉRENTS TYPES DE JUS

Les jus de fruits sont souvent assimilés à des boissons saines qui permettraient d'équilibrer facilement notre alimentation. Pourtant, tous les jus sont loin d'être équivalents…

Il existe plusieurs catégories de jus qui se distinguent par la quantité de fruits dans la recette et par le procédé de fabrication. Leur appellation est réglementée par l'Union européenne et indiquée sur l'emballage :

- les **nectars** :

Obtenus en ajoutant de l'eau, avec ou sans sucre et/ou miel, à un jus ou une purée de fruits. Les nectars contiennent en moyenne entre 25 et 50 % de fruits.

VALEURS NUTRITIONNELLES DES DIFFÉRENTS **NECTARS**

	Calories pour 100 g	Calories pour 1 verre de 200 ml	Glucides pour 100 g	Fibres pour 100 g	Vitamine C	Nutri-Score	Score NOVA
Nectar pamplemousse rose *Paquito*	28 kcal	56 kcal	6,5 g dont sucre 6,5 g	< 0,5 g	6 mg	D	NC
Nectar orange *Jafaden*	34 kcal	68 kcal	8,5 g dont sucre 8,5 g	< 0,5 g	20 mg	E	3
Nectar pommes bio *Pressade*	35 kcal	70 kcal	8,8 g dont sucre 8,8 g	< 0,5 g	NC	D	3
Nectar citron vert *Bio éthiquable*	44 kcal	88 kcal	10,9 dont sucre 10,8 g	NC	NC	NC	NC

• les **purs jus de fruits** :

Obtenus par simple pression physique ou assemblage de jus de fruits pressés.

VALEURS NUTRITIONNELLES DES DIFFÉRENTS **PURS JUS**

	Calories pour 100 g	Calories pour 1 verre de 200 ml	Glucides pour 100 g	Fibres pour 100 g	Vitamine C	Nutri-Score	Score NOVA
Pur jus de citron *Carrefour bio*	27 kcal	54 kcal	2 g dont sucre 2g	NC	NC	B	1
Pamplemousse rose pressé *Andros*	35 kcal	70 kcal	7,9 g dont sucre 7,9 g	0,2 g	28 mg	B	1
100 % orange sans pulpe *Innocent*	35 kcal	70 kcal	7,8 g dont sucre 7,8 g	0,7 g	22 mg	B	1
Pur jus de pomme *Auchan*	44 kcal	88 kcal	10 g dont sucre 10 g	0	30 mg	C	1

• les **purs jus de fruits pasteurisés** :

Obtenus par pression physique ou assemblage de jus de fruits pressés stabilisés par pasteurisation (chauffage des jus puis refroidissement rapide).

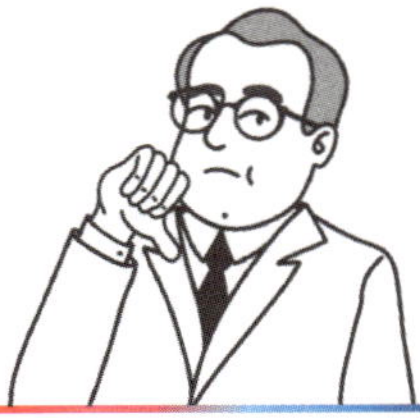

NECTAR D'ABRICOT

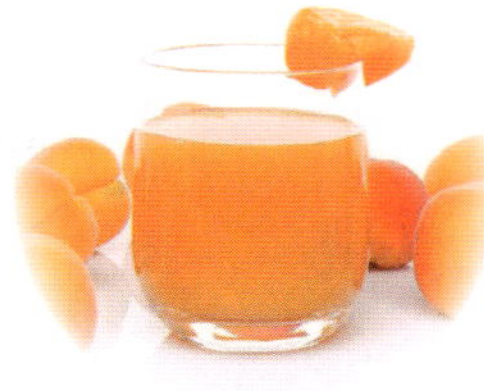

SCORE NUTRI-SANTÉ

À LIMITER	GOURMAND À CALIBRER	QUOTIDIEN À CALIBRER	À VOLONTÉ
1	2	3	4

Pour une prévention santé (cancer, maladie cardiovasculaire, diabète, etc.)

MON ORDONNANCE ALIMENTAIRE

Portions
Seniors : 150 ml**
Adultes : 200 ml*
Enfants : 125 ml

** 200 ml équivaut à un verre.*
*** 150 ml équivaut à un petit verre.*

Fréquence
1 verre maximum par jour (plutôt au goûter ou à l'apéro)

Énergie/100 g
58 kcal

Énergie/portion
116 kcal

Équivalent dépenses
30 min de musculation
ou
15 min de jogging

Nutri-Score : D

Ultra-transformation : 2

Impact planète : FORT

Avantages
Souvent plus onctueux pour les enfants afin de les aider à découvrir les fruits.

Inconvénients
Perte d'anti-oxydants par rapport à un fruit frais.

ASTUCES ET/OU ASSOCIATION

Le nectar paraît souvent meilleur que le jus de fruits ! Or, il n'en est rien : ce produit est fabriqué à partir de purée de fruits à laquelle de l'eau et du sucre sont ajoutés.

Présence de **macronutriments** pour 100 g

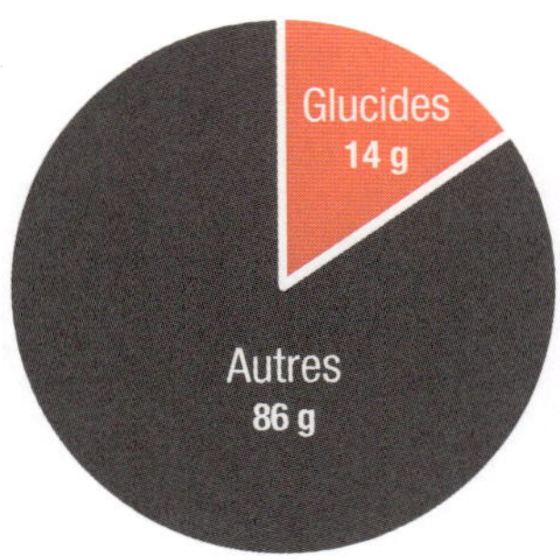

Présence de **micronutriments**

- Élevé
- → **Moyen**
- Faible

• les **purs jus de fruits stabilisés à haute pression à froid** : Obtenus par pression physique ou assemblage de jus de fruits pressés stabilisés par pasteurisation sans générer de chaleur.

VALEURS NUTRITIONNELLES DES DIFFÉRENTS **JUS À HAUTE PRESSION À FROID**

	Calories pour 100 g	Calories pour 1 verre de 200 ml	Glucides pour 100 g	Fibres pour 100 g	Vitamine C	Nutri-Score	Score NOVA
Jus de citron juste pressé	31 kcal	62 kcal	6,9 g dont sucre 2,5 g	0,5 g	27 mg	B	1
Jus de pamplemousse juste pressé	34 kcal	68 kcal	6,9 g dont sucre 6,9 g	1,5 g	NC	B	1
Jus de pomme juste pressé	47 kcal	94 kcal	11,4 g dont sucre 10,9 g	0,1 g	NC	C	1
Jus d'orange avec pulpe juste pressé	35 kcal	106 kcal	10 g dont sucre 9 g	2,3 g	NC	C	1

• les **jus de fruits à base de concentré** :
Obtenus par pression physique de fruits puis concentrés par évaporation de l'eau pour faciliter le stockage et le transport. Ils sont ensuite réfrigérés ou congelés, et l'eau est restituée lors de la mise en bouteille.

VALEURS NUTRITIONNELLES DES DIFFÉRENTS **JUS À BASE DE CONCENTRÉ**

	Calories pour 100 g	Calories pour 1 verre de 200 ml	Glucides pour 100 g	Fibres pour 100 g	Vitamine C	Nutri-Score	Score NOVA
Jus de pamplemousse à base de concentré *Carrefour*	38 kcal	76 kcal	8 g dont sucre 8 g	0,5 g	NC	C	1
Jus d'orange à base de concentré *Bio Village*	38 kcal	76 kcal	9 g dont sucre 9 g	0,5 g	NC	C	NC
Jus de pomme à base de concentré *Minute maid*	44 kcal	90 kcal	10,7 g dont sucre 10,1 g	NC	NC	C	1
Jus de citron à base de concentré *Caraïbos*	51 kcal	102 kcal	13 g dont sucre 13 g	NC	NC	NC	NC

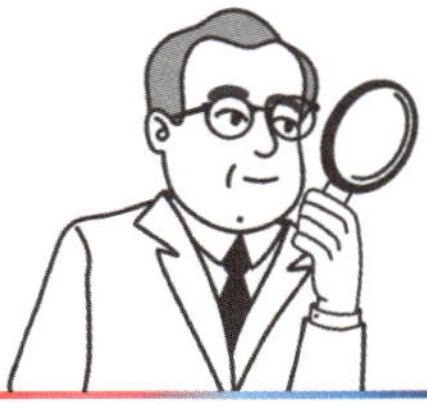

SCORE NUTRI-SANTÉ

PUR JUS D'ORANGE PRESSÉE

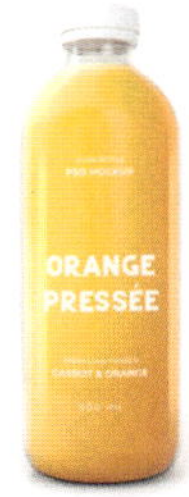

À LIMITER	GOURMAND À CALIBRER	QUOTIDIEN À CALIBRER	À VOLONTÉ
1	**2**	3	4

Pour une prévention santé (cancer, maladie cardiovasculaire, diabète, etc.)

MON ORDONNANCE ALIMENTAIRE

Portions

Seniors : 200 ml*

Adultes : 200 ml*

Enfants : 150 ml**

** 200 ml équivaut à un verre.*
*** 150 ml équivaut à un petit verre.*

Fréquence

1 verre maximum par jour (plutôt au goûter ou à l'apéro)

Énergie/100 g

42 kcal

Énergie/portion

80 kcal

Équivalent dépenses

10 min de natation
ou
25 min de marche

A B **C** D E Nutri-Score

1 2 3 4 Ultra-transformation

FAIBLE **MOYEN** FORT Impact planète

Avantages
Stimule l'appétit (positif pour les personnes en risque de dénutrition).

Inconvénients
Nutritionnellement pauvre comparé aux fruits entiers (la conservation et la pasteurisation détruisent la plupart des vitamines).

ASTUCES ET/OU ASSOCIATION

Qu'il soit fait maison ou industriel, son ordonnance alimentaire reste la même. Toutes les calories apportées par les boissons sucrées sont mal intégrées par notre organisme. Pas de sentiment de satiété.

Présence de **macronutriments** pour 100 g

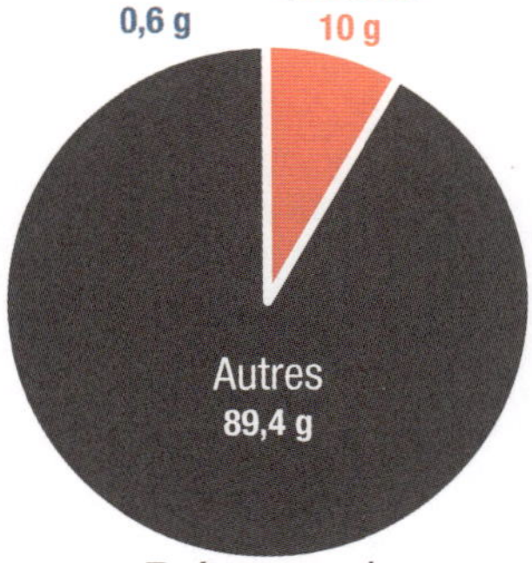

Présence de **micronutriments**

→ **Élevé**
Moyen
Faible

Certains « purs jus de fruits » ne sont donc pas obtenus par pression des fruits mais par **assemblage de différentes fractions issues de jus de fruits pressés** : jus, mais aussi pulpe, sucres et vitamines. Cette reconstitution a pour but de proposer des jus standardisés tout au long de l'année avec le même goût et la même teneur en nutriments. Il est impossible de distinguer dans les rayons les jus de fruits transformés de ceux qui ne l'ont pas été.

Top 3 des jus les plus consommés en France :

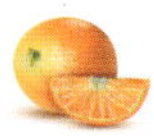

1. Jus d'orange

2. Jus de pomme

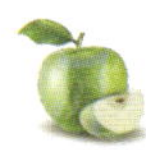

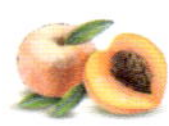

3. Jus multifruits

Tous les jus de fruits ne sont pas aussi caloriques les uns que les autres. Voici le classement du moins au plus calorique :

Fruit	Calories pour 100 ml
Citron	31 kcal
Orange	46 kcal
Pomme	46 kcal
Fruits exotiques	48 kcal
Raisin	60 kcal

De manière générale, les jus à base d'agrumes (citron, pamplemousse, orange) sont moins caloriques que ceux à base de fruits, que l'on retrouve plutôt sous forme de nectars : abricot, poire, mangue ou ananas.

La pasteurisation, qui permet d'obtenir des « purs jus », détruit des agents pathogènes et prolonge la durée de conservation. Mais elle

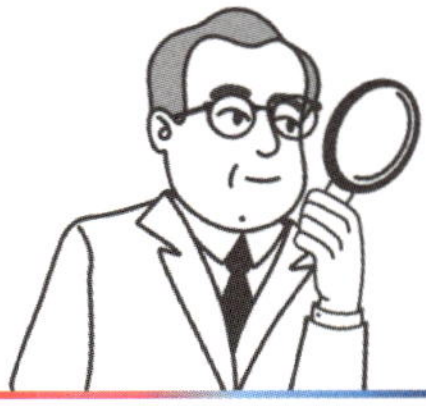

SCORE NUTRI-SANTÉ

JUS D'ORANGE À BASE DE CONCENTRÉ (SANS SUCRE AJOUTÉ)

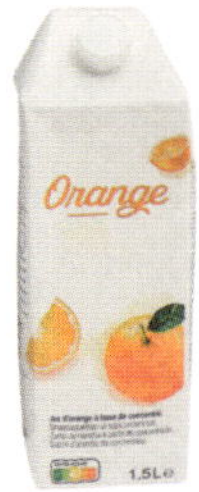

À LIMITER	GOURMAND À CALIBRER	QUOTIDIEN À CALIBRER	À VOLONTÉ
1	2	3	4

Pour une prévention santé (cancer, maladie cardiovasculaire, diabète, etc.)

MON ORDONNANCE ALIMENTAIRE

Portions

Seniors : 150 ml**

Adultes : 200 ml*

Enfants : 125 ml

** 200 ml équivaut à un verre.*
*** 150 ml équivaut à un petit verre.*

Fréquence

1 verre maximum par jour (plutôt au goûter ou à l'apéro)

Énergie/100 g

38 kcal

Énergie/portion

76 kcal

Équivalent dépenses

20 min de marche
ou
10 min de badminton

Nutri-Score : A B **C** D E

Ultra-transformation : 1 **2** 3 4

Impact planète : FAIBLE – **MOYEN** – FORT

Avantages
Présence de vitamine C.
Sentiment de reprise d'énergie.

Inconvénients
Produit sucré (sucres simples uniquement).
Faible teneur en micro-nutriments.

Présence de **macronutriments** pour 100 g

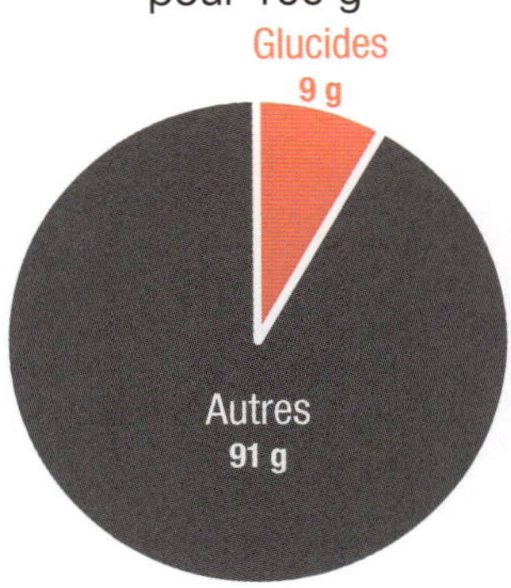

Présence de **micronutriments**

Élevé
Moyen
→ **Faible**

ASTUCES ET/OU ASSOCIATION

Attention, comme le jus perd les vitamines, les minéraux et les fibres présents dans le fruit, utilisez un bon appareil pour presser le fruit au mieux et en préserver l'essentiel !

a pour effet de **détruire les vitamines et les nutriments présents dans les jus**. Les vitamines C et les antioxydants, sensibles à la chaleur, se trouvent donc naturellement en plus faible quantité dans les jus de fruits car ils ont subi un traitement thermique lors de la pasteurisation. Certains jus de fruits contiennent de la vitamine C ajoutée, reconnaissable sous le nom d'acide ascorbique. Cet ajout de synthèse donne parfois un jus de fruits plus brun, comme dans les jus de pomme.

LE CONSEIL

du Pr David Khayat

Le plus intéressant d'un point de vue nutritionnel est de **consommer des jus stabilisés à haute pression à froid** car ils conservent toutes les vitamines, les nutriments et les saveurs des fruits.

En réalité, mieux vaut **remplacer les jus de fruits par un fruit frais** à varier selon les saisons pour profiter de toutes les couleurs des micronutriments ! En effet, le sucre contenu dans les jus de fruits passe plus vite dans le sang que celui contenu dans des fruits complets, où la mastication s'ajoute à la présence de fibres. Cette rapide ingestion de sucres provoque une montée rapide de la glycémie, avec les conséquences que l'on connaît bien : des fringales une ou deux heures après, et surtout, à long terme, un risque plus élevé de développer du diabète.

Réservez les jus de fruits pour le goûter, en variant les plaisirs, jus d'orange mais pourquoi pas jus d'abricot, de pamplemousse, le moins sucré, ou à l'apéro à la place des boissons alcoolisées.

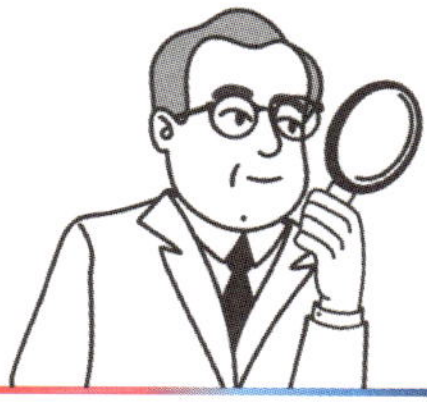

JUS D'ORANGE HAUTE PRESSION À FROID

SCORE NUTRI-SANTÉ

À LIMITER	GOURMAND À CALIBRER	QUOTIDIEN À CALIBRER	À VOLONTÉ
1	**2**	3	4

Pour une prévention santé (cancer, maladie cardiovasculaire, diabète, etc.)

MON ORDONNANCE ALIMENTAIRE

Portions

Seniors : 150 ml**

Adultes : 200 ml*

Enfants : 125 ml

** 200 ml équivaut à un verre.*
*** 150 ml équivaut à un petit verre.*

Fréquence

1 verre maximum par jour (plutôt au goûter ou à l'apéro)

Énergie/100 g

35 kcal

Énergie/portion

106 kcal

Équivalent dépenses

10 min de natation

ou

30 min de marche

Nutri-Score : A B **C** D E

Ultra-transformation : **1** 2 3 4

Impact planète : **FAIBLE** MOYEN FORT

Avantages
Il conserve les vitamines et les minéraux grâce à la pression à froid.

Inconvénients
Source de sucre non négligeable.

ASTUCES ET/OU ASSOCIATION

À privilégier pour les moments festifs. Cette technique de fabrication permet une meilleure densité nutritionnelle, mais ce jus reste riche en sucres.

Présence de **macronutriments** pour 100 g

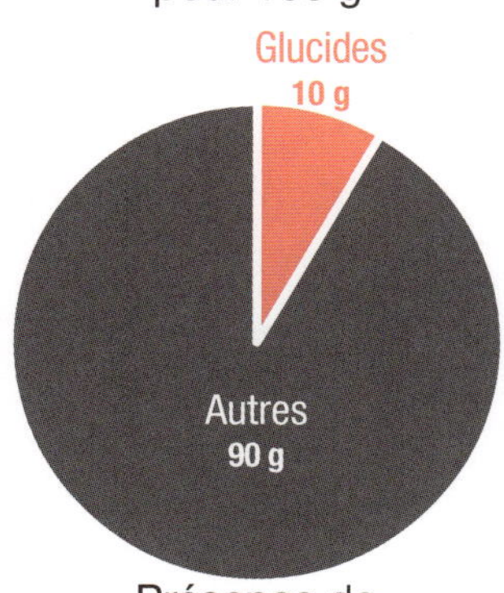

Présence de **micronutriments**

- Élevé
- → **Moyen**
- Faible

LE MIRAGE DES BIENFAITS DES JUS DE FRUITS

On croit parfois que les jus de fruits permettent de bénéficier rapidement et facilement des bienfaits des fruits entiers. Hélas, c'est faux, en particulier pour les « 100 % pur jus » et les « jus à base de concentré ». Pour plusieurs raisons :

- Les jus de fruits sont avant tout des **concentrés en sucres rapides** : ils font monter votre taux de glycémie et ne coupent pas la faim. Au contraire, plus vous en buvez, plus vous aurez un pic de sucre et plus vous aurez faim !

- Une trop grande consommation de jus de fruits peut entraîner une présence trop importante de lipides intra-hépatiques, qui prévalent chez les diabétiques de type 2.

- Les jus de fruits sont **dépourvus de fibres alimentaires** et n'ont donc aucun effet positif sur le transit.

- Ils **ne permettent pas de bénéficier de vitamines et d'anti-oxydants** : en effet, ceux-ci se désintègrent souvent après fabrication et encore plus vite après l'ouverture de la bouteille.

Finalement, y a-t-il des différences entre un soda et un jus de fruits ? Assez peu… Pire : les sodas tels que Sprite, Coca-Cola ou Orangina sont moins riches en sucre que la majorité des jus de fruits pour des volumes équivalents ! Seul point positif : **les jus de fruits ne contiennent en général pas d'additifs** (colorants, conservateurs, édulcorants, parfois cancérigènes).

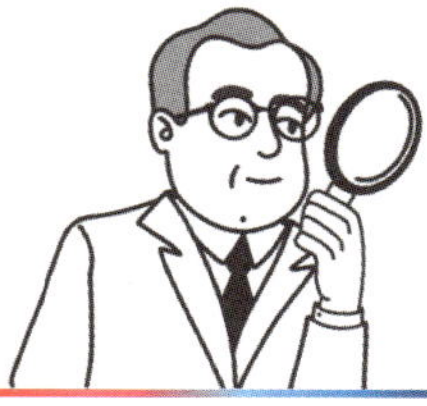

PUR JUS DE CITRON

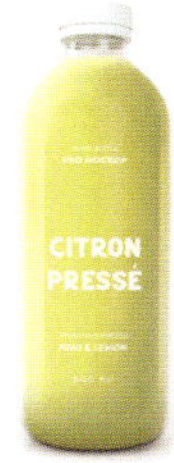

SCORE NUTRI-SANTÉ

À LIMITER	GOURMAND À CALIBRER	QUOTIDIEN À CALIBRER	À VOLONTÉ
1	**2**	3	4

Pour une prévention santé (cancer, maladie cardiovasculaire, diabète, etc.)

MON ORDONNANCE ALIMENTAIRE

Portions
Seniors : 150 ml**
Adultes : 200 ml*
Enfants : 125 ml

** 200 ml équivaut à un verre.*
*** 150 ml équivaut à un petit verre.*

Fréquence
1 verre maximum par jour (plutôt au goûter ou à l'apéro)

Énergie/100 g
27 kcal

Énergie/portion
54 kcal

Équivalent dépenses
15 min de vélo
ou
15 min de yoga
ou
6 min de tennis

Nutri-Score : A **B** C D E

Ultra-transformation : **1** 2 3 4

Impact planète : FAIBLE **MOYEN** FORT

Avantages
Source de vitamine C : antioxydant.

Inconvénients
Perte en vitamines, minéraux et fibres présents dans le fruit.

Présence de **macronutriments** pour 100 g

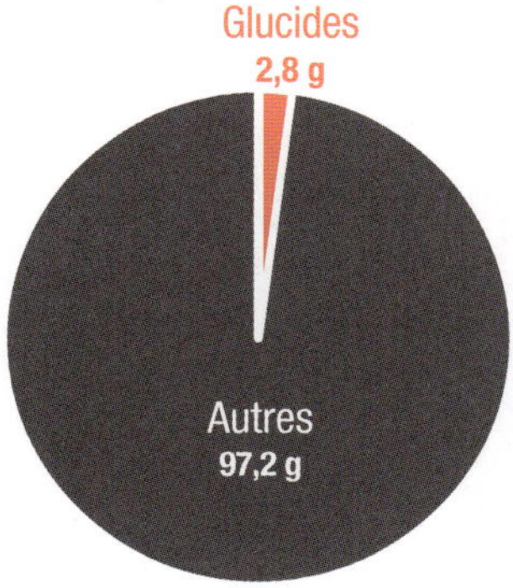

Présence de **micronutriments**

→ **Élevé**
Moyen
Faible

ASTUCES ET/OU ASSOCIATION

Le jus de citron est le moins calorique de tous (avec celui de pamplemousse) !

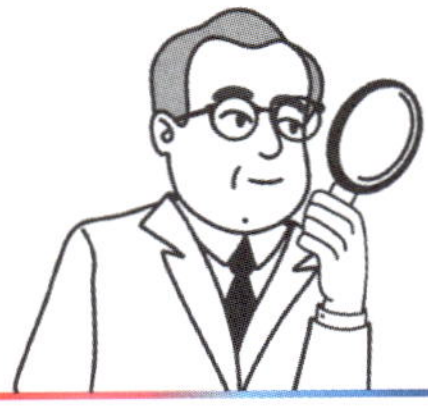

SCORE NUTRI-SANTÉ

PUR JUS DE PAMPLEMOUSSE

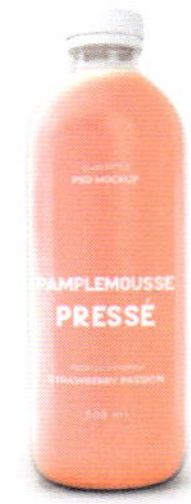

À LIMITER	GOURMAND À CALIBRER	QUOTIDIEN À CALIBRER	À VOLONTÉ
1	**2**	3	4

Pour une prévention santé (cancer, maladie cardiovasculaire, diabète, etc.)

MON ORDONNANCE ALIMENTAIRE

Portions
Seniors : 150 ml**
Adultes : 200 ml*
Enfants : 125 ml

** 200 ml équivaut à un verre.*
*** 150 ml équivaut à un petit verre.*

Fréquence
1 verre maximum par jour (plutôt au goûter ou à l'apéro)

Énergie/100 g
35 kcal

Énergie/portion
70 kcal

Équivalent dépenses
25 min de ménage
ou
10 min de jogging
ou
20 min de marche

Nutri-Score : A **B** C D E

Ultra-transformation : **1** 2 3 4

Impact planète : FAIBLE **MOYEN** FORT

Avantages
Source de vitamine C.
Propriétés diurétiques.

Inconvénients
Perte des vitamines, minéraux et fibres présents dans le fruit.

ASTUCES ET/OU ASSOCIATION

Comme le jus de citron, l'un des moins caloriques !

Présence de **macronutriments** pour 100 g

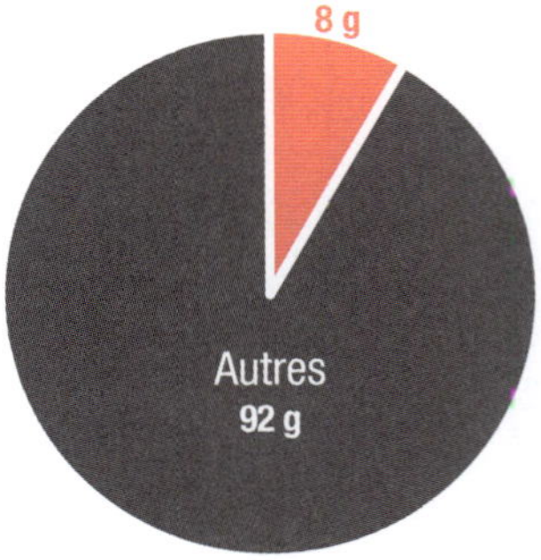

Présence de **micronutriments**

→ **Élevé**
Moyen
Faible

LES SMOOTHIES, SOLUTION DE REMPLACEMENT

Alors que les jus de fruits sont appauvris en éléments bénéfiques et trop riches en sucres rapides pour présenter un réel intérêt, les smoothies semblent bien meilleurs pour au moins deux raisons :

1. ils sont faits à partir de **fruits ou de légumes frais et naturels**, mixés, mélangés à de la glace pilée ou à du yaourt glacé ;
2. ils permettent de **consommer le fruit rapidement après pressage**. Que vous preniez un smoothie dans un café ou que vous le fassiez vous-même, il sera toujours meilleur que les jus de fruits industriels (rappelez-vous que les fruits conservent leur richesse seulement s'ils sont consommés rapidement) !

“ La petite histoire du jus de fruits

L'histoire du jus d'orange tel que nous le connaissons a été façonnée par diverses influences. Au XVIII*e siècle, la découverte de la vitamine C et de ses bienfaits pour la santé a accru l'intérêt pour les agrumes. Le développement de techniques de pasteurisation au* XIX*e siècle a permis de conserver le jus d'orange plus longtemps et d'en faciliter la distribution.*

Au début du XX*e siècle, le dentiste Thomas B. Welch observa que de nombreux patients souffraient de problèmes dentaires dus à la consommation excessive de sucreries et de boissons acides. Pour promouvoir une alternative plus saine, il encouragea ses patients à boire du jus d'orange. Cette recommandation eut un impact significatif, popularisant ainsi la consommation de jus d'orange en tant que boisson nutritive et bonne pour la santé.*

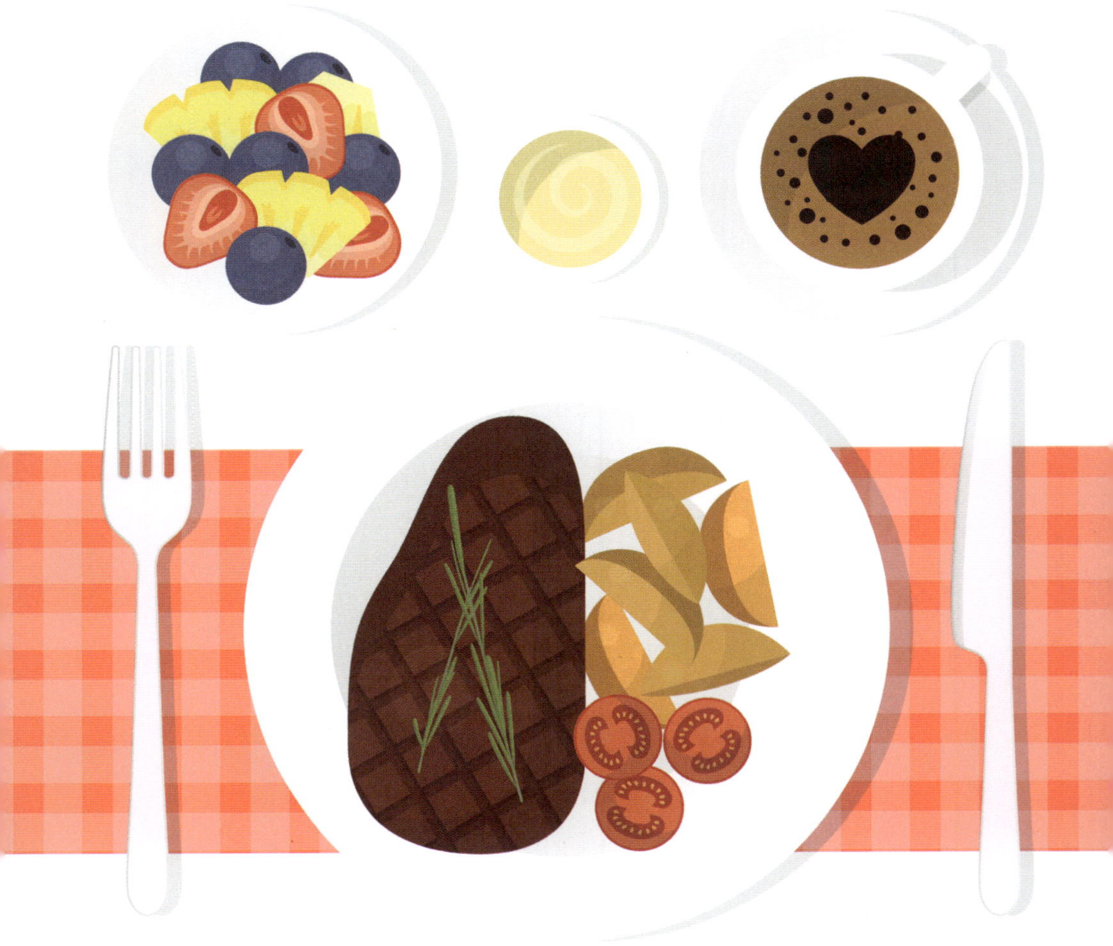

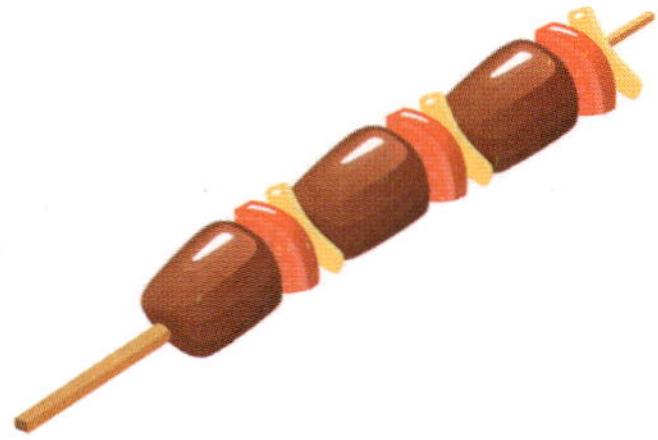

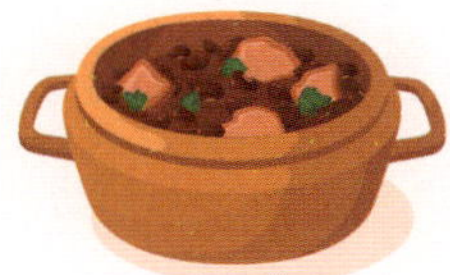

LE DÉJEUNER

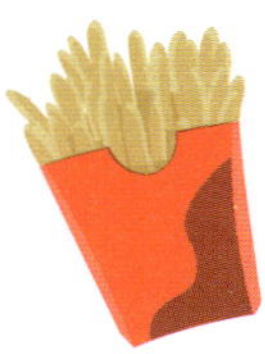

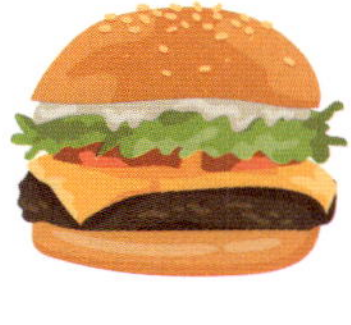

LE PLUS IMPORTANT DES REPAS

Si l'on considère que notre apport calorique est idéalement réparti en trois ou quatre repas quotidiens, le déjeuner reste **le plus important** d'entre eux. En effet, il rassemble toutes les conditions bénéfiques pour notre santé : c'est une pause sociale d'une durée suffisante pour apprécier ce que l'on ingère et déclencher la satiété, ce qui évite la sensation d'avoir trop mangé. Sa composition entrée-plat-dessert favorise la variété dans l'alimentation. Ce n'est d'ailleurs pas un hasard si ce repas à la française a été ajouté au patrimoine immatériel mondial de l'Unesco.

De nombreux pays nous envient cette gastronomie du déjeuner, qui est **la garantie de notre équilibre alimentaire**. Bien que nous ne cessions de parler de « bouffe » à longueur de temps, notre alimentation reste équilibrée et varié ayant gardé un cadre qui nous évite les dérives de la consommation *ad nauseam*...

Ainsi, chez nous, le déjeuner, ou l'assiette, qui réunit les meilleures conditions pour notre santé, et la préservation de notre planète, est composé de trois ou quatre mets :

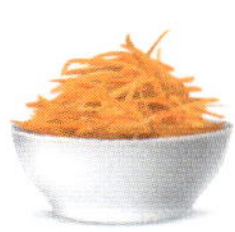

1) entrée ;

2) plat principal ;

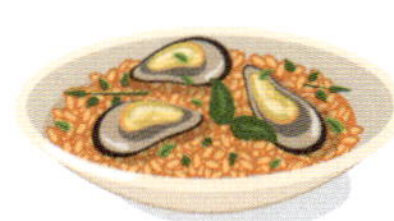

3) fromage ou produit laitier ;

4) dessert et/ou fruit.

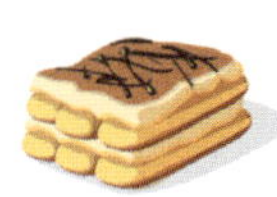

Voici **trois exemples** de déjeuner équilibré à prendre selon le lieu où l'on se trouve :

1. un déjeuner **dehors** :

– un sandwich poulet crudités avec du pain complet,
– une boisson non sucrée,
– un yaourt ou un fruit.

2. un déjeuner **au restaurant** :

– un tartare de bœuf avec une salade,
– ou une salade César,
– ou un risotto végétarien,
– une île flottante.

3. un déjeuner **chez soi** :

– une escalope de volaille et du riz,
– une salade de fruits,
– ou une mousse au chocolat.

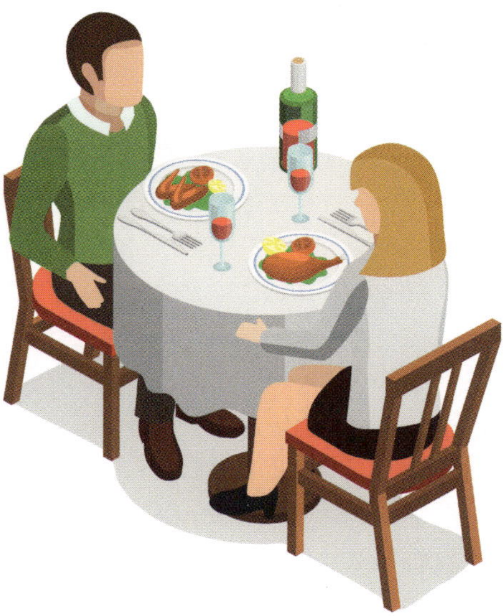

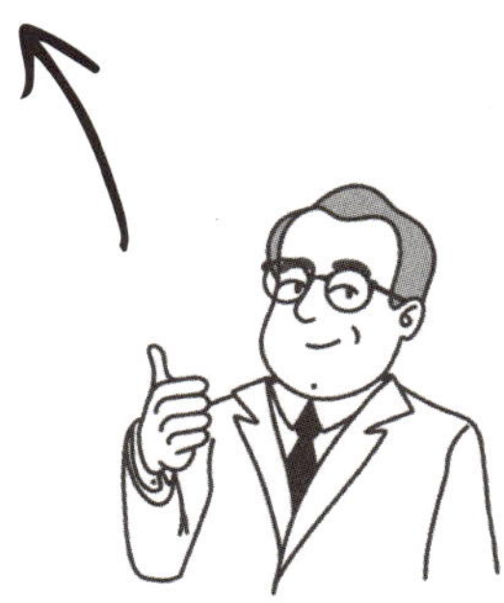

Pour un déjeuner agréable et équilibré !

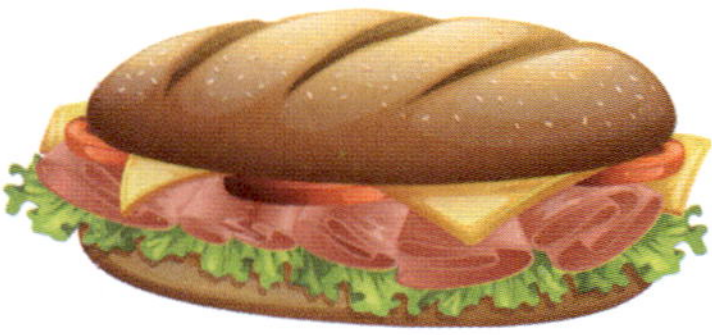

Sandwichs et paninis

Quand on est pressé, que l'on n'a pas le temps de préparer son déjeuner, on opte généralement pour un sandwich. Quoi de plus simple et rapide ?

> ## « La petite histoire
>
> *Le sandwich a été inventé par un joueur de cartes invétéré, un Anglais du nom de Sir John Montagu, comte de Sandwich, qui demanda qu'on lui prépare un repas dans un bout de pain pour l'avaler en deux minutes et surtout garder une main libre afin de ne pas s'arrêter de jouer ! C'est là que réside toute la praticité de ce type de repas : simple à préparer, rapide à manger, dans n'importe quel environnement, même debout.*

D'accord, c'est pratique, mais est-ce acceptable d'un point de vue nutritionnel ? En d'autres termes, est-il possible de déguster des sandwichs équilibrés, bons pour la santé ? Lequel, du « jambon-beurre » ou du « poulet crudités », est le plus intéressant sur le plan nutritionnel ? Et le panini, ce sandwich chaud, est-il meilleur ou pire ?

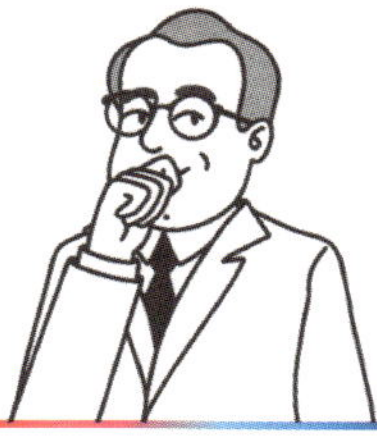

SANDWICH JAMBON-BEURRE

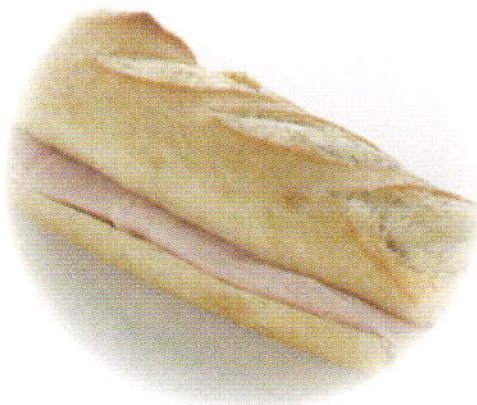

SCORE NUTRI-SANTÉ

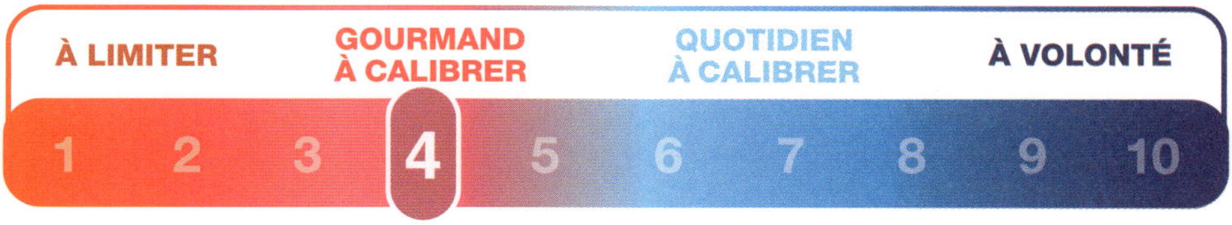

Pour une prévention santé (cancer, maladie cardiovasculaire, diabète, etc.)

MON ORDONNANCE ALIMENTAIRE

Portions

Seniors : 1 sandwich*

Adultes : 1 sandwich*

Enfants : ½ sandwich*

** Le poids d'un sandwich est de 200 g.*

Fréquence

2 ou 3 fois par mois (en variant la garniture)

Énergie/100 g

280 kcal

Énergie/portion

560 kcal

Équivalent dépenses

1 h de tennis

ou

50 min de judo

ou

2 h 40 de marche

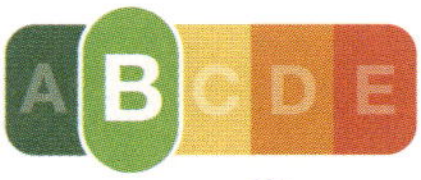

Nutri-Score

Ultra-transformation

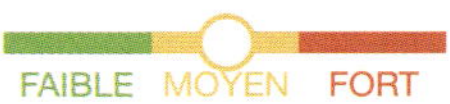

Impact planète

Avantages

Bon apport en protéines de bonne qualité.
Fournit de l'énergie sur le long terme.

Inconvénients

Risque de consommation excessive de pain.
Absence de légumes et de fruits.

ASTUCES ET/OU ASSOCIATION

Il ne doit pas devenir votre menu quotidien. Il est souvent avalé trop vite. Méfiez-vous de la quantité de beurre et de la taille du morceau de pain !

Présence de **macronutriments** pour 100 g

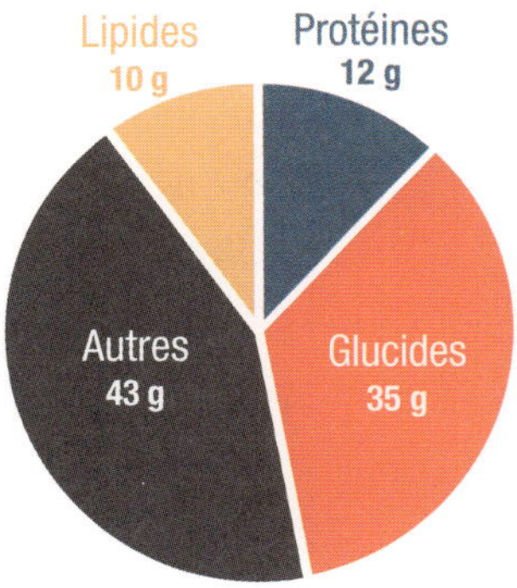

Présence de **micronutriments**

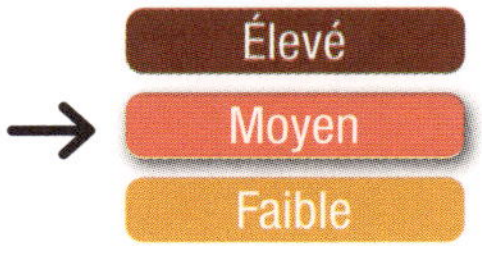

UNE MAUVAISE IMAGE

Souvent avalé « sur le pouce » et moins onéreux qu'un déjeuner dans un restaurant, le sandwich traîne une **réputation de repas déséquilibré et peu diététique**. Tout dépend de votre choix, et quelques astuces simples permettent de s'approcher au plus près de l'équilibre nutritionnel… comme compléter votre repas d'un fruit ou d'un yaourt !

Un sandwich est équilibré quand il vous apporte les mêmes nutriments que ceux d'un repas (glucides, protéines, lipides, vitamines, minéraux…) et que les ingrédients qui le composent sont utilisés dans de bonnes proportions pour votre santé : pas plus de 50 % de glucides, 35 % de lipides et 15 % de protéines.

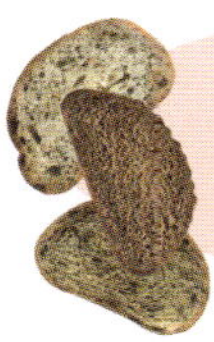

LE CONSEIL

du Pr David Khayat

Au pain blanc, préférez le pain complet ou semi-complet plus riche en fibres et en glucides complexes, et donc meilleur pour la santé.

QUEL SANDWICH CHOISIR ?

Parmi les sandwichs, **préférez un « poulet crudités » ou un « thon crudités »**, sans mayonnaise bien sûr ! Ils vous apporteront des protéines et des vitamines, en plus des sucres complexes contenus dans le pain. Ajoutez-y un yaourt ou du fromage blanc. Vous aurez ainsi votre ration de calcium.

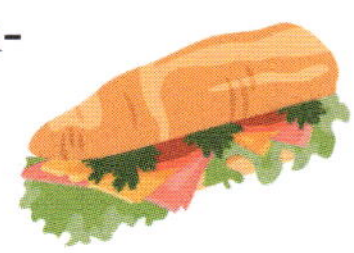

Mais le top est certainement le « pan-bagnat » (qui veut dire « pain mouillé »), une spécialité de la cuisine niçoise, qui comporte, en plus des légumes, du soleil et de l'huile d'olive et je ne vous dis pas ça parce que je suis niçois !

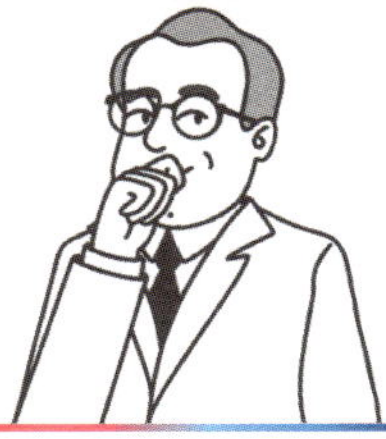

SANDWICH JAMBON-FROMAGE

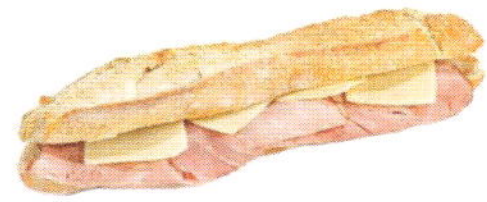

SCORE NUTRI-SANTÉ

À LIMITER | GOURMAND À CALIBRER | QUOTIDIEN À CALIBRER | À VOLONTÉ

1 2 3 **4** 5 6 7 8 9 10

Pour une prévention santé (cancer, maladie cardiovasculaire, diabète, etc.)

MON ORDONNANCE ALIMENTAIRE

Portions
Seniors : 1 sandwich*
Adultes : 1 sandwich*
Enfants : ½ sandwich*
** Le poids d'un sandwich est de 200 g.*

Fréquence
1 ou 2 fois par mois (en variant la garniture)

Énergie/100 g
309 kcal
Énergie/portion
610 kcal

Équivalent dépenses
1 h de natation
ou
3 h de marche

Nutri-Score : A B **C** D E

Ultra-transformation : 1 2 3 **4**

Impact planète : FAIBLE **MOYEN** FORT

Avantages
Apport en calcium et en protéines de bonne qualité.

Inconvénients
Pas d'apport en légumes, donc peu de fibres.

ASTUCES ET/OU ASSOCIATION

Pour accompagner votre tranche de jambon, choisissez plutôt de l'emmental ou du camembert. Pensez à varier la garniture de vos sandwichs.

Présence de **macronutriments** pour 100 g

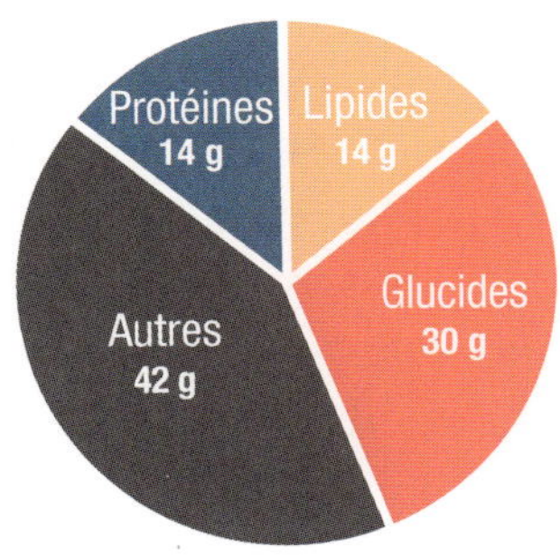

Présence de **micronutriments**

Élevé
→ **Moyen**
Faible

Et surtout, si votre souci est de manger équilibré, **proscrivez le sandwich « steak haché-frites » ou le « saucisson-beurre »**, qui sont très riches en graisses saturées. Ce sandwich, que les jeunes adorent (moi aussi, je dois l'avouer !), est une véritable catastrophe calorique, car, selon les versions, il nous apporte entre 800 et 1 200 calories ! Soit, pour une femme, les deux tiers de sa ration calorique journalière ! Là encore, il n'est pas question de s'en priver. Il faut juste veiller, comme pour tout aliment hypercalorique et gras, à ne le manger qu'exceptionnellement.

Dans tous les cas, pour accompagner votre sandwich, optez pour une **boisson non sucrée**.

LE PLAISIR DE MANGER CHAUD

Star des menus lycéens et étudiants, le panini est consommé par beaucoup de Français comme une alternative au traditionnel sandwich de la pause déjeuner. Les actifs pressés à l'heure du repas de midi le plébiscitent car il se mange rapidement et facilement.

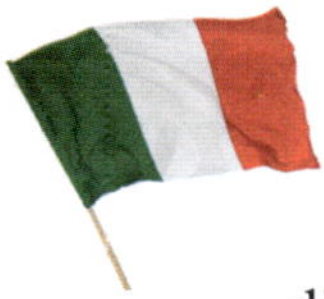

Le panini est un sandwich chaud, réalisé à base d'un pain blanc et allongé. Coupé en deux, il est ensuite rempli d'aliments très variés, qui peuvent être du fromage, de la charcuterie, du saumon fumé, des crudités ou encore des légumes préparés et de la sauce. Il est ensuite toasté pendant plusieurs minutes, ce qui lui donne cet aspect aplati et strié. Né en Italie, où ce terme signifie tout simplement « sandwich », c'est un grand classique de la restauration rapide en France depuis la fin des années 1990. Si on en trouve dans les fast-foods, il est également proposé par de nombreuses boulangeries.

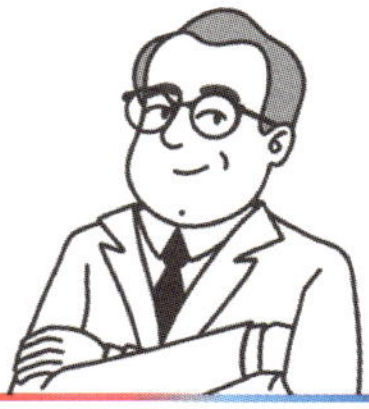

PANINI JAMBON-CHEDDAR

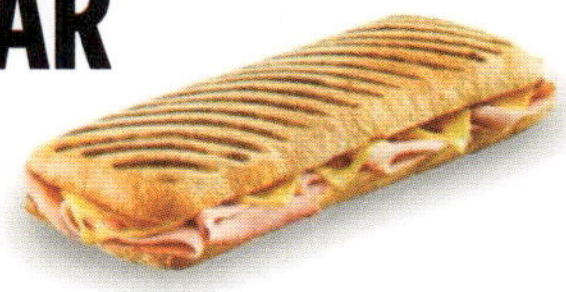

SCORE NUTRI-SANTÉ

À LIMITER		GOURMAND À CALIBRER			QUOTIDIEN À CALIBRER			À VOLONTÉ	
1	2	3	4	**5**	6	7	8	9	10

Pour une prévention santé (cancer, maladie cardiovasculaire, diabète, etc.)

MON ORDONNANCE ALIMENTAIRE

Portions
Seniors : 1 sandwich*
Adultes : 1 sandwich*
Enfants : ½ sandwich*

** Le poids d'un sandwich est de 200 g.*

Fréquence
2 ou 3 fois par mois (en variant les garnitures)

Énergie/100 g
243 kcal

Énergie/portion
466 kcal

Équivalent dépenses
1 h de badminton
ou
2 h 15 de marche

A B C **D** E — Nutri-Score

1 2 3 **4** — Ultra-transformation

FAIBLE **MOYEN** FORT — Impact planète

Avantages
Rasassiant.
Apport en protéines de bonne qualité et en calcium.

Inconvénients
Présence élevée d'acides gras saturés.
Pas d'apport en fibres et en vitamines.

ASTUCES ET/OU ASSOCIATION

Attention, souvent proposé en portion de 200 g ! À associer sans modération à de la salade ou des fruits !

Présence de **macronutriments** pour 100 g

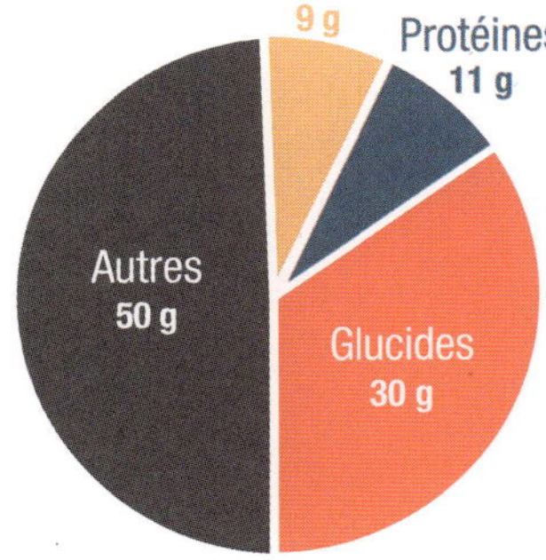

Présence de **micronutriments**

- Élevé
- → **Moyen**
- Faible

LES PANINIS SONT-ILS DANGEREUX ?

À regarder de près sa composition, les valeurs nutritionnelles des paninis ne semblent pas intéressantes pour l'organisme. En manger fait-il grossir ? Cet en-cas chaud présente-t-il un risque lorsque l'on est au régime ?

Si vous consommez des paninis plusieurs fois par semaine, aussi bien pour le déjeuner que pour le dîner, ou comme en-cas nocturne quand vous sortez avec des amis, il y a de fortes chances que la réponse soit oui. En effet, il est difficile de ne pas prendre du poids avec un sandwich fabriqué en grande partie de pain ciabatta, qui fait en moyenne 150 g, qui est pauvre en crudités et souvent fourré de fromage. Ainsi, un panini quatre fromages apporte à l'organisme jusqu'à 600 calories et **une forte dose de graisses saturées**, qui sont mauvaises pour l'organisme. Vous l'aurez compris, déguster un panini constitue un écart qu'il faudra compenser par un dîner moins gras. Aucun problème pour en manger une ou deux fois par semaine, mais il doit rester un petit plaisir occasionnel.

Pour éviter l'explosion calorique, laissez donc de côté le panini quatre fromages et **privilégiez-en un contenant des protéines**, comme du jambon blanc, du jambon de pays ou du saumon. Ajoutez-y des crudités comme des tomates (en saison !) et de la laitue. Si vous avez le choix du fromage, optez pour de la mozzarella, moins grasse que les mélanges de fromage souvent présents dans les paninis.

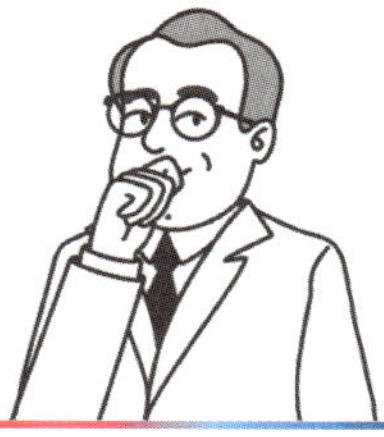

PANINI BŒUF-FROMAGE

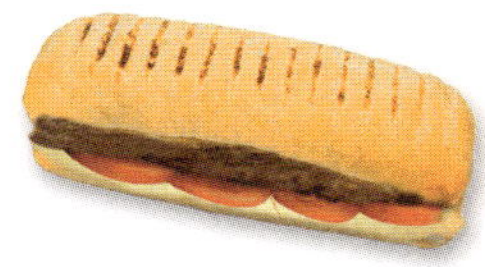

SCORE NUTRI-SANTÉ

À LIMITER			GOURMAND À CALIBRER		QUOTIDIEN À CALIBRER			À VOLONTÉ	
1	2	3	**4**	5	6	7	8	9	10

Pour une prévention santé (cancer, maladie cardiovasculaire, diabète, etc.)

MON ORDONNANCE ALIMENTAIRE

Portions

Seniors : 1 sandwich*

Adultes : 1 sandwich*

Enfants : ½ sandwich*

** Le poids d'un sandwich est de 200 g.*

Fréquence

1 ou 2 fois par mois (en variant les garnitures)

Énergie/100 g

260 kcal

Énergie/portion

520 kcal

Équivalent dépenses

50 min de tennis

ou

2 h 30 de marche

Nutri-Score : D

Ultra-transformation : 3

Impact planète : FAIBLE MOYEN **FORT**

Avantages

Apport en calcium et en protéines.

Inconvénients

Plus d'acides gras saturés que dans le panini jambon-cheddar.
Absence de fibres et de vitamines.

ASTUCES ET/OU ASSOCIATION

En raison de l'apport calorique élevé et de son impact environnemental, nous ne recommandons pas ce panini.
À associer à de la salade et/ou des fruits !

Présence de **macronutriments** pour 100 g

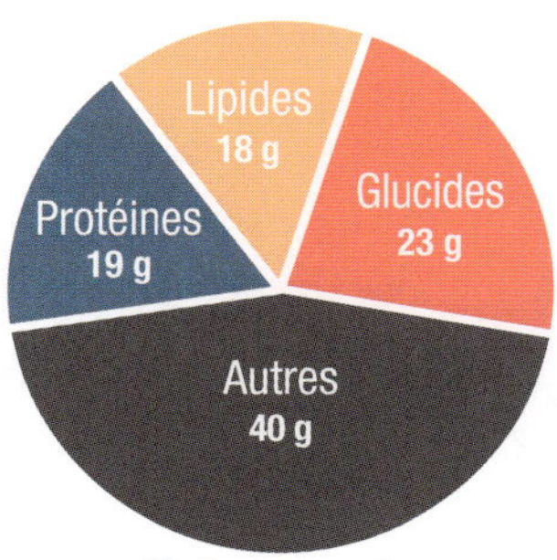

Présence de **micronutriments**

- Élevé
- → **Moyen**
- Faible

Fast-food

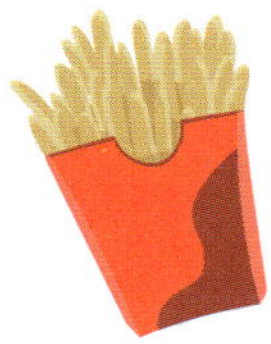

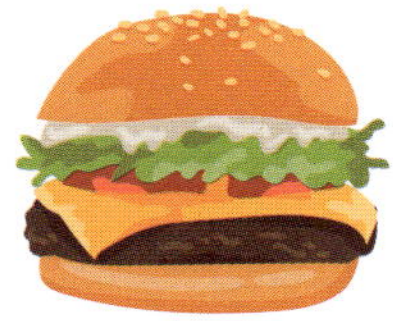

“ La petite expression

« Manger sur le pouce », expression apparue au XIXe siècle, signifie manger un repas rapide, comme à l'époque où, en voyage, on ne disposait que d'un couteau et d'une tranche de pain. On mangeait littéralement « sur son pouce ».

LA RESTAURATION RAPIDE

Aujourd'hui, si l'on utilise moins cette expression, on regroupe les habitudes d'alimentation rapide sous deux termes : le *snacking* et le *fast-food*, qui répondent à la fois au manque de temps et à la recherche de solutions économiques et nomades pour se nourrir. Considérés dans un premier temps comme de la « malbouffe » et du grignotage, le snacking et le fast-food occupent pourtant une **place de plus en plus importante** dans nos habitudes alimentaires. Au fil des années, ils se substituent au repas traditionnel et se consomment dans les bureaux, dans les jardins publics, dans la rue, voire à la maison !

Pourtant, le temps consacré au repas reste plus important en France que chez nos voisins européens : la durée d'un repas en

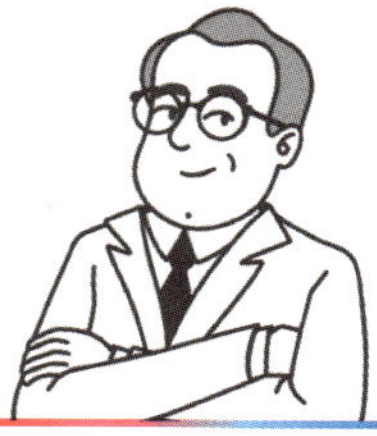

WRAP POULET

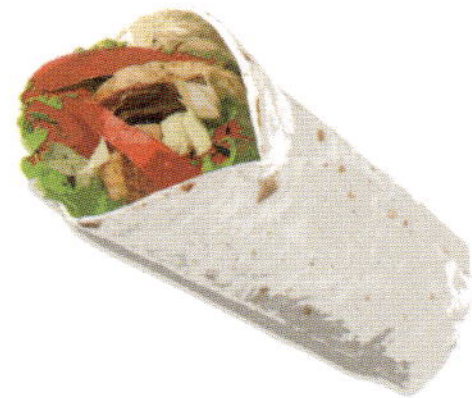

SCORE NUTRI-SANTÉ

À LIMITER | GOURMAND À CALIBRER | QUOTIDIEN À CALIBRER | À VOLONTÉ

1 2 3 4 **5** 6 7 8 9 10

Pour une prévention santé (cancer, maladie cardiovasculaire, diabète, etc.)

MON ORDONNANCE ALIMENTAIRE

Portions

Seniors : 1 wrap*

Adultes : 1 wrap*

Enfants : ½ wrap*

** Le poids d'un wrap est de 250 g.*

Fréquence

2 ou 3 fois par mois

Énergie/100 g

200 kcal

Énergie/portion

500 kcal

Équivalent dépenses

1 h de squash

ou

2 h 30 de marche

Nutri-Score : B

Ultra-transformation : 4

Impact planète : FAIBLE – **MOYEN** – FORT

Avantages

Protéines de bonne qualité.
Apport en fibres et en vitamines.

Inconvénients

Présence d'additifs dans les sauces et les galettes de blé industrielles.

ASTUCES ET/OU ASSOCIATION

Malgré l'image *healthy* et le Nutri-Score B du wrap, celui-ci est très ultra-transformé et ses portions sont caloriques (environ 500 calories par portion !). Attention au poids de votre wrap ! Je vous suggère de le réaliser vous-même.

Présence de **macronutriments** pour 100 g

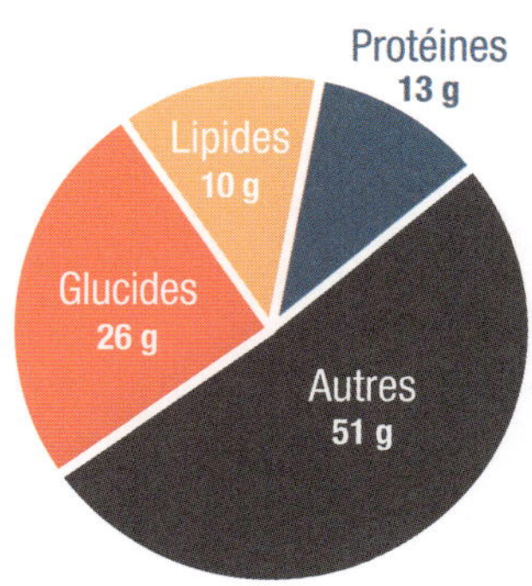

Présence de **micronutriments**

Élevé

→ **Moyen**

Faible

semaine a considérablement chuté en vingt ans, **passant de 1 h 40 à 40 minutes en moyenne**, durée qui est parfois inférieure aux fameuses 20 minutes nécessaires. Or, prendre son temps pour manger, mastiquer pendant une durée d'au moins 20 minutes, est garant d'une maîtrise des quantités.

J'ai l'habitude de dire que dans « fast-food », **le problème est plus le *fast***, c'est-à-dire la rapidité, que le *food*, la nourriture elle-même. Reste à définir la fréquence de ce genre de repas. Consommer deux ou trois fois par semaine des repas rapides me semble raisonnable, et plus compatible avec les nouveaux rythmes de travail.

Pour ce qui concerne la qualité des menus, tout dépend évidemment de la provenance des aliments. Les offres actuelles répondent à l'évolution de nos modes de consommation. Certaines montent en gamme et s'adaptent aux attentes du consommateur avec des produits plus sains et de meilleure qualité.

LE CONSEIL

du Pr David Khayat

En télétravail, profitez d'être chez vous pour vous accorder **une vraie pause « cuisine »** et vous préparer un déjeuner maison.

LES PRODUITS DE LA PAUSE DÉJEUNER

Dans le Top 3 des produits les plus consommés à la pause déjeuner (d'après un sondage CHD Expert), on retrouve :

- le sandwich (41 % des sondés en mangent au moins une fois dans la semaine),
- le burger (34 %),
- la salade composée (28 %).

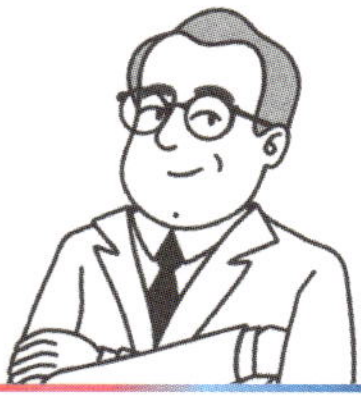

SCORE NUTRI-SANTÉ

PASTA BOX JAMBON ET PARMESAN

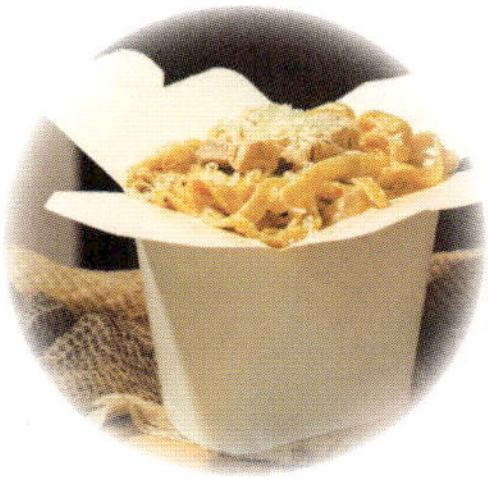

À LIMITER		GOURMAND À CALIBRER			QUOTIDIEN À CALIBRER			À VOLONTÉ	
1	2	3	4	**5**	6	7	8	9	10

Pour une prévention santé (cancer, maladie cardiovasculaire, diabète, etc.)

MON ORDONNANCE ALIMENTAIRE

Portions

Seniors : 1 pasta box*

Adultes : 1 pasta box*

Enfants : 0

** Le poids d'une pasta box est de 280 g.*

Fréquence

2 ou 3 fois par semaine (en variant les garnitures)

Énergie/100 g

149 kcal

Énergie/portion

417 kcal

Équivalent dépenses

2 h de marche rapide ou 40 min de tennis

A **B** C D E Nutri-Score

1 2 3 **4** Ultra-transformation

FAIBLE **MOYEN** FORT Impact planète

Avantages

Rassasiant.
Variété des recettes.

Inconvénients

Présence d'additifs et de matières grasses ajoutées.
Pauvre en vitamines et en minéraux.

Présence de **macronutriments** pour 100 g

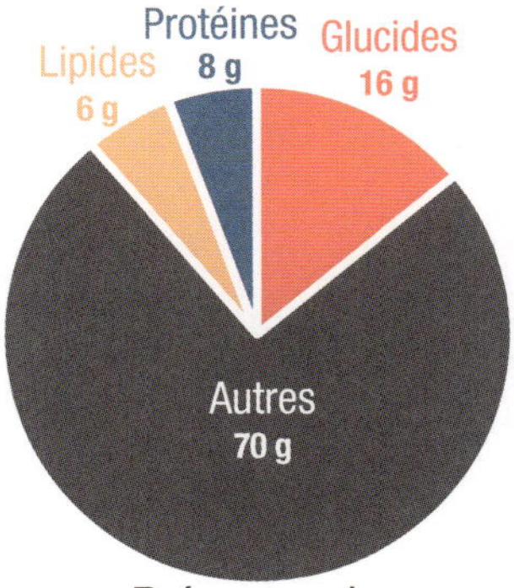

Présence de **micronutriments**

Élevé

→ **Moyen**

Faible

ASTUCES ET/OU ASSOCIATION

Attention aux portions de 300 g rassasiantes mais potentiellement caloriques (vérifier sur l'emballage) ! Elles doivent rester un plat de dépannage !

La montée en gamme de ces produits concerne avant tout **la provenance et la qualité** des ingrédients. Aujourd'hui, il est tout à fait possible de manger un sandwich ou une salade équilibrée. Protéines végétales, céréales, versions sans gluten, légumes et fruits de saison, poissons issus d'une pêche raisonnée, boissons plus naturelles et moins sucrées, on ne compte plus toutes les améliorations que proposent les restaurateurs. On trouve aussi des nouveautés exotiques, plus végétariennes, comme les fameux *poké bowls*, avec une variété de céréales (quinoa en tête) et de légumineuses. Tous ces ingrédients sont riches en vitamines et en nutriments ! **Ainsi, même en version fast-food/snacking, on peut concilier plaisir et santé !**

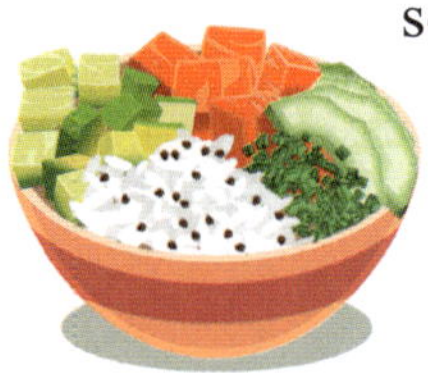

LE KEBAB OU LE TACOS

Parlons un peu du kebab, ce fameux sandwich rempli de viande de poulet, de mouton, de dinde ou veau. La viande est grillée en tournant (*döner* = tourner en turc) verticalement (même s'il existe des *Döner Kebab* horizontaux en Turquie) devant une résistance électrique.

Cette viande grillée, souvent dégoulinante de gras, est ensuite fourrée dans un pain pita ou une galette avec des crudités et de la sauce. Et, folie suprême, elle est généralement accompagnée d'une portion de frites. Il faut la consommer avec beaucoup de modération.

Enfin, un mot sur les **tacos**, ces sandwichs d'origine sud-américaine qui, en peu d'années, ont atteint des sommets de popularité chez les jeunes. Il s'agit en fait d'une tortilla de maïs fourrée de viandes, de légumes, de sauce et d'herbes. Extrêmement calorique, à l'instar du kebab, le tacos doit être consommé de façon limitée.

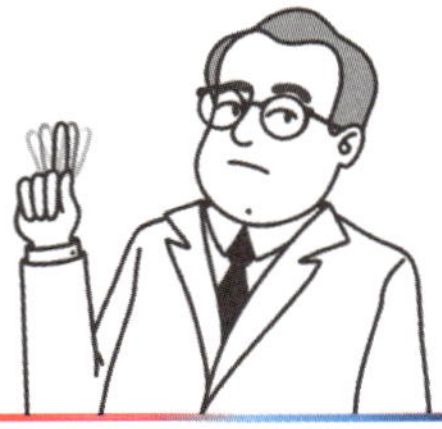

KEBAB

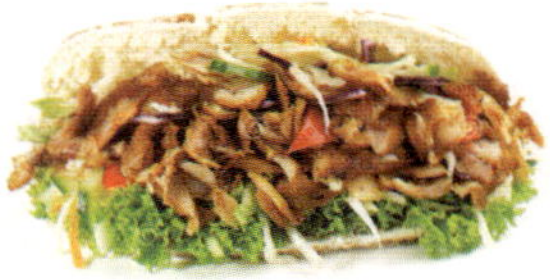

SCORE NUTRI-SANTÉ

À LIMITER | GOURMAND À CALIBRER | QUOTIDIEN À CALIBRER | À VOLONTÉ

1 **2** 3 4 5 6 7 8 9 10

Pour une prévention santé (cancer, maladie cardiovasculaire, diabète, etc.)

MON ORDONNANCE ALIMENTAIRE

Portions
Seniors : 1 kebab*
Adultes : 1 kebab*
Enfants : 1/3 kebab*

** Le poids d'un kebab est de 200 g.*

Fréquence
Pas plus d'une fois par mois

Énergie/100 g
400 kcal

Énergie/portion
800 kcal

Équivalent dépenses
2 h de basket
ou
1 h 10 d'escalade
ou
4 h de marche

A B C **D** E Nutri-Score

1 2 3 **4** Ultra-transformation

FAIBLE MOYEN **FORT** Impact planète

Avantages
Nourrissant. Protéines de bonne qualité. Produit plaisir.

Inconvénients
Taille des portions de pain, de viande et de sauce trop importantes. Sauces trop sucrées, comportant beaucoup d'additifs et d'acides gras saturés.

ASTUCES ET/OU ASSOCIATION

Bon avec des ingrédients de qualité !
Reste un produit riche et ultra-transformé, à ne consommer qu'à de rares occasions.

Présence de **macronutriments** pour 100 g

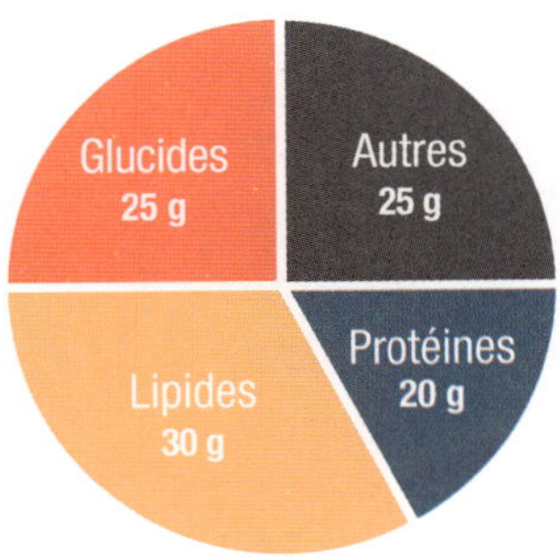

Présence de **micronutriments**

Élevé
→ **Moyen**
Faible

LE HOME-SNACKING

Avec la nouvelle tendance de *home-snacking*, tous ces produits ne sont plus seulement consommés dehors mais débarquent aussi à la maison. Ainsi, les Français privilégient des plats tout prêts, **à réchauffer rapidement chez eux**, ou se font livrer par les nouvelles plateformes spécialisées et leurs livreurs à vélo. Autre atout non négligeable de la livraison à domicile, il n'y a pas de vaisselle à faire ! Le phénomène touche surtout la génération des 15-35 ans, étudiants et jeunes actifs, mais aussi leurs parents.

Tous ces éléments expliquent le succès croissant de ce type de consommation. Même si les salades à emporter et les *poké bowls* se développent, le marché reste dominé par les grandes enseignes de fast-food.

Pourquoi ? Parce qu'elles correspondent à ce que les jeunes et les foyers les plus modestes aiment et peuvent s'offrir sans se ruiner. Cependant, il faut savoir que si le hamburger, lui, n'est pas forcément à rejeter, **le menu complet pour les enfants**, attirés par les cadeaux promotionnels, peut, s'il est consommé trop fréquemment, **devenir nocif** et engendrer une tendance à la prise de poids. En effet, composer son repas d'un hamburger recouvert de fromage, avec plus ou moins de bacon, du poulet frit, et l'associer à une portion de frites, des *nuggets* et un *sundae*, avec sauce caramel ou chocolat, plus un soda, est beaucoup trop riche pour un seul et même repas !

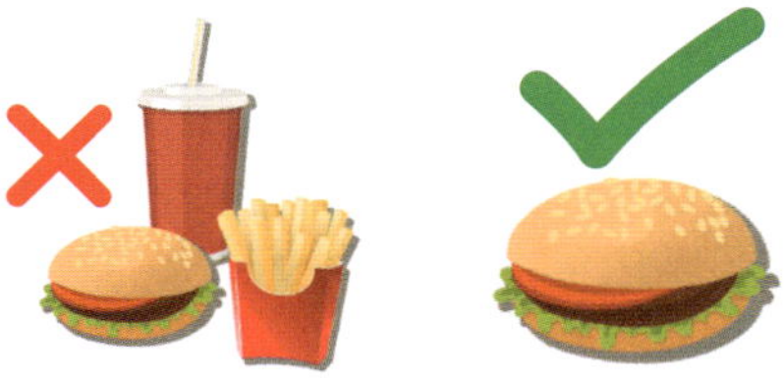

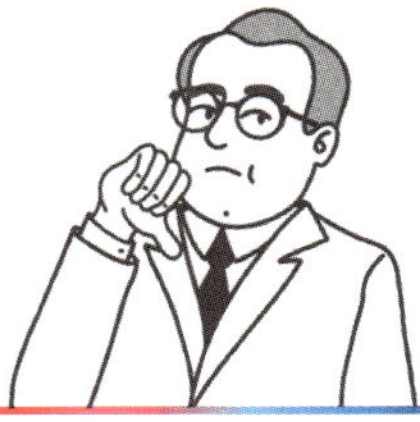

CHEESE-BURGER

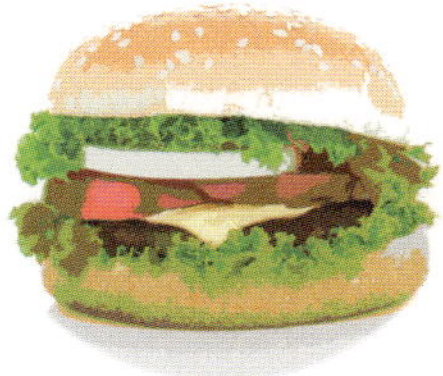

SCORE NUTRI-SANTÉ

À LIMITER		GOURMAND À CALIBRER			QUOTIDIEN À CALIBRER			À VOLONTÉ	
1	2	3	4	5	6	7	8	9	10

Pour une prévention santé (cancer, maladie cardiovasculaire, diabète, etc.)

MON ORDONNANCE ALIMENTAIRE

Portions
Seniors : 1 burger*
Adultes : 1 burger*
Enfants : ½ burger*
** Le poids d'un burger est de 120 g.*

Fréquence
1 fois par mois

Énergie/100 g
250 kcal

Énergie/portion
300 kcal

Équivalent dépenses
1 h de roller
ou
1 h 30 de marche

Nutri-Score : A B C **D** E

Ultra-transformation : 1 2 3 **4**

Impact planète : FAIBLE MOYEN **FORT**

Avantages
Donne une sensation de satiété.
Protéines de bonne qualité.

Inconvénients
Sauces trop sucrées.
Présence d'additifs en grande quantité.

ASTUCES ET/OU ASSOCIATION

Calorique, ultra-transformé, fort impact sur la planète : le cheeseburger concentre tous les défauts. Mais, suivant la qualité des ingrédients, il peut rester un plaisir occasionnel, surtout fait maison.

Présence de **macronutriments** pour 100 g

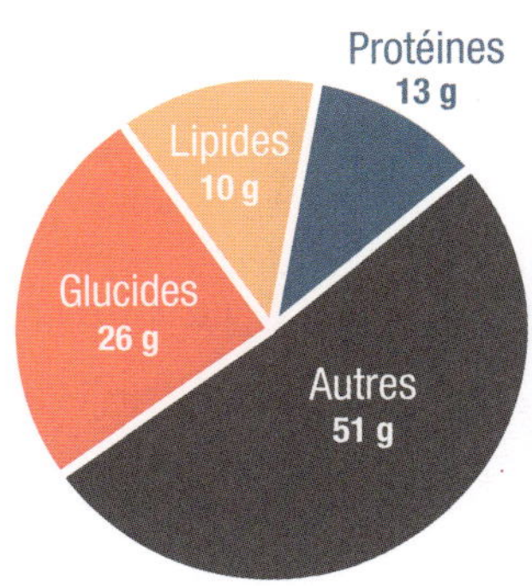

Présence de **micronutriments**

Élevé
→ **Moyen**
Faible

Salades

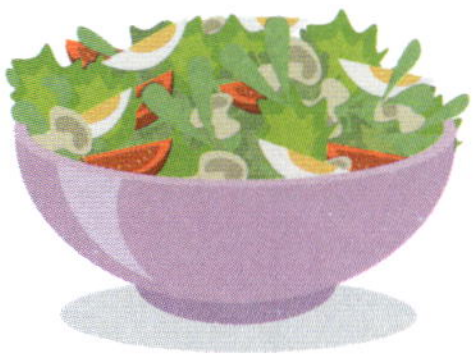

Ah, les fameuses salades composées ! Le plat minceur magique par définition peut s'avérer être un piège si l'on commet certaines erreurs. Il faut toujours garder à l'esprit le principe de satiété et donc **prendre le temps (au moins vingt minutes) pour déguster sa salade.**

Voici quelques règles pour bien choisir votre salade ou la composer vous-même, qu'elle soit un véritable plat équilibré. Sachez que tout se joue **dans la mesure et la qualité des ingrédients** sélectionnés.

QUELQUES CONSEILS :

1) la juste dose de sauce

Je vous recommande de choisir des vinaigrettes allégées, de varier les huiles et de vous rappeler qu'une cuillère de 10 g de n'importe quelle huile équivaut à 90 calories. Vous pouvez également utiliser des sauces à base de yaourt.

2) équilibrer les protéines

En version **flexitarienne**, ajoutez à votre salade une part de viande, de volaille ou de poisson, un œuf et/ou un produit laitier. En version végétarienne, ajoutez des céréales et des légumineuses (haricots, pois, soja, lentilles, féveroles, etc.).

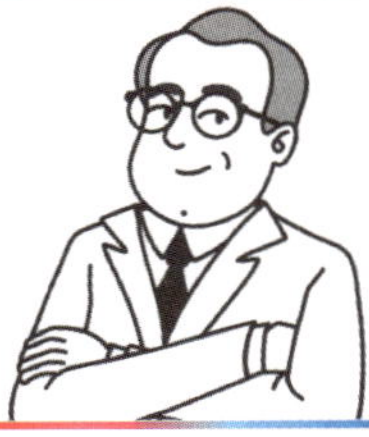

SALADE CÉSAR

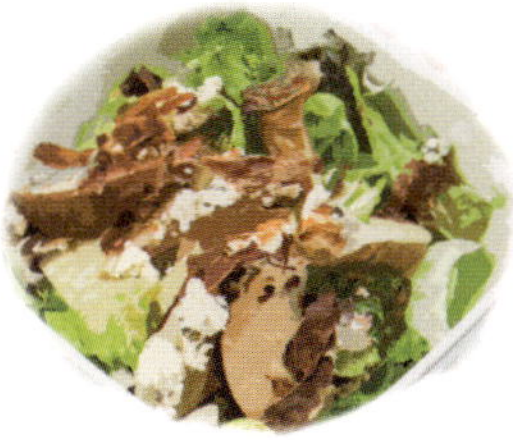

SCORE NUTRI-SANTÉ

À LIMITER				GOURMAND À CALIBRER	QUOTIDIEN À CALIBRER			À VOLONTÉ	
1	2	3	4	**5**	6	7	8	9	10

Pour une prévention santé (cancer, maladie cardiovasculaire, diabète, etc.)

MON ORDONNANCE ALIMENTAIRE

Portions
Seniors : 300 g
Adultes : 300 g
Enfants : 200 g

Fréquence
2 ou 3 fois par semaine

Énergie/100 g
150 kcal

Énergie/portion
450 kcal

Équivalent dépenses
1 h 30 de golf
ou
2 h 15 de marche

Nutri-Score : A B C D E — **B**

Ultra-transformation : 1 2 3 4 — **4**

Impact planète : FAIBLE MOYEN FORT — **MOYEN**

Avantages
Bon apport en fibres.
Protéines de bonne qualité.

Inconvénients
Ne fournit pas d'énergie sur le long terme, car pas assez de glucides complexes.
Additifs dans les salades industrielles (surtout dans la sauce).

ASTUCES ET/OU ASSOCIATION

Salade bien équilibrée !
Vigilance sur l'origine et la quantité de la sauce !

Présence de **macronutriments** pour 100 g

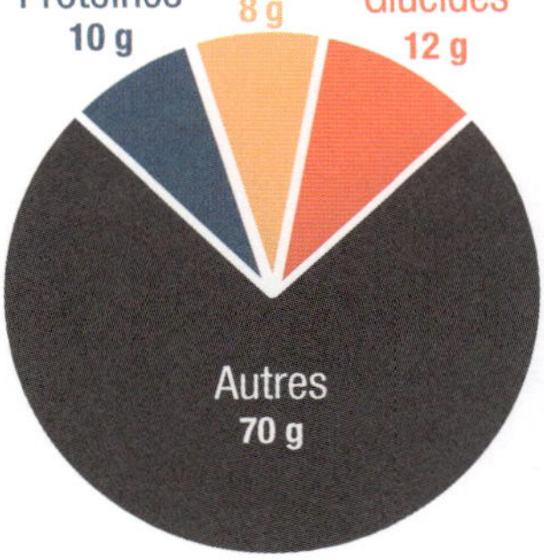

Présence de **micronutriments**

- Élevé
- → **Moyen**
- Faible

3) **trois équivalents « portion » légumes et/ou fruits** (à suivre avec la règle de la main page 95)

Une bonne façon d'atteindre la règle des cinq fruits et légumes par jour est de mettre des légumes ou des fruits dans votre salade. Ainsi, vous allégerez considérablement sa note calorique. Riches en eau, fibres et micronutriments, ils seront l'atout santé de votre repas.

4) **la bonne dose de féculents** (en respectant là aussi la règle de la main)

Vous pouvez y ajouter des pâtes, des pommes de terre ou du riz. Et, pour plus de satiété, veillez à les choisir en version **complet**.

Généralement, les compositions classiques de nos salades César ou parisienne reprennent bien ces principes de bases.

LE CONSEIL

du Pr David Khayat

Nous vous conseillons de **demander au serveur, lorsque vous êtes au restaurant, de mettre votre sauce à part** afin de mieux maîtriser votre consommation.

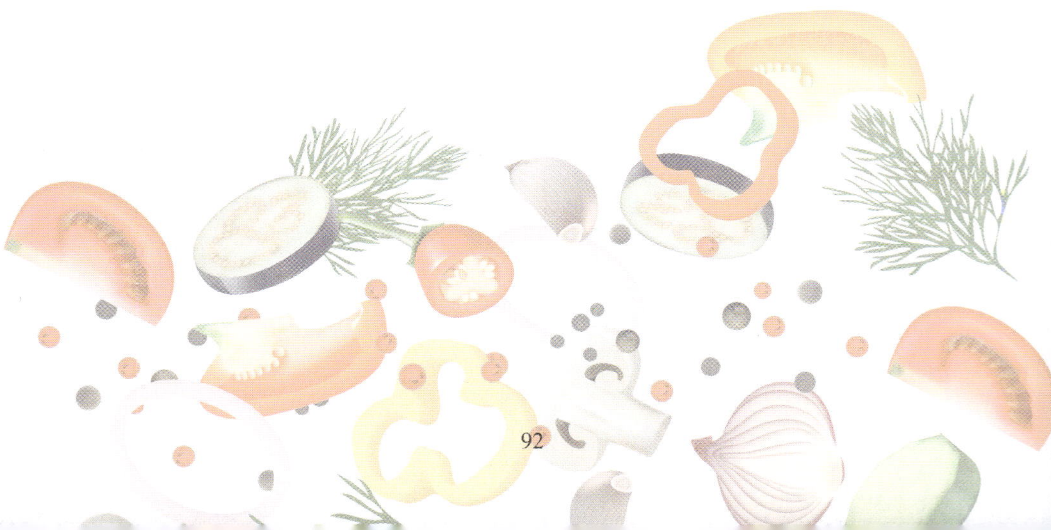

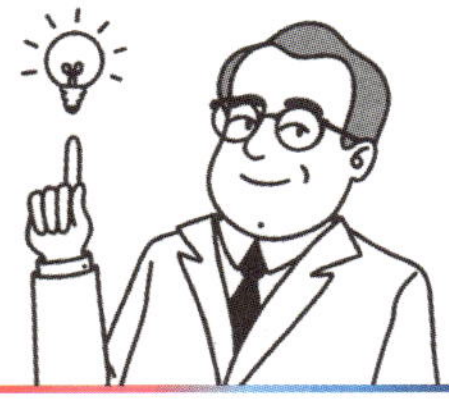

SALADE PARISIENNE

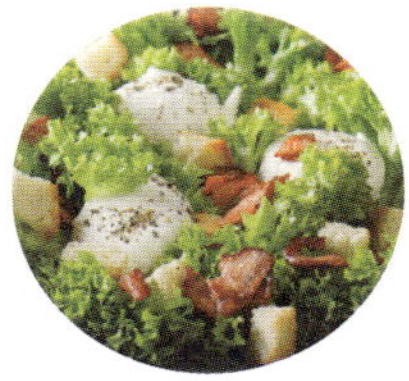

SCORE NUTRI-SANTÉ

À LIMITER		GOURMAND À CALIBRER			QUOTIDIEN À CALIBRER			À VOLONTÉ	
1	2	3	4	5	**6**	7	8	9	10

Pour une prévention santé (cancer, maladie cardiovasculaire, diabète, etc.)

MON ORDONNANCE ALIMENTAIRE

Portions
Seniors : 300 g
Adultes : 300 g
Enfants : 200 g

Fréquence
1 fois par jour

Énergie/100g
130 kcal

Énergie/portion
390 kcal

Équivalent dépenses
2 h 25 de ménage
ou
1 h 15 de basket-ball récréatif
ou
1 h 50 de marche

A **B** C D E Nutri-Score

1 2 3 **4** Ultra-transformation

FAIBLE **MOYEN** FORT Impact planète

Avantages
Riche en fibres et en minéraux.
Apport en protéines de bonne qualité.

Inconvénients
Ne fournit pas d'énergie au long terme (car il n'y a pas assez de glucides complexes).
La sauce peut contenir des additifs.

ASTUCES ET/OU ASSOCIATION

Excellente offre.
Attention à la dose de sauce !

Présence de **macronutriments** pour 100 g

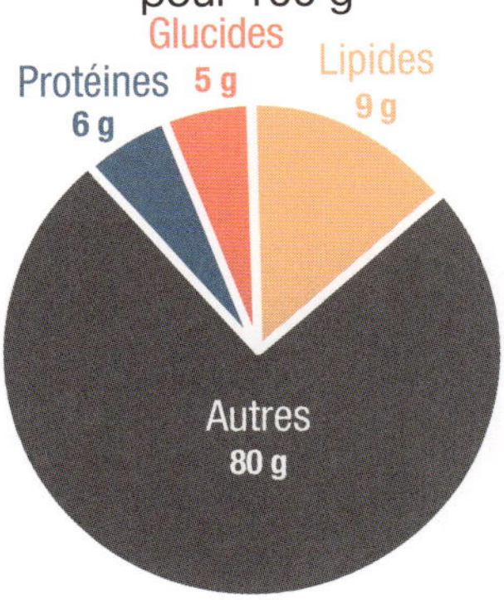

Présence de **micronutriments**

→ **Élevé**
Moyen
Faible

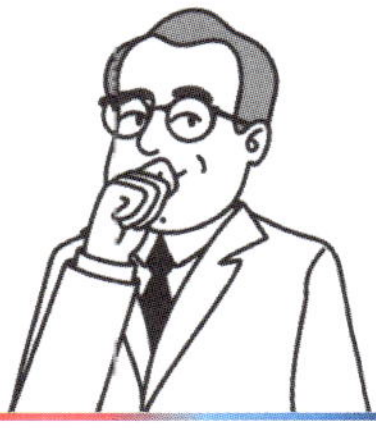

SALADE CHÈVRE-LARDONS

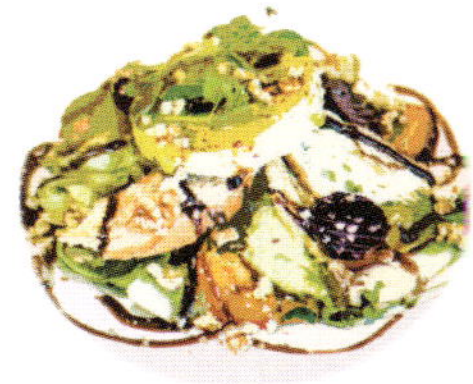

SCORE NUTRI-SANTÉ

À LIMITER			GOURMAND À CALIBRER		QUOTIDIEN À CALIBRER			À VOLONTÉ	
1	2	3	**4**	5	6	7	8	9	10

Pour une prévention santé (cancer, maladie cardiovasculaire, diabète, etc.)

MON ORDONNANCE ALIMENTAIRE

Portions
Seniors : 300 g
Adultes : 300 g
Enfants : 200 g

Fréquence
1 ou 2 fois par mois

Énergie/100 g
200 kcal
Énergie/portion
600 kcal

Équivalent dépenses
1 h de natation
ou
3 h de marche

Nutri-Score : A **B** C D E

Ultra-transformation : 1 2 3 **4**

Impact planète : FAIBLE **MOYEN** FORT

Avantages
Apport en calcium, fibres, vitamines et minéraux.

Inconvénients
Faible apport en protéines.
Présence d'acides gras saturés (lardons, fromage).

ASTUCES ET/OU ASSOCIATION
Une salade équilibrée mais qui peut se révéler très calorique !
À consommer de manière modérée. Préférez la salade César, plus légère.

Présence de **macronutriments** pour 100 g

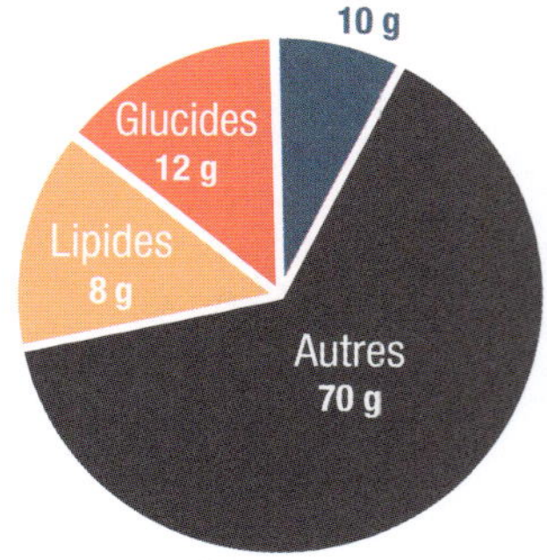

Présence de **micronutriments**
Élevé
→ **Moyen**
Faible

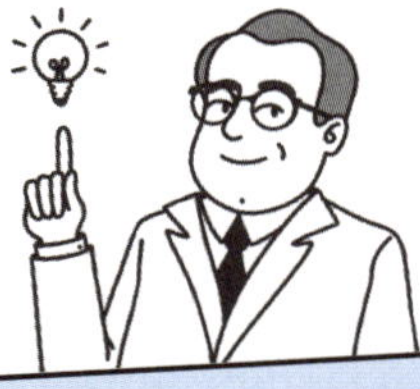

Zoom sur la règle de la main

En pratique, peu de personnes respectent les portions recommandées, ce qui crée des déséquilibres appelés **hyperphagie** (portions trop importantes) ou **hypophagie** (portions insuffisantes). Un diététicien peut vous aider à corriger ces erreurs mais il existe aussi une méthode plus simple pour adopter les portions nécessaires à une alimentation équilibrée : « la règle de la main ».

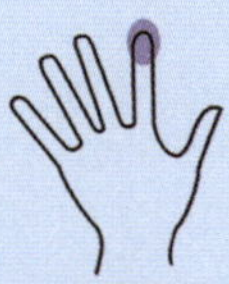

Le beurre :
la pulpe de l'index

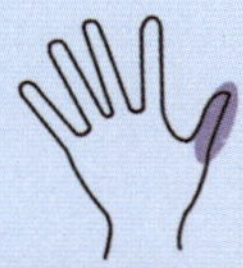

Le fromage, la crème :
la taille du pouce

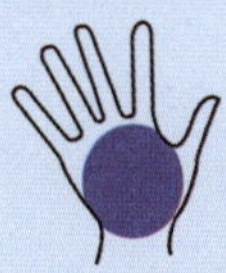

La viande :
la surface de la paume de la main

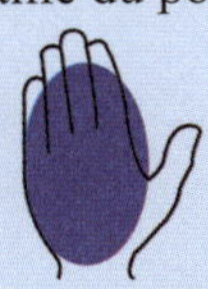

Le poisson :
la surface de la main, doigts joints

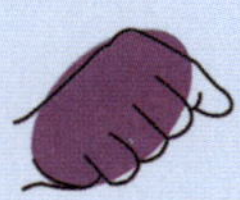

Les fruits :
le poing fermé

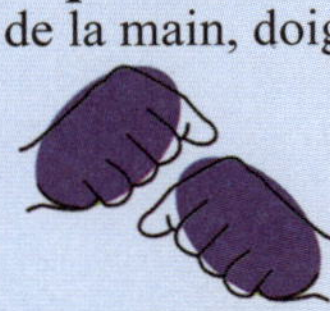

Les légumes :
les deux poings fermés

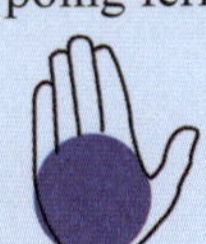

Le pain :
si consommé avec un seul féculent, la surface de la paume de la main

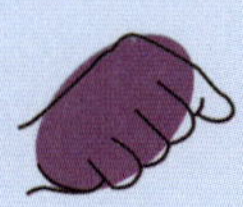

Les féculents cuits :
le poing fermé

LA SOLUTION FLEXITARIENNE

L'assiette « idéale » est flexitarienne. Ni végétarien ni carnivore, le flexitarisme désigne un nouveau mode de consommation alimentaire qui consiste à **manger moins de viande et à choisir des produits de saison plus qualitatifs**. Le flexitarien pourrait se définir comme un consommateur éclairé, qui mange de tout, en quantité raisonnée et privilégiant la qualité. Ce régime alimentaire permet de couvrir ses besoins nutritionnels, tout en limitant son empreinte carbone. Pour végétaliser son alimentation, faites attention à ne pas tomber dans le piège des produits alternatifs ultra-transformés, mangez des fruits et légumes.

Pour les flexitariens, une assiette doit idéalement se composer de **trois familles d'aliments** en proportions égales :

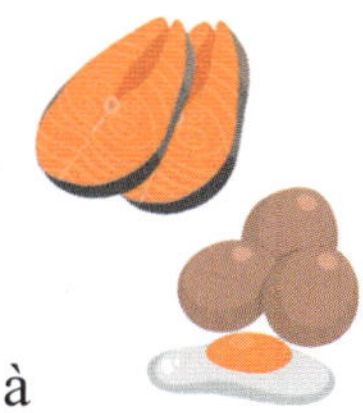

1) **protéines** : viande, poisson ou œufs (apport nécessaire au maintien de la masse musculaire), en privilégiant la viande blanche (volaille) et en limitant les autres (viandes rouges notamment) à deux fois par semaine.

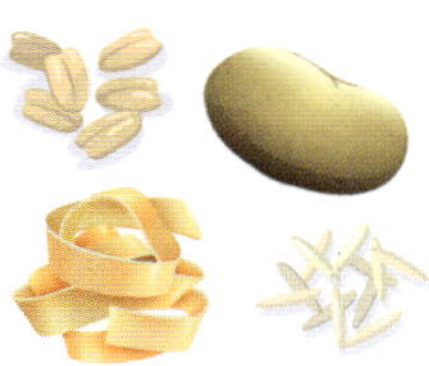

2) **féculents** : pâtes, pomme de terre, riz, céréales (dont pain) ou légumineuses, autant de glucides complexes apportant l'énergie au corps et la satiété entre les repas.

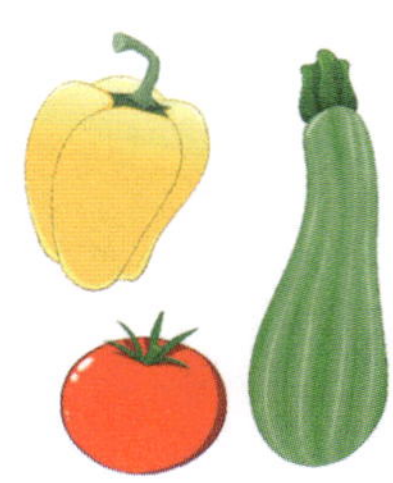

3) **légumes** : pour un apport optimal en vitamines et, en minéraux, il faut varier les légumes et, pourquoi pas, les mélanger.

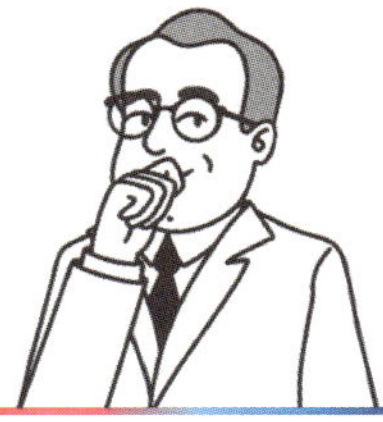

SCORE NUTRI-SANTÉ

BOWLS HAWAÏ (SAUMON, AVOCAT, MANGUE, RIZ)

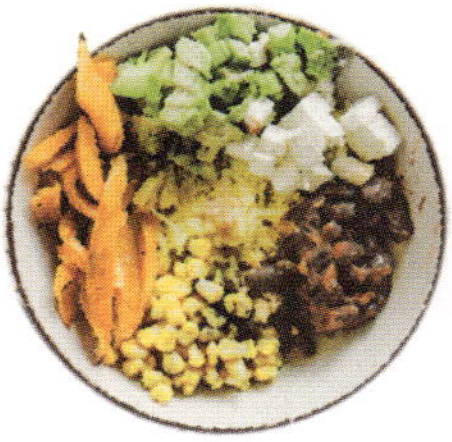

À LIMITER	GOURMAND À CALIBRER	QUOTIDIEN À CALIBRER	À VOLONTÉ
1 2 3	**4** 5	6 7 8	9 10

Pour une prévention santé (cancer, maladie cardiovasculaire, diabète, etc.)

MON ORDONNANCE ALIMENTAIRE

Portions
Seniors : 1 bowl*
Adultes : 1 bowl*
Enfants : ½ bowl*

** Le poids d'un bowl est de 300 g.*

Fréquence
1 ou 2 fois par mois (en variant les ingrédients)

Énergie/100 g
200 kcal

Énergie/portion
600 kcal

Équivalent dépenses
1 h 30 de jogging
ou
3 h de marche

Nutri-Score : A **B** C D E

Ultra-transformation : 1 2 **3** 4

Impact planète : FAIBLE MOYEN **FORT**

Avantages
Bon apport en fibres, en vitamines et en minéraux. Acides gras et protéines de bonne qualité. Aliments variés.

Inconvénients
Attention aux composants, en particulier produits frits et/ou riches en graisse.

ASTUCES ET/OU ASSOCIATION
Malgré son image *healthy* et moderne, le *poké bowls* est un piège ! Attention en particulier à certains ingrédients (avocat), très riches et à l'impact négatif sur la planète.

Présence de **macronutriments** pour 100 g

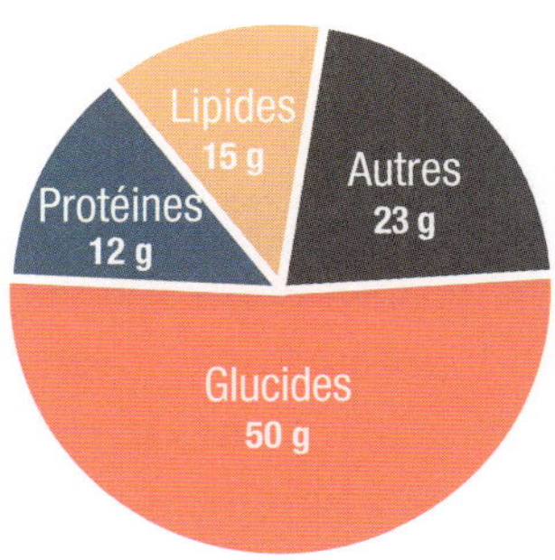

Présence de **micronutriments**

→ **Élevé**
Moyen
Faible

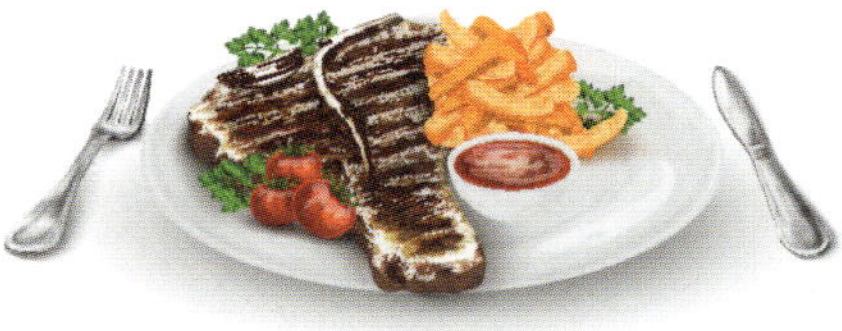

Plats de brasserie

Dans les brasseries ou les bistrots, redevenus tendance, nous raffolons de notre **cuisine de terroir** qui met à l'honneur les grands classiques de la gastronomie française.

Croque-monsieur, poulet rôti, steak tartare, mais aussi *fish and chips*, qui nous viennent d'outre-Manche, et plus récemment le retour de la blanquette de veau ou du chou farci, tous ces plats phares proposés dans cette cuisine de bistrot, avec des inspirations anglaises ou italiennes, souvent accompagnés de pommes frites ou d'un bon gratin de légumes, sont **très éclectiques**, non seulement en matière de goût mais également **en matière de nutrition et de santé** !

LES ATOUTS DE LA CUISINE DE BISTROT

Les plats de brasserie ont l'avantage d'être pris à table, donc d'être **consommés plus lentement**, en famille, entre collègues ou entre amis. Pour cette raison, ils sont plus conviviaux que l'achat d'un sandwich ou d'un hamburger que l'on mangera seul devant son écran d'ordinateur ou sa télévision.

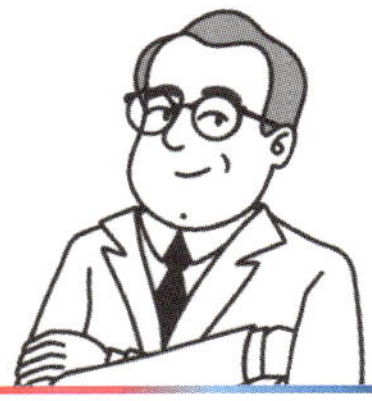

CROQUE-MONSIEUR

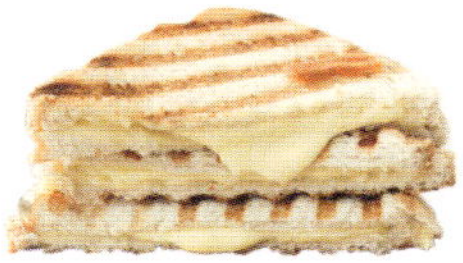

SCORE NUTRI-SANTÉ

À LIMITER — GOURMAND À CALIBRER — QUOTIDIEN À CALIBRER — À VOLONTÉ

1 2 3 4 **5** 6 7 8 9 10

Pour une prévention santé (cancer, maladie cardiovasculaire, diabète, etc.)

MON ORDONNANCE ALIMENTAIRE

Portions

Seniors : 1 croque + 1/2*

Adultes : 1 croque + 1/2*

Enfants : 1 croque*

** Le poids d'un croque est de 100 g.*

Fréquence

2 ou 3 fois par mois

Énergie/100 g

290 kcal

Énergie/portion

435 kcal

Équivalent dépenses

40 min de tennis

ou

2 h 15 de marche

A B C **D** E Nutri-Score

1 2 3 **4** Ultra-transformation

FAIBLE **MOYEN** FORT Impact planète

Avantages

Un classique assez équilibré qui constitue un bon repas rapide.

Inconvénients

Sa version classique (pain de mie, beurre, jambon, fromage) est assez riche, surtout si on y ajoute de la béchamel.

ASTUCES ET/OU ASSOCIATION

Variez les pains de mie, testez les semi-complets ou les multi-céréales.
À accompagner d'une salade et de fruits.

Présence de **macronutriments** pour 100 g

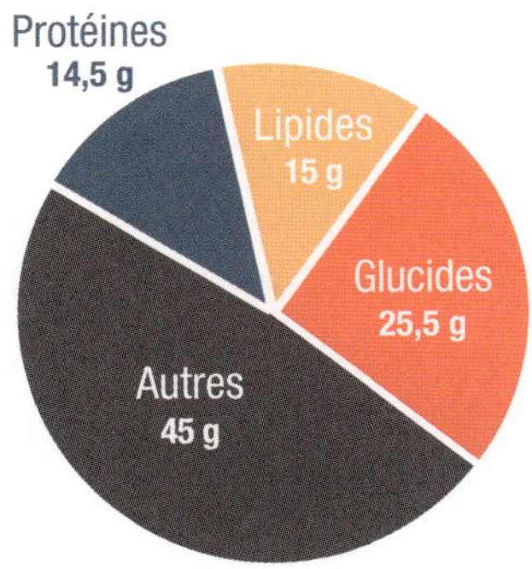

Présence de **micronutriments**

Élevé

→ **Moyen**

Faible

Ce retour en grâce des plats traditionnels français, je l'applaudis des deux mains, et ceux qui m'ont déjà lu ne s'en étonneront pas. Mais il faut bien se le demander : ces plats de brasserie posent-ils un problème dans notre panorama alimentaire ? La réponse est à la fois oui et non.

DES PLATS À ALLÉGER À CAUSE DE LA SÉDENTARITÉ

D'abord, ils ont des qualités indéniables : ils sont réconfortants, apportent du plaisir et nous rappellent souvent notre jeunesse. Ils sont goûteux et variés.

Le problème est que s'ils ne sont pas « revisités » – ce qui ne veut pas dire complètement déstructurés et dénaturés mais seulement allégés –, ils peuvent rapidement être **trop caloriques pour nos déjeuners quotidiens**, dans la mesure où ils ont été conçus à une époque où les gens étaient nettement moins sédentaires qu'aujourd'hui.

Avant 1950, en effet, plus de la moitié des Français étaient ouvriers ou paysans. Aujourd'hui, nous sommes en grande majorité une nation d'employés de bureau, **assis toute la journée** devant notre poste de travail. À cela s'ajoute le fait que nous n'avons **jamais aussi peu marché** que maintenant, avec l'avènement des transports en commun, de la voiture et de tous les autres modes de transport alternatifs. Enfin, nous ne souffrons quasiment plus du froid et consommons donc moins de calories pour nous réchauffer.

En résumé, **l'évolution de nos modes de vie nécessite de modifier notre alimentation**. L'apport calorique de ces plats, dans leur version traditionnelle, ne semble plus adapté à notre époque.

Cependant, **la solution n'est pas de les rejeter mais de les alléger**, et c'est justement ce que font des centaines de chefs, conscients de ce décalage entre nos envies et nos besoins.

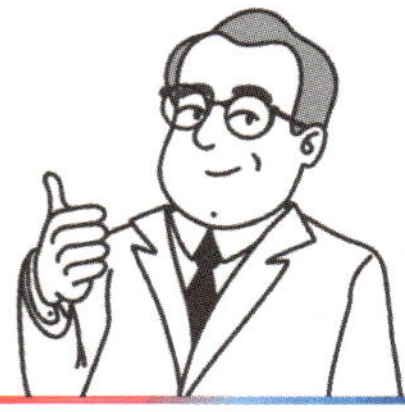

POULET RÔTI

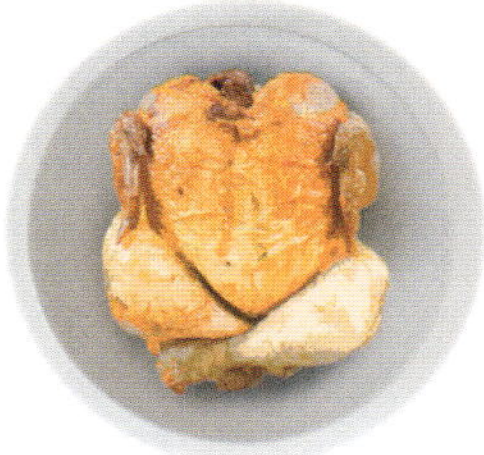

SCORE NUTRI-SANTÉ

À LIMITER		GOURMAND À CALIBRER			QUOTIDIEN À CALIBRER		À VOLONTÉ		
1	2	3	4	5	6	**7**	8	9	10

Pour une prévention santé (cancer, maladie cardiovasculaire, diabète, etc.)

MON ORDONNANCE ALIMENTAIRE

Portions

Seniors : 100 g

Adultes : 100 g

Enfants : 60 g

Fréquence

1 ou 3 fois par semaine en alternance avec d'autres viandes blanches

Énergie/100 g

200 kcal

Énergie/portion

200 kcal

Équivalent dépenses

20 min de natation

ou

1 h de marche

Nutri-Score : A B **C** D E

Ultra-transformation : 1 **2** 3 4

Impact planète : FAIBLE **MOYEN** FORT

Avantages

Riches en protéines.

Présence de potassium et de magnésium qui réduisent les risques cardiovasculaires.

Inconvénients

Acides gras saturés, surtout si l'on mange la peau du poulet.

ASTUCES ET/OU ASSOCIATION

Choisissez bien votre volaille (grâce aux labels) et privilégiez des légumes en accompagnement. De temps en temps, un poulet frites dominical est le bienvenu !

Présence de **macronutriments** pour 100 g

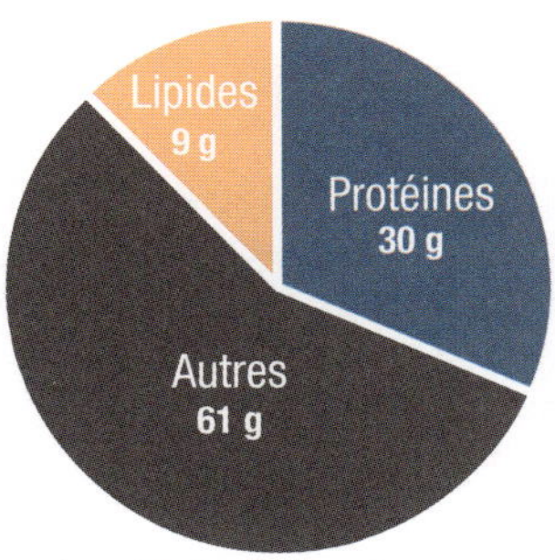

Présence de **micronutriments**

Élevé

→ **Moyen**

Faible

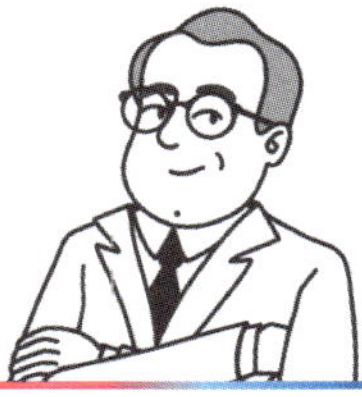

RISOTTO VÉGÉTARIEN

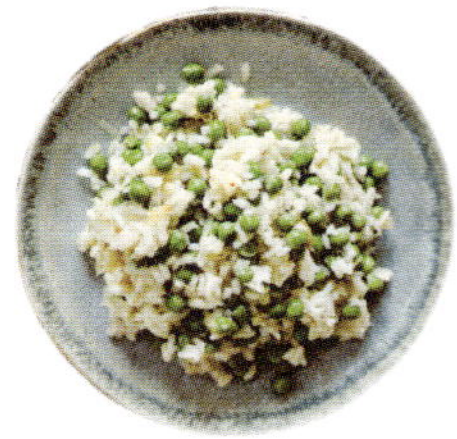

SCORE NUTRI-SANTÉ

À LIMITER		GOURMAND À CALIBRER			QUOTIDIEN À CALIBRER			À VOLONTÉ	
1	2	3	4	**5**	6	7	8	9	10

Pour une prévention santé (cancer, maladie cardiovasculaire, diabète, etc.)

MON ORDONNANCE ALIMENTAIRE

Portions
Seniors : 300 g
Adultes : 300 g
Enfants : 200 g

Fréquence
2 ou 3 fois par mois

Énergie/100 g
190 kcal

Énergie/portion
570 kcal

Équivalent dépenses
1 h 15 de jogging
ou
2 h 40 de marche

Nutri-Score : A (A B C D E)

Ultra-transformation : 2 (1 2 3 4)

Impact planète : MOYEN (FAIBLE MOYEN FORT)

Avantages
Plat végétarien ou accompagnement assez rassasiant.
Riche en fibres.

Inconvénients
Attention à la crème fraîche et aux glucides.

ASTUCES ET/OU ASSOCIATION

Il faut rester vigilant sur votre portion, en particulier lorsqu'il est utilisé en accompagnement car, malgré les apparences, ce plat est très riche. Ne lésinez pas sur les légumes !

Présence de **macronutriments** pour 100 g

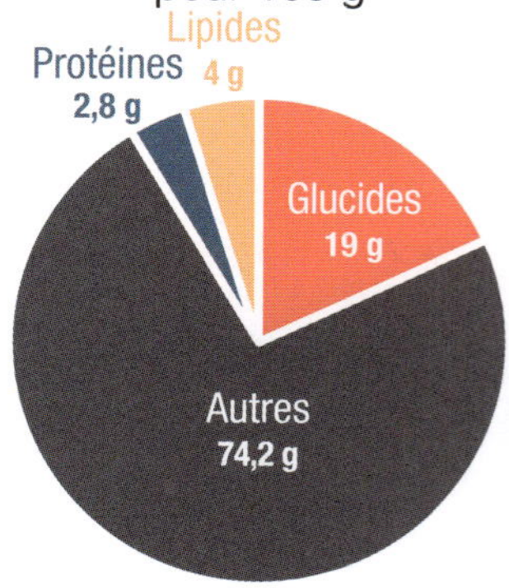

Présence de **micronutriments**

Élevé
→ Moyen
Faible

Zoom sur le végétarisme et le véganisme

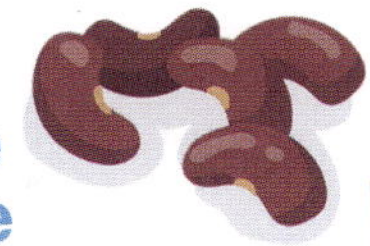

En excluant toutes les protéines d'origine animale de votre régime alimentaire, vous vous exposez à des carences en protéines, en fer, en oméga-3 et en vitamine B12. En effet, un régime à base de céréales complètes, de légumineuses et d'haricots **nuit à l'assimilation des nutriments**, notamment du fer et du zinc. Les aliments qui possèdent la plus grande teneur de ces deux nutriments se trouvent dans la viande rouge, les abats et les fruits de mer.

Il existe cependant des alternatives pour lutter contre ces carences :

– en **fer** : des légumineuses et des fruits riches en vitamine C qui aident à l'assimiler ;

– en **zinc** : les produits laitiers (pour les végétariens), les graines de sésame, le cacao, le levain, les haricots et les légumineuses trempés et germés ;

– en **vitamine B12** : les levures, les boissons de riz et de soja, les substituts de viande tels que les protéines végétales comme le tofu et le tempeh ;

– en **oméga-3** : il est préférable de remplacer les poissons gras par de bons acides gras essentiels, comme dans les huiles végétales de colza, d'olive, de lin, de noisette, etc.

Concernant la vitamine B12, de nombreux végans l'instaurent dans leur routine en comprimés au quotidien. Déjà chez les végétariens, il est très complexe de faire ce plein de vitamine B12 : peu présente dans les œufs et dans les produits laitiers, elle est totalement absente des produits végétaux des personnes qui suivent ce type de régimes.

ÉVITER LES FRITES

L'avènement et le développement des surgelés ont conduit nos bistrots à proposer des frites avec presque tous les plats. Or ces frites, même si elles ne sont pas interdites, ne sont pas l'accompagnement idéal de nos viandes rouges, œufs et poulet, d'un strict point de vue nutritionnel. Souvent grasses et salées, elles sont moins recommandées qu'**une salade ou des pommes anglaises**.

LE CONSEIL

du Pr David Khayat

Si vous allez au bistrot du coin tous les jours pour déjeuner, **évitez de commander systématiquement des frites**. Variez vos accompagnements, une petite salade verte vous aidera à mieux digérer vos frites.

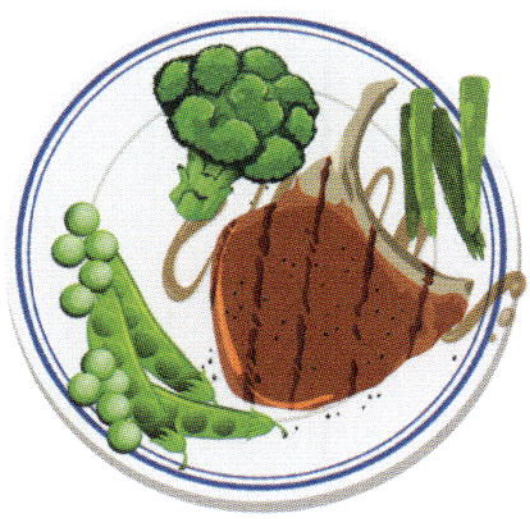

Sachez que certains plats sont en réalité beaucoup moins caloriques que vous ne l'aviez imaginé. Par exemple, savez-vous que les tripes sont peu caloriques, à peine 110 cal/100 g ? De même que le chou farci (140 cal/100 g) ou la blanquette de veau ou de dinde (115 cal/100 g).

Alors ? Là comme ailleurs, variez vos plats, vos accompagnements, ne buvez pas plus d'un verre de vin par repas et évitez de finir systématiquement votre repas par le dessert du jour.

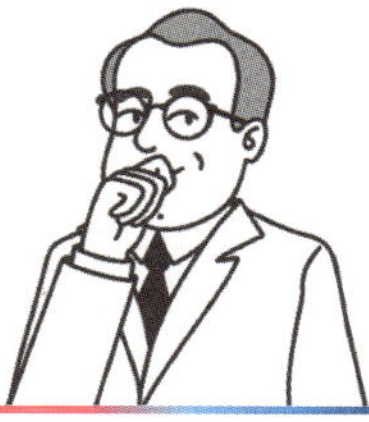

TARTARE DE BŒUF

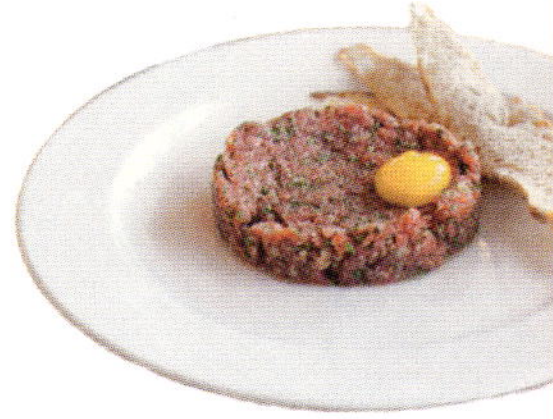

SCORE NUTRI-SANTÉ

À LIMITER			GOURMAND À CALIBRER		QUOTIDIEN À CALIBRER			À VOLONTÉ	
1	2	3	**4**	5	6	7	8	9	10

Pour une prévention santé (cancer, maladie cardiovasculaire, diabète, etc.)

MON ORDONNANCE ALIMENTAIRE

Portions
Seniors : 150 g
Adultes : 150 g
Enfants : 100 g

Fréquence
1 fois par semaine (en variant les sources de viandes rouges et la cuisson)

Énergie/100 g
170 kcal

Énergie/portion
255 kcal

Équivalent dépenses
30 min de rameur
ou
1 h 30 de marche

Nutri-Score : A

Ultra-transformation : 1

Impact planète : FAIBLE – MOYEN – FORT (FORT)

Avantages
Le mélange viande-œuf est une source de protéines de bonne qualité et de fer assimilable.

Inconvénients
Impact planète lié à l'élevage du bœuf. Vigilance pour les femmes enceintes et les personnes à immunité affaiblie. Faites attention à la conservation de votre viande crue.

ASTUCES ET/OU ASSOCIATION

Attention à la préparation (œuf, épices mais aussi quantité d'huile à modérer) et à l'accompagnement « frites ». Préférez un mix salade ou des légumes.

Présence de **macronutriments** pour 100 g

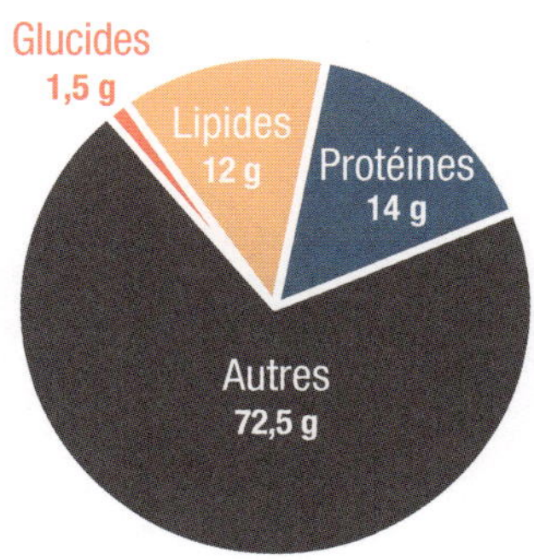

Présence de **micronutriments**

Élevé
→ **Moyen**
Faible

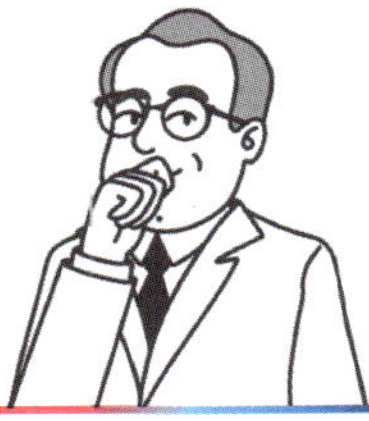

SCORE NUTRI-SANTÉ

FISH AND CHIPS

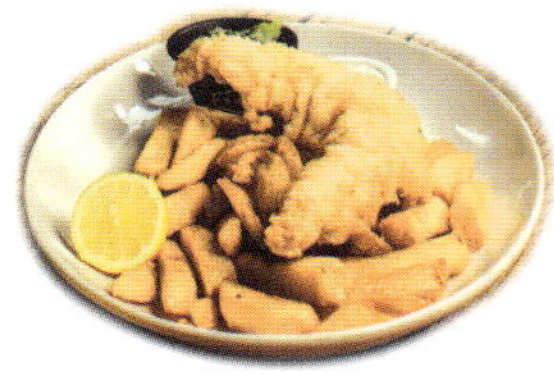

À LIMITER			GOURMAND À CALIBRER		QUOTIDIEN À CALIBRER			À VOLONTÉ	
1	2	3	**4**	5	6	7	8	9	10

Pour une prévention santé (cancer, maladie cardiovasculaire, diabète, etc.)

MON ORDONNANCE ALIMENTAIRE

Portions
Seniors : 300 g
Adultes : 300 g
Enfants : 200 g

Fréquence
1 ou 2 fois par saison

Énergie/100 g
255 kcal

Énergie/portion
765 Kcal

Équivalent dépenses
1 h 30 de jogging
ou
1 h 10 de corde à sauter
ou
3 h 40 de marche

A B C D **E** Nutri-Score

1 **2** 3 4 Ultra-transformation

FAIBLE **MOYEN** FORT Impact planète

Avantages
Un bon moyen de faire aimer le poisson aux enfants ou aux adolescents !

Inconvénients
Cuisson à l'huile pour le poisson et les frites.

Présence de **macronutriments** pour 100 g

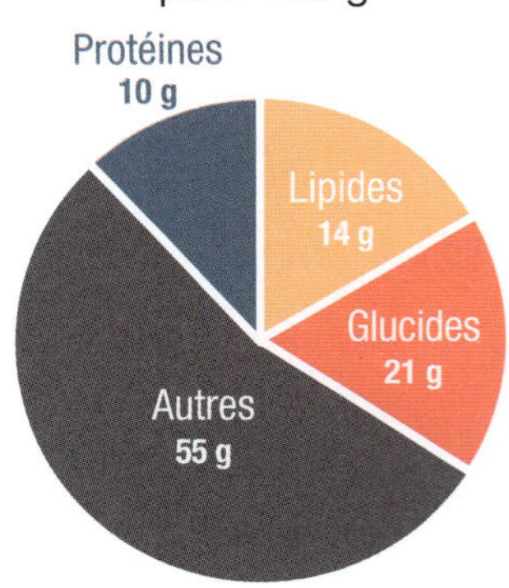

Présence de **micronutriments**

Élevé
Moyen
→ Faible

ASTUCES ET/OU ASSOCIATION

Attention à bien vérifier l'origine des ingrédients, à calibrer les portions et à éviter de consommer trop de mayonnaise ou de frites !

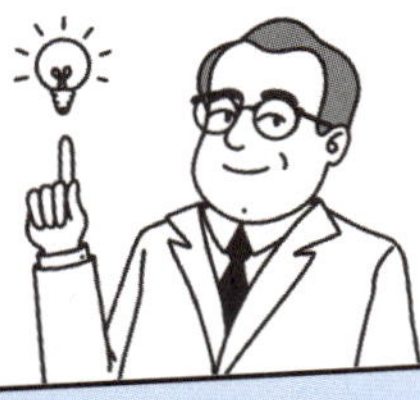

Zoom sur trois jours sans viande par semaine

Le meilleur moyen d'adopter une alimentation plus équilibrée est d'opter pour le régime flexitarien qui revient à consommer :

- moins de viande (trois jours sans viande par semaine) ;
- moins de poisson (deux repas maximum par semaine) ;
- plus de légumes (cultivés à proximité et de saison) ;
- plus de légumineuses et de céréales ;
- moins de produits transformés et plus de labels.

Le régime flexitarien, avec sa double vigilance nutritionnelle et écologique, réconcilie tout le monde : PNNS (Programme national nutrition santé), WWF (Fonds mondial pour la nature) et gourmands. Ni végétarien ni carnivore, le « nouvel omnivore » s'engage à manger plus de fruits et de légumes de saison et cultivés à proximité pour **réduire son empreinte carbone**.

Quant à moi, je veux insister sur le « moins de viande ». Dans notre pays, cela relève du sacrilège ! Mais il faut bien comprendre plusieurs choses. D'abord, « moins de viande », ce n'est pas seulement moins de bœuf, c'est aussi **moins de poulet, d'agneau, de porc, de canard ou de lapin**. Ensuite, cela n'enlève rien à notre besoin quotidien en protéines animales. C'est pourquoi je recommande par semaine une portion de viande rouge, deux de viandes blanches, une planche de charcuterie, une omelette et deux poissons.

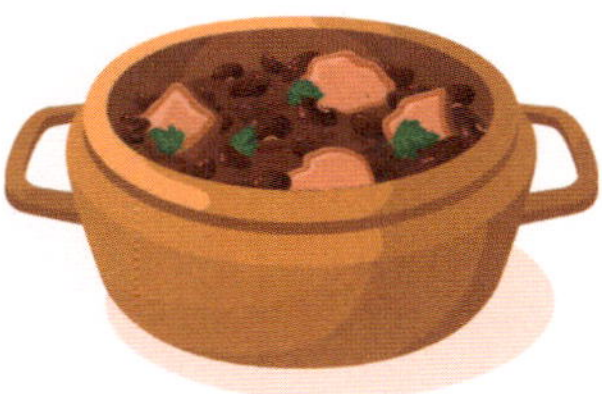

Plats maison du déjeuner

Le déjeuner fait partie des trois repas principaux de la journée. Et il est, dirai-je, le plus important, tant du point de vue de notre santé que de notre aptitude à nous socialiser, bref, à vivre en harmonie avec nos semblables.

Plus de 80 % des Français sont à table à 13 heures ! C'est une très bonne chose. Qu'il s'agisse d'un déjeuner sur le pouce, seul ou entre amis, il est **hors de question de le bâcler**. Ce serait le meilleur moyen d'avoir faim une heure plus tard et de passer l'après-midi à grignoter. Le but du déjeuner est de **recharger nos batteries pour être en forme tout l'après-midi**, jusqu'à l'heure du dîner. Comment y parvenir quand on cuisine chez soi ?

LE PLAISIR DE CUISINER

Pendant les récents confinements, nous avons redécouvert le plaisir de cuisiner, preuve en est le formidable succès de Cyril Lignac à la télévision et en librairie.

Cuisiner est une activité à partager en famille ou entre amis. En version multiculturelle, le déjeuner peut être composé d'une paëlla,

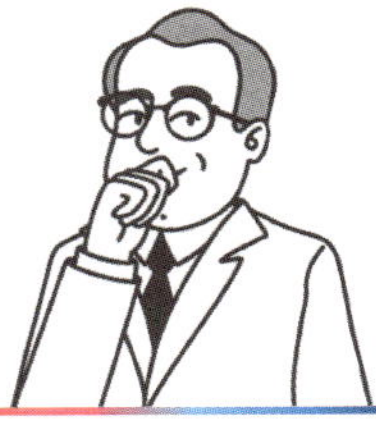

PAËLLA

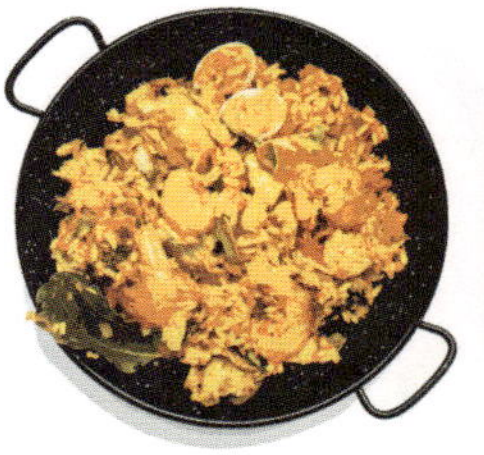

SCORE NUTRI-SANTÉ

À LIMITER			GOURMAND À CALIBRER		QUOTIDIEN À CALIBRER			À VOLONTÉ	
1	2	3	**4**	5	6	7	8	9	10

Pour une prévention santé (cancer, maladie cardiovasculaire, diabète, etc.)

MON ORDONNANCE ALIMENTAIRE

Portions
Seniors : 400 g
Adultes : 400 g
Enfants : 300 g

Fréquence
1 ou 2 fois par mois (en alternance avec des plats conviviaux)

Énergie/100 g
160 kcal

Énergie/portion
640 kcal

Équivalent dépenses
1 h 15 de natation
ou
3 h 10 de marche

A B **C** D E Nutri-Score

1 **2** 3 4 Ultra-transformation

FAIBLE **MOYEN** FORT Impact planète

Avantages
Plat complet qui permet de faire découvrir les fruits de mer aux enfants.
Très riche en micronutriments !

Inconvénients
Ne pas avoir la main trop lourde sur l'huile d'olive !

ASTUCES ET/OU ASSOCIATION

Facile à cuisiner et saine, la paëlla est un plat convivial comme le couscous ou le pot au feu, à déguster entre amis. À alterner avec des choucroutes de la mer et des bouillabaisses !

Présence de **macronutriments** pour 100 g

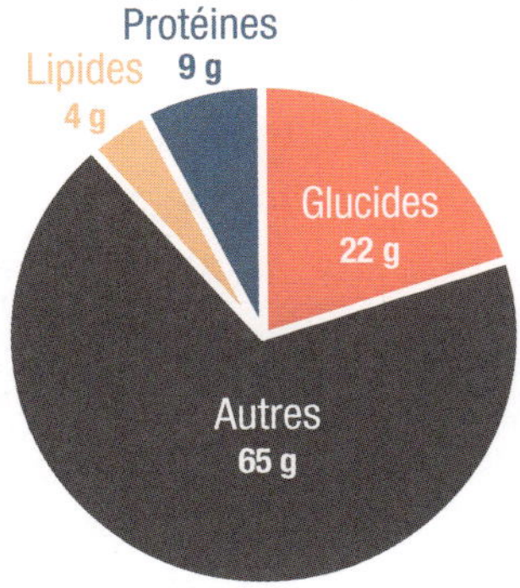

Présence de **micronutriments**

→ **Élevé**
Moyen
Faible

d'un poulet tikka, ou d'un chili con carne, que l'on peut twister en mode végétarien. Pour les plus classiques, pourquoi ne pas opter pour une escalope de volaille à la crème accompagnée de riz ?

LE CONSEIL

du Pr David Khayat

Tous ces plats consensuels sont très équilibrés et ne sont pas caloriques à condition, comme toujours, de **ne pas avoir la main trop lourde sur l'huile ou la crème** !

UNE ALIMENTATION VARIÉE

Les aliments qui nous apportent des nutriments et des micro-nutriments se répartissent en cinq catégories :

1) viande, poisson, œuf ;
2) produits laitiers ;
3) produits céréaliers et féculents ;
4) légumes ;
5) fruits.

Ces aliments doivent être consommés sous **la forme la plus naturelle possible**. Pour être diversifiée, une alimentation doit comporter chaque jour au moins un aliment de chaque catégorie. À ce principe de base s'ajoutent quelques autres règles simples à respecter :

– limiter les graisses, surtout saturées ;
– augmenter la consommation de sucres lents sous forme de céréales complètes ;
– favoriser les viandes maigres et le poisson ;
– limiter les sucreries et les boissons sucrées ;
– limiter le vin à un verre par repas ;
– boire au moins un litre et demi d'eau par jour. C'est la seule boisson indispensable mais il faut **éviter d'abuser des eaux gazeuses, souvent très salées**.

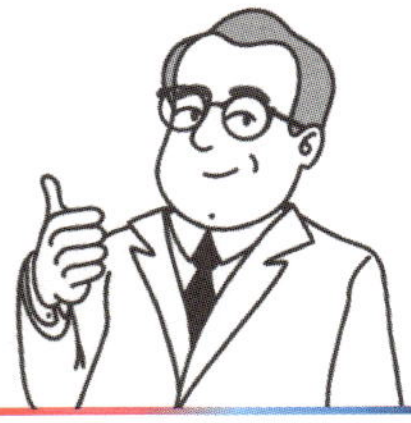

CHILI CON CARNE

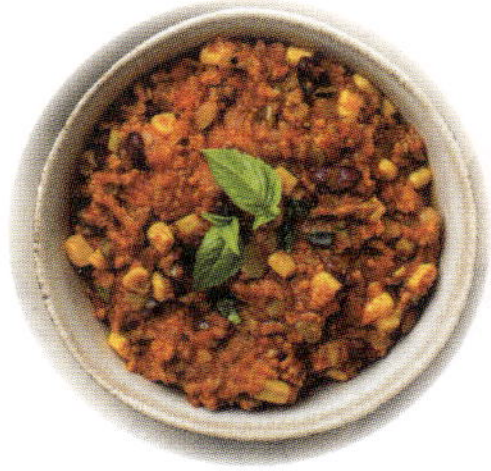

SCORE NUTRI-SANTÉ

À LIMITER		GOURMAND À CALIBRER			QUOTIDIEN À CALIBRER		À VOLONTÉ		
1	2	3	4	5	6	**7**	8	9	10

Pour une prévention santé (cancer, maladie cardiovasculaire, diabète, etc.)

MON ORDONNANCE ALIMENTAIRE

Portions
Seniors : 400 g
Adultes : 300-400 g
Enfants : 300 g

Fréquence
1 ou 2 fois par mois (en alternance avec des plats conviviaux)

Énergie/100 g
110 kcal

Énergie/portion
440 kcal

Équivalent dépenses
1 h de football
ou
2 h 25 de marche

Nutri-Score : A (A B C D E)

Ultra-transformation : 2 (1 2 3 4)

Impact planète : FORT (FAIBLE MOYEN FORT)

Avantages
Plat bien équilibré composé de haricots, légumineuses riches en protéines.

Inconvénients
Impact planète lié à l'élevage du bœuf.

ASTUCES ET/OU ASSOCIATION
À tester en version végétarienne de temps en temps ! Avec des légumes (des carottes, des courgettes, des tomates pelées) à la place de la viande.

Présence de **macronutriments** pour 100 g

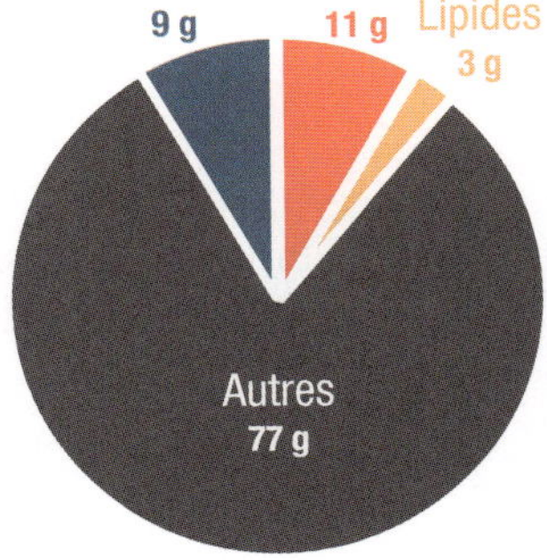

Présence de **micronutriments**
Élevé
→ Moyen
Faible

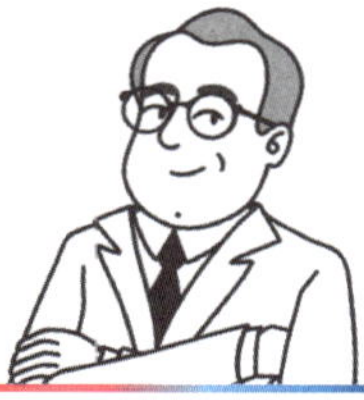

ESCALOPE DE VOLAILLE À LA CRÈME + RIZ

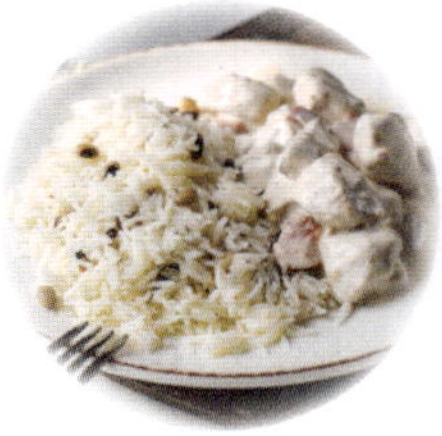

SCORE NUTRI-SANTÉ

À LIMITER		GOURMAND À CALIBRER			QUOTIDIEN À CALIBRER			À VOLONTÉ	
1	2	3	4	**5**	6	7	8	9	10

Pour une prévention santé (cancer, maladie cardiovasculaire, diabète, etc.)

MON ORDONNANCE ALIMENTAIRE

Portions
Seniors : 300 g
Adultes : 300 g
Enfants : 200 g

Fréquence
2 ou 3 fois
par semaine
(en variant les viandes)

Énergie/100 g
130 kcal

Énergie/portion
390 kcal

Équivalent dépenses
1 h 50 de vélo
ou
1 h 50 de marche

Nutri-Score : A (A B C D E)

Ultra-transformation : 2 (1 2 3 4)

Impact planète : MOYEN (FAIBLE MOYEN FORT)

Avantages
Un plat que vous pouvez manger toutes les semaines (en variant la viande).

Inconvénients
Ne pas mettre trop de crème.
Préférez les versions complètes du riz (blanc, basmati ou thaï).

ASTUCES ET/OU ASSOCIATION

Attention à la consommation excessive de riz. Vous pouvez équilibrer avec des légumes et des fruits en dessert aux repas suivants !

Présence de **macronutriments** pour 100 g

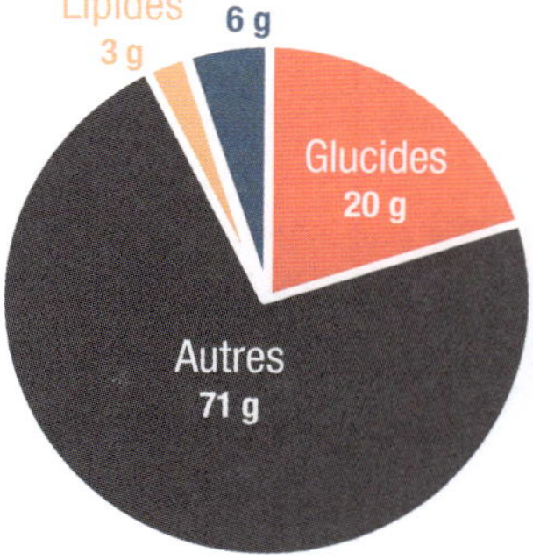

Présence de **micronutriments**

- Élevé
- → Moyen
- Faible

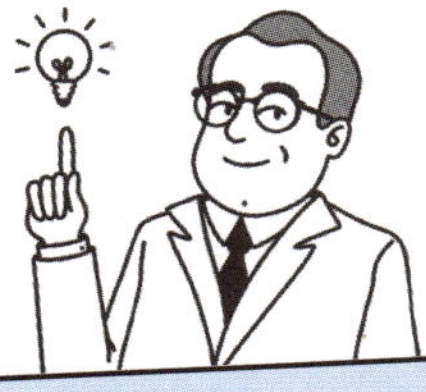

Zoom sur les labels de qualité

AOP, AOC, IGP, AB… nous connaissons tous ces sigles. Mais que se cache-t-il derrière ?

Ce sont des « labels de qualité », c'est-à-dire des mentions permettant de garantir la provenance d'un produit alimentaire. Les plus connus d'entre eux sont :

– **AOP (appellation d'origine protégée)** : elle garantit que le produit a été transformé et élaboré dans une zone géographique déterminée.

– **AOC (appellation d'origine contrôlée)** : ce label est utilisé en France pour les produits alimentaires issus d'une région spécifique et cultivés selon des méthodes traditionnelles.

– **AB (Agriculture biologique)** : cette marque est une certification contrôlée par l'Agence Bio, sous la tutelle du ministère de l'Agriculture, et permet d'identifier les produits composés au minimum de 95% de produits agricoles bio.

– **Le Label rouge** : il garantit une qualité supérieure par rapport aux articles similaires, notamment pour la viande, la volaille, les produits laitiers ou les fruits de mer.

Sodas

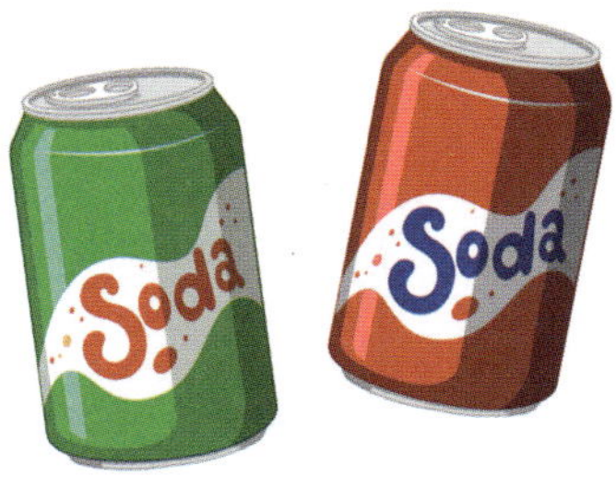

Un soda est une boisson gazeuse composée d'eau et de gaz carbonique, à laquelle on ajoute du jus, du concentré, de la pulpe de fruits, ou des extraits naturels de fruits et, généralement, du sucre.

SAVOIR DIFFÉRENCIER LES SODAS

Il importe de bien distinguer les trois grandes catégories de soda que l'on peut consommer :

1) les **sodas « colas »**

Ces types de soda (commercialisés notamment par Coca-Cola ou Pepsi-Cola, pour les marques les plus importantes) utilisent différentes techniques dans leur fabrication :

- ils subissent l'adjonction d'extraits de plantes,
- ils peuvent exister avec ou sans caféine (15 mg/100 ml quand c'est avec),
- ils utilisent **le caramel comme colorant** et **l'acide phosphorique** pour donner un goût acidulé.

2) les **sodas « toniques » ou limonades**

Ces sodas, proposés par Fanta, Sprite, 7Up ou encore Orangina, sont fabriqués à partir d'eau gazéifiée, à laquelle on ajoute des **huiles essentielles d'agrumes** ou des extraits de végétaux.

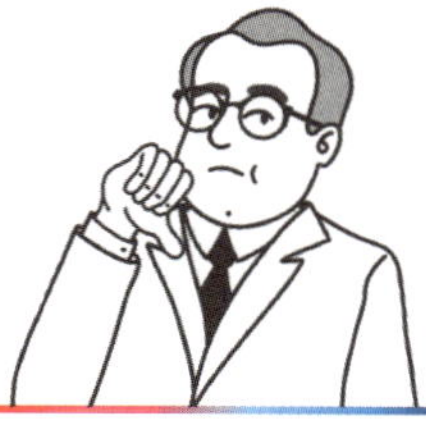

COLA

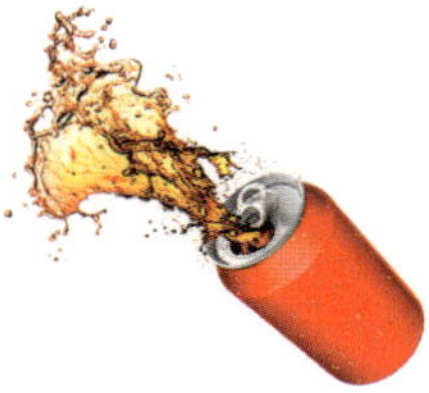

SCORE NUTRI-SANTÉ

À LIMITER — 1 | GOURMAND À CALIBRER — 2 | QUOTIDIEN À CALIBRER — 3 | À VOLONTÉ — 4

Score : **1**

Pour une prévention santé (cancer, maladie cardiovasculaire, diabète, etc.)

MON ORDONNANCE ALIMENTAIRE

Portions	Fréquence	Énergie/100 g	Équivalent dépenses
Seniors : 250 ml Adultes : 250 ml Enfants : 250 ml	Très occasionnellement	42 kcal **Énergie/portion** 100 kcal	**Pour un verre de cola** 1 h de ménage ou 45 min de ménage

A B C D **E** Nutri-Score

1 2 3 **4** Ultra-transformation

FAIBLE MOYEN **FORT** Impact planète

Avantages
Énergisant (présence de caféine) à limiter pour les enfants et les femmes enceintes.

Inconvénients
Produit sucré (une canette de 33 cl contient 34 g de sucre).
Présence d'additifs.

ASTUCES ET/OU ASSOCIATION

À consommer avec une très grande modération, en apéritif par exemple, car cette boisson est dangereuse pour la santé.

Présence de **macronutriments** pour 100 g

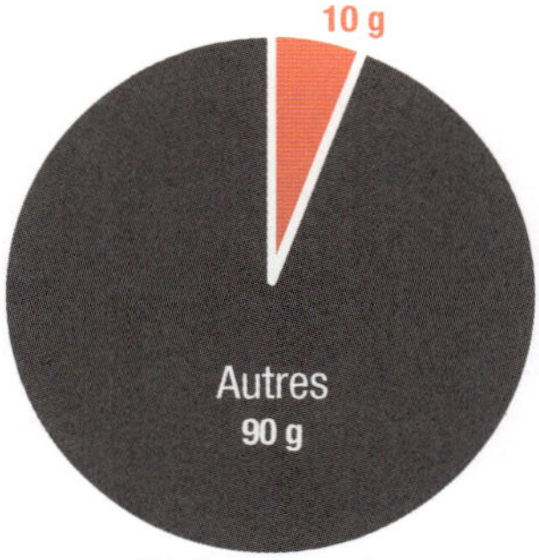

Présence de **micronutriments**

Élevé
Moyen
→ Faible

3) les **sodas « bitters »**

Produits notamment par Schweppes, ils sont fabriqués à partir de jus d'agrumes mais surtout **à base de quinine** ou d'arômes de quinine, censés protéger du paludisme et développés en Inde pendant l'époque de la colonisation anglaise.

DES BOISSONS TROP SUCRÉES ?

Un rapide calcul permet d'obtenir la teneur en sucre d'une canette de soda :

Type de soda	Teneur en sucre
Ice Tea (33 cl)	15,2 g
Schweppes (33 cl)	18,8 g
7Up (33 cl)	23 g
Sprite (33 cl)	27 g
Oasis orange (33 cl)	29,7 g
Orangina (33 cl)	32 g
Coca-Cola (33 cl)	35 g

À ce titre, il importe d'être conscient des risques que nous fait encourir ou non, une consommation régulière de sodas. **Boire moins d'une boisson sucrée par mois n'augmente pas le risque de mortalité**. Cependant, une consommation régulière a un impact mesurable sur notre santé :

- 1 à 4 boissons sucrées par mois augmente de 1 % le risque de mortalité.
- 2 à 6 boissons sucrées par semaine augmente de 6 % le risque de mortalité.
- 1 ou 2 boissons sucrées par jour augmente de 14 % le risque de mortalité.
- plus de 2 boissons sucrées par jour augmente de 21 % le risque de mortalité.

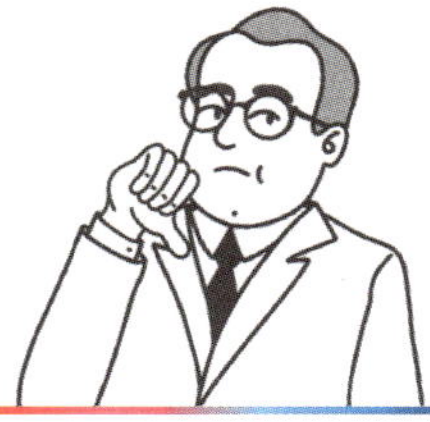

SODA AUX FRUITS

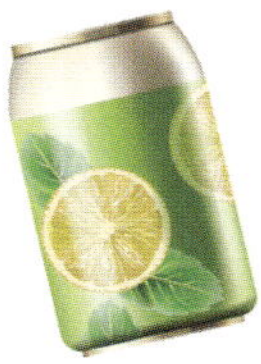

SCORE NUTRI-SANTÉ

À LIMITER	GOURMAND À CALIBRER	QUOTIDIEN À CALIBRER	À VOLONTÉ
1	2	3	4

Pour une prévention santé (cancer, maladie cardiovasculaire, diabète, etc.)

MON ORDONNANCE ALIMENTAIRE

Portions
Seniors : 200 ml
Adultes : 200 ml
Enfants : 200 ml

Fréquence
Très occasionnellement

Énergie/100 g
41 kcal

Énergie/portion
80 kcal

Équivalent dépenses
Pour un verre de 200 ml
25 min de marche
ou
15 min de natation

A B C D **E** Nutri-Score

1 2 3 **4** Ultra-transformation

FAIBLE MOYEN **FORT** Impact planète

Avantages
Hydratation.

Inconvénients
Contient énormément de sucre (un verre = 20 g de sucre, soit 4 morceaux) !

ASTUCES ET/OU ASSOCIATION

À consommer occasionnellement pour l'apéritif !

Présence de **macronutriments** pour 100 g

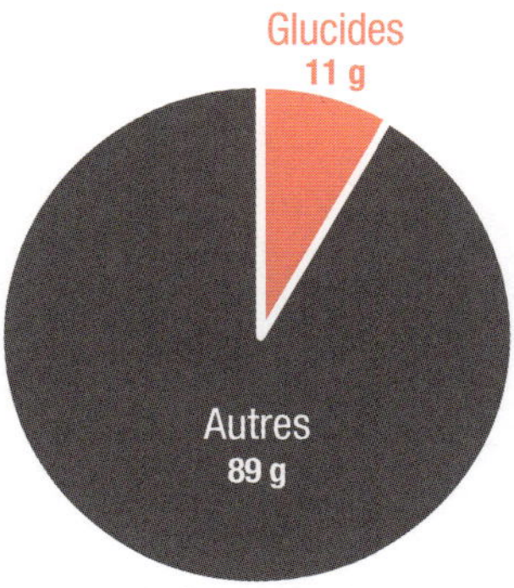

Présence de **micronutriments**

- Élevé
- Moyen
- → **Faible**

ET LES SODAS LIGHT OU ZÉRO ?

Dans les boissons « zéro » ou « light », les sucres sont remplacés par des édulcorants aux noms improbables (aspartame, acésulfame de potassium, saccharinate de sodium ou cyclamate de sodium). Ces **sucres de substitution** (aussi appelés « faux sucres ») sont des additifs alimentaires ajoutés dans les produits.

Boisson	Calories (100 ml)	Glucides (100 ml)	Dont sucres (100 ml)
Limonade	40 kcal	9,5 g	9,5 g
Soda au cola	45 kcal	11 g	11 g
Soda au cola light	1 kcal	-	-

« La petite histoire du soda

L'histoire du soda remonte au XVIIIe siècle, lorsque des boissons gazeuses ont commencé à être créées. Le soda tel que nous le connaissons a été popularisé au XIXe siècle. En 1767, le chimiste britannique Joseph Priestley découvrit comment créer de l'eau gazeuse en saturant de l'eau avec du dioxyde de carbone. En 1833, l'apothicaire américain John Matthews fabriqua la première boisson gazeuse commercialisée, appelée «soda water».

Le soda a commencé à être produit en masse avec l'invention de la fontaine à soda en 1880, qui permettait de distribuer des boissons gazeuses dans des établissements publics. De nombreuses marques de soda populaires, telles que Coca-Cola et Pepsi-Cola, ont été créées au cours des années 1880 et 1890. Au fil du temps, de nouvelles saveurs et variantes de soda ont été développées, faisant du soda une boisson omniprésente dans la culture populaire mondiale. Aujourd'hui, le soda est disponible dans de nombreuses variétés et reste une boisson appréciée par de nombreuses personnes à travers le monde.

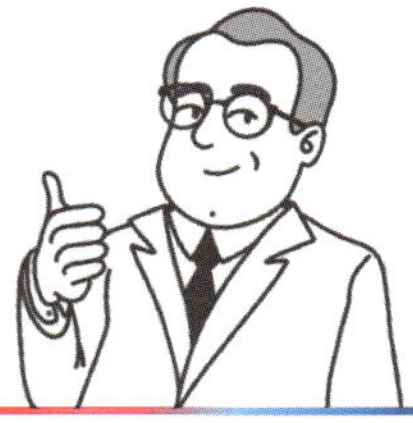

THÉ GLACÉ SANS SUCRE

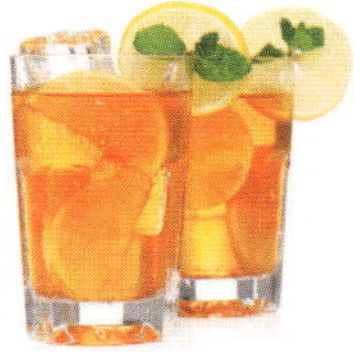

SCORE NUTRI-SANTÉ

À LIMITER	GOURMAND À CALIBRER	QUOTIDIEN À CALIBRER	À VOLONTÉ
1	2	**3**	4

Pour une prévention santé (cancer, maladie cardiovasculaire, diabète, etc.)

MON ORDONNANCE ALIMENTAIRE

Portions
Seniors : 250 ml
Adultes : 250 ml
Enfants : 150 ml

Fréquence
Très occasionnellement

Énergie/100 g
2 kcal

Énergie/portion
5 kcal

Équivalent dépenses
Pour un verre de 250 ml
5 min de marche
ou
15 min
de danse aérobique

Nutri-Score : A B C **D** E

Ultra-transformation : 1 2 3 **4**

Impact planète : FAIBLE **MOYEN** FORT

Avantages
Contient des pigments antioxydants, du potassium et du magnésium (qui réduisent les risques cardiovasculaires).

Inconvénients
Produit contenant de la théine.

ASTUCES ET/OU ASSOCIATION

Attention à la consommation de théine et aux versions industrielles très sucrées. À réaliser plutôt soi-même !

Présence de **macronutriments** pour 100 g

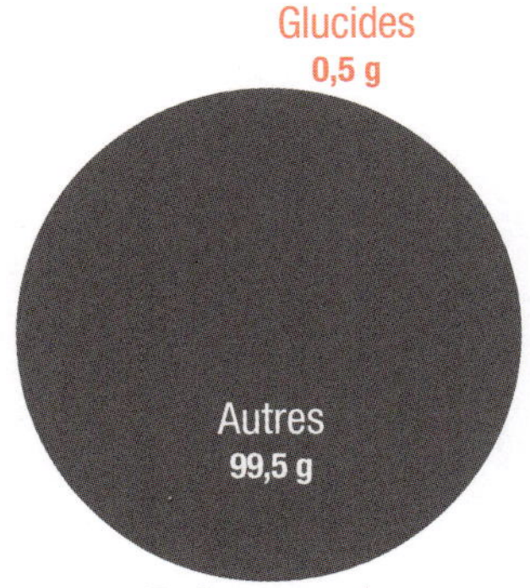

Présence de **micronutriments**

Élevé
Moyen
→ **Faible**

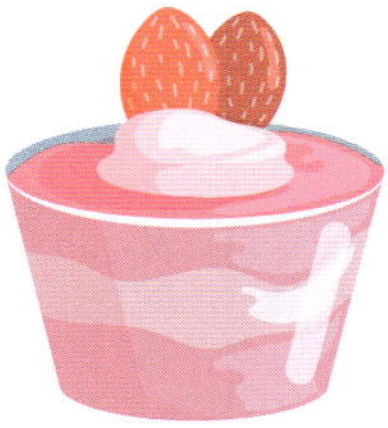

Desserts de restaurant

Le dessert est un incontournable pour bien terminer son repas, tant au niveau de notre santé (en raison de la satiété du sucre) que pour notre petit plaisir. Mais attention : à choisir, il vaut mieux **éviter d'en consommer au dîner** !

QUEL DESSERT CHOISIR ?

Choisissez plutôt un **bon dessert classique** plutôt que les versions XXL des cafés gourmands que l'on trouve aujourd'hui (avec des mini-parts industrielles, dans vos restaurants) qui dépassent souvent l'addition calorique d'un dessert traditionnel !

Ne vous privez pas d'une crème brûlée, d'un fondant au chocolat, d'un flan, d'une mousse au chocolat, d'une île flottante ou d'une crème caramel. Ils ont tous la même composition, ou presque, en termes de sucre et de gras. Choisir sera une affaire de goût. Pour ma part, la crème caramel de mon enfance a ma préférence si c'est la recette « maison » du chef !

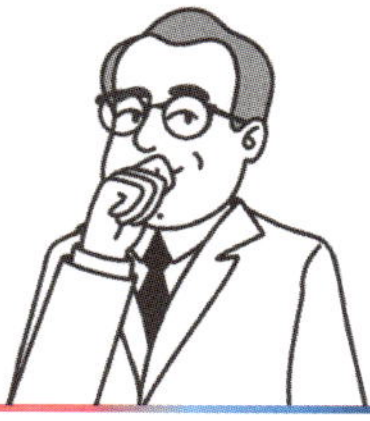

CRÈME BRÛLÉE

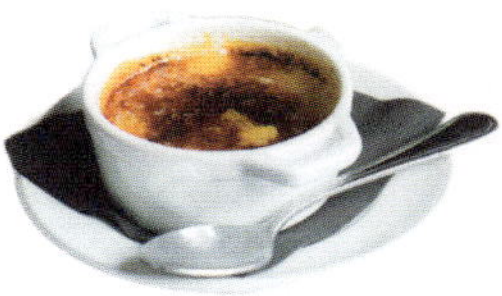

SCORE NUTRI-SANTÉ

À LIMITER			GOURMAND À CALIBRER		QUOTIDIEN À CALIBRER			À VOLONTÉ	
1	2	3	**4**	5	6	7	8	9	10

Pour une prévention santé (cancer, maladie cardiovasculaire, diabète, etc.)

MON ORDONNANCE ALIMENTAIRE

Portions
Seniors : 180 g
Adultes : 180 g
Enfants : 125 g

Fréquence
1 ou 2 fois par mois

Énergie/100 g
300 kcal

Énergie/portion
500 kcal

Équivalent dépenses
2 h 30 de musculation
ou
1 h 15 de jogging

Nutri-Score : A B C **D** E

Ultra-transformation : 1 2 **3** 4

Impact planète : FAIBLE MOYEN **FORT**

Avantages
C'est un produit plaisir qui comprend des protéines de bonne qualité.

Inconvénients
Riche en matières grasses et en sucre.

ASTUCES ET/OU ASSOCIATION

Une meilleure option gourmande de fin de repas à choisir à la place d'une pâtisserie.
Idéale en mini-portion dans un café gourmand.

Présence de **macronutriments** pour 100 g

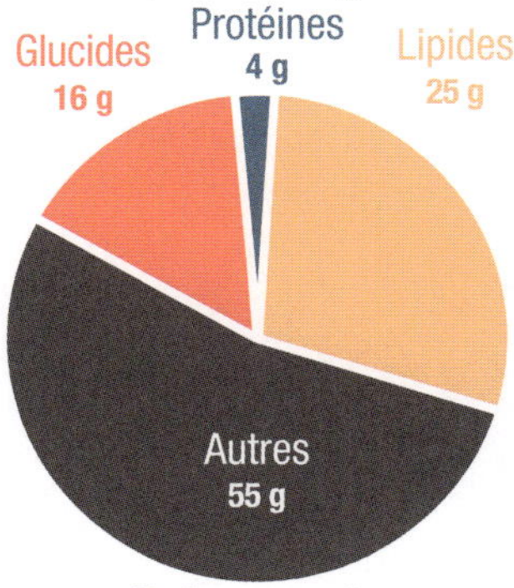

Présence de **micronutriments**

- Élevé
- → **Moyen**
- Faible

Par respect pour la planète, il vaut mieux éviter de prendre des desserts à base de fruits lorsque ce n'est pas la saison, comme les fruits rouges en hiver par exemple. Et, bien souvent, si je ne finis pas mon dessert, je le partage avec mon épouse ou je le garde pour plus tard !

LE CONSEIL

du Pr David Khayat

L'astuce est de **bien anticiper au début du repas**, pour garder une « petite place » pour le dessert, en limitant votre consommation de pain mais aussi les autres grignotages, comme les cacahuètes ou les olives que l'on dévore en prenant l'apéritif.

ET LE CAFÉ GOURMAND ?

Les compositions les plus courantes sont réalisées à partir de mini-fondants au chocolat, mini-crèmes brûlées, petite verrine de panna cotta, fine part de tarte aux fruits, mini-salade de fruits, boule de glace, ou encore macaron.

Moins culpabilisant qu'un dessert (la notion trompeuse de « mini-portions »), le café gourmand permet aussi un **gain de temps en étant servi avec le café**. Mais attention, il faudra veiller à deux choses :

1) que **la fabrication soit « maison »** et que l'on ne vous serve pas des mignardises industrielles pleines d'additifs ;

2) que l'on vous serve **trois composantes complémentaires**, par exemple : un mini-gâteau, une panna cotta et une salade de fruits frais.

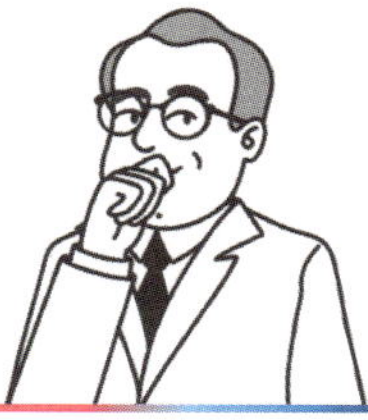

MOUSSE AU CHOCOLAT

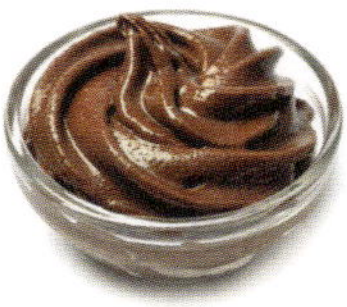

SCORE NUTRI-SANTÉ

À LIMITER			GOURMAND À CALIBRER		QUOTIDIEN À CALIBRER			À VOLONTÉ	
1	2	3	**4**	5	6	7	8	9	10

Pour une prévention santé (cancer, maladie cardiovasculaire, diabète, etc.)

MON ORDONNANCE ALIMENTAIRE

Portions
Seniors : 80 g
Adultes : 80 g
Enfants : 50 g

Fréquence
1 ou 2 fois par mois

Énergie/100 g
160 kcal

Énergie/portion
130 kcal

Équivalent dépenses
40 min de marche

Nutri-Score : A B C **D** E

Ultra-transformation : 1 2 **3** 4

Impact planète : FAIBLE MOYEN **FORT**

Avantages
Plaisir gustatif avec un bon apport en magnésium.

Inconvénients
Riche en matières grasses.
Produit sucré.
Impact négatif sur la planète à cause du cacao.

ASTUCES ET/OU ASSOCIATION

Un dessert incontournable à la maison ou au restaurant, mais attention à limiter les portions.
À associer à des fruits, par exemple des suprêmes d'agrumes.

Présence de **macronutriments** pour 100 g

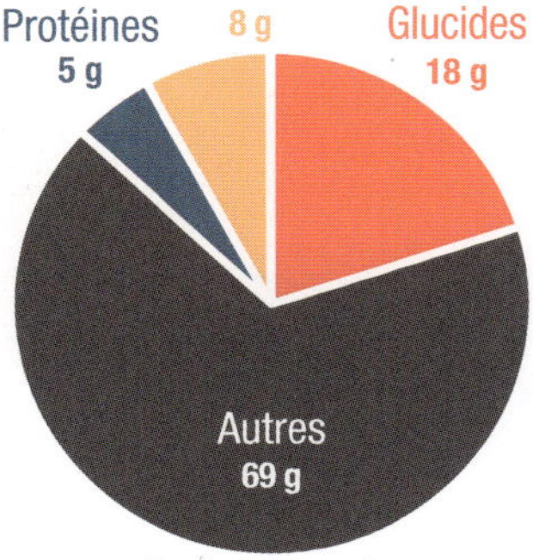

Présence de **micronutriments**

- Élevé
- → **Moyen**
- Faible

Si c'est le cas, effectivement c'est un choix plus « diététique », et sans vous priver, vous maîtrisez votre consommation et accompagnez ceux qui n'auront aucune culpabilité à déguster un dessert classique.

“ La petite histoire

Le café gourmand est devenu populaire en France à partir des années 1990. Il est difficile de retracer son origine exacte, car il s'agit d'une évolution naturelle de la culture du café et de la gastronomie française, et notamment de la pratique qui voulait que l'on serve gratuitement un assortiment de mignardises à la fin du repas.

Cependant, le café gourmand est souvent associé aux restaurants et cafés français qui ont cherché à offrir une expérience culinaire plus variée et créative aux clients. Ainsi par exemple de l'association entre Bernard Boutboul et Hervé Gourlaouen.

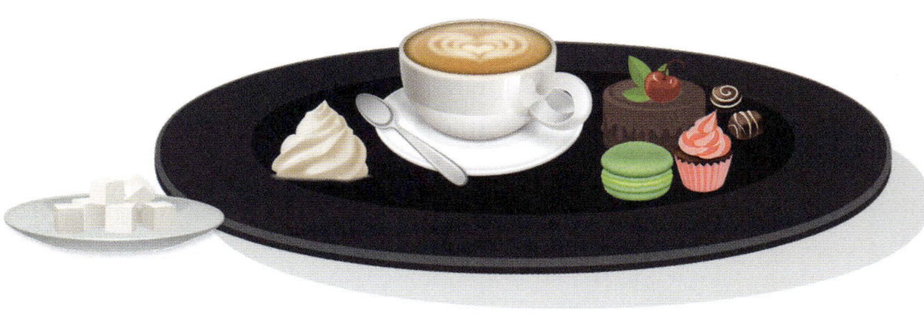

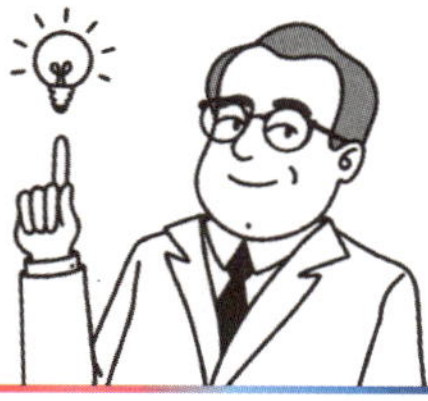

FLAN

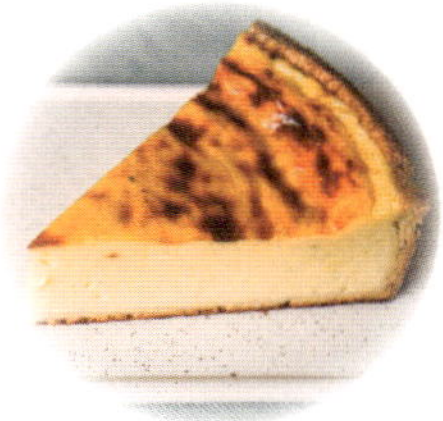

SCORE NUTRI-SANTÉ

À LIMITER | GOURMAND À CALIBRER | QUOTIDIEN À CALIBRER | À VOLONTÉ

1 2 3 4 5 **6** 7 8 9 10

Pour une prévention santé (cancer, maladie cardiovasculaire, diabète, etc.)

MON ORDONNANCE ALIMENTAIRE

Portions
Seniors : 125 g
Adultes : 125 g
Enfants : 90 g

Fréquence
2 ou 3 fois par mois

Énergie/100 g
200 kcal

Énergie/portion
250 kcal

Équivalent dépenses
1 h de volley-ball
ou
1 h de yoga

Nutri-Score : A B **C** D E

Ultra-transformation : 1 2 **3** 4

Impact planète : FAIBLE MOYEN FORT

Avantages
Riche en calcium et en protéines de bonne qualité.

Inconvénients
Produit riche en sucre et en graisse.

ASTUCES ET/OU ASSOCIATION

Le flan est un dessert consensuel ! À vous de trouver la meilleure recette maison ou de boulangerie (moi, celle de Mamiche !). Attention, les portions proposées sont souvent plus importantes que celles qui sont recommandées.

Présence de **macronutriments** pour 100 g

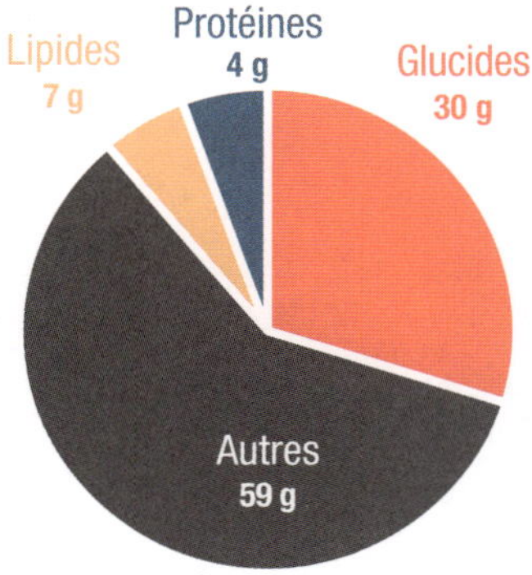

Présence de **micronutriments**

Élevé
Moyen
→ Faible

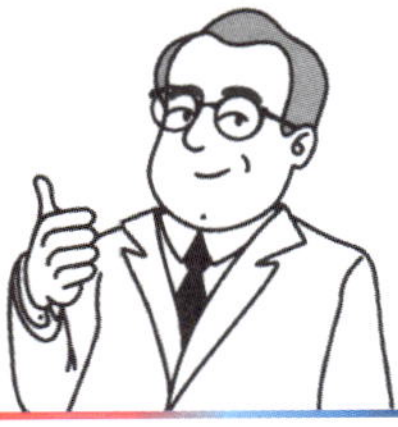

ÎLE FLOTTANTE

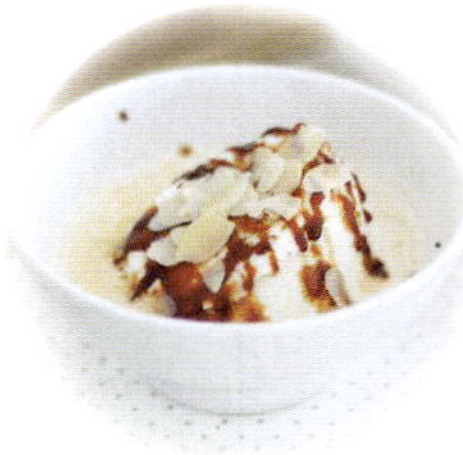

SCORE NUTRI-SANTÉ

À LIMITER		GOURMAND À CALIBRER			QUOTIDIEN À CALIBRER		À VOLONTÉ		
1	2	3	4	5	6	**7**	8	9	10

Pour une prévention santé (cancer, maladie cardiovasculaire, diabète, etc.)

MON ORDONNANCE ALIMENTAIRE

Portions
Seniors : 125 g
Adultes : 125 g
Enfants : 100 g

Fréquence
3 ou 4 fois par semaine (alternative aux produits laitiers)

Énergie/100 g
140 kcal

Énergie/portion
175 kcal

Équivalent dépenses
45 min de marche

Nutri-Score : A B **C** D E

Ultra-transformation : 1 2 **3** 4

Impact planète : **FAIBLE** MOYEN FORT

Avantages
Contient des protéines de bonne qualité.
Dessert gourmand non calorique.

Inconvénients
Produit sucré.
Peu rassasiant.

ASTUCES ET/OU ASSOCIATION

Très bon dessert grâce à une composition équilibrée en sucres et en protéines, finalement assez léger !

Présence de **macronutriments** pour 100 g

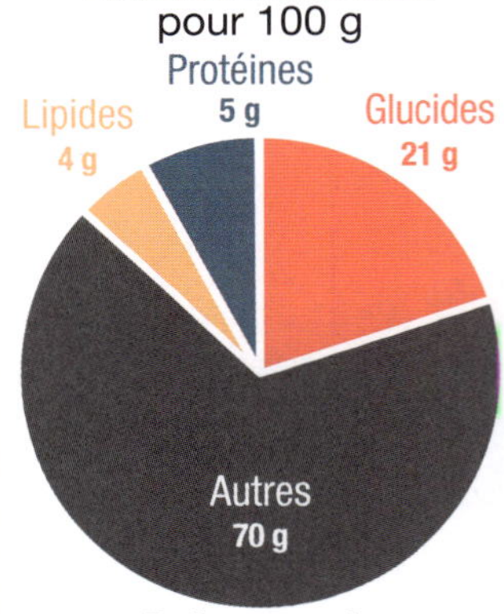

Présence de **micronutriments**

- Élevé
- Moyen
- → **Faible**

OPTEZ POUR DES FRUITS

En guise de dessert, le plus simple et bénéfique pour notre santé ainsi que pour notre planète, afin d'atteindre notre fameux mantra de « cinq fruits et légumes par jour », est le **fruit de saison, surtout local**.

N'hésitez pas à consulter le compte Instagram **@lesfruitsetlegumesfrais** où sont exposés chaque mois les légumes et fruits de saison parfaits pour notre alimentation et ceux qui sont les plus abordables.

Calendrier non exhaustif de légumes et fruits de saison :

Printemps	Été	Automne	Hiver
Fraise	Pêche	Prune	Mandarine
Radis	Melon	Poire	Poireau
Concombre	Framboise / cerise	Raisin	Chou-fleur

Il y a aujourd'hui dans de nombreuses régions des fermes qui permettent de venir soi-même cueillir ses fruits et légumes. C'est une bonne idée de sortie en famille où vos enfants s'amuseront à les reconnaître. Les fruits sont très **faciles à cuisiner**, ainsi vous pouvez réussir une belle salade de fruits ou un délicieux dessert **comme un crumble ou une tarte**.

Nous vous conseillons également de jeter un œil à l'association « Les enfants cuisinent ». Fondée en 2011 par Olivier Chaput, un chef cuisinier, elle a pour but d'éduquer et de participer à l'éveil de vos enfants concernant les aliments. Vos petits chefs en herbe sauront ainsi apprécier les saveurs des aliments et prendre de bonnes habitudes pour leur santé.

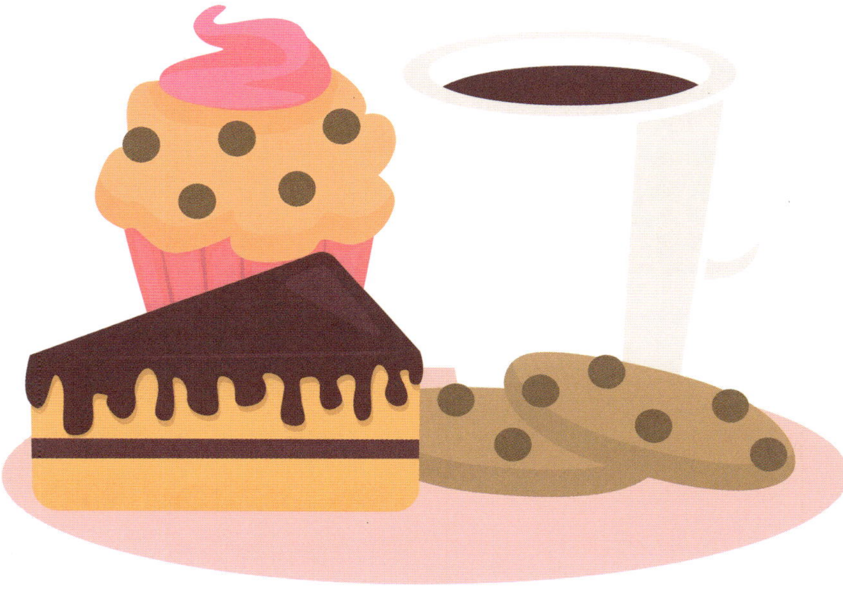

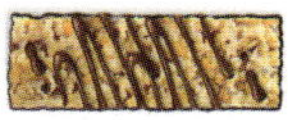

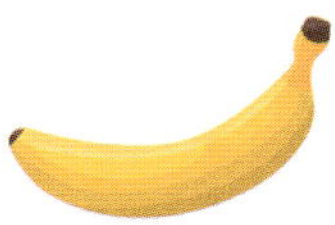

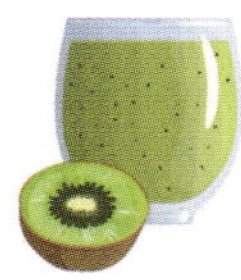

LE GOÛTER

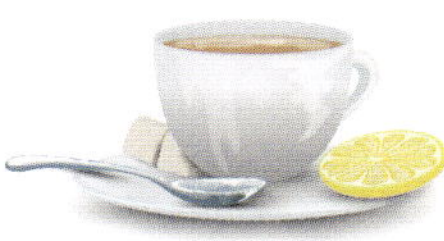

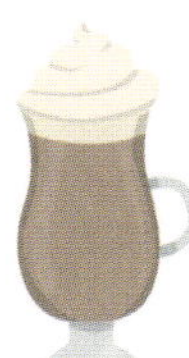

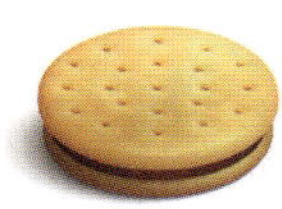

UNE PAUSE INDISPENSABLE

Cette pause gourmande est nécessaire pour notre santé. Le goûter est **indispensable** à l'équilibre alimentaire de nos enfants et de nos adolescents en pleine croissance. **Mais il l'est tout autant pour les adultes** qui veulent mieux maîtriser leurs apports caloriques quotidiens !

Petit en-cas ou vrai intermède, le goûter nous permet de **faire le plein d'énergie** pour affronter la seconde partie de l'après-midi et nous évite de grignoter en attendant le dîner !

LES INGRÉDIENTS D'UN BON GOÛTER

Comme le petit déjeuner, le goûter peut être constitué de **trois ingrédients** (à déguster dans cet ordre pour ne pas abuser des gâteaux, qui restent très caloriques) :

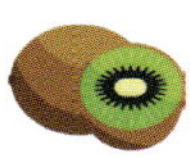

1) un **fruit** : c'est la valeur sûre, et c'est encore mieux lorsqu'il est de saison (en plus il est facile à emporter et peut se déguster n'importe où) ;

2) un **produit laitier** : un yaourt ou un morceau de fromage ;

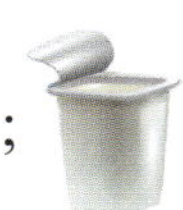

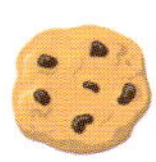

3) un **produit céréalier** ou quelques biscuits.

Pour répondre parfaitement aux attentes de notre corps, **le morceau de pain avec quelques carrés de chocolat**, le fameux goûter de notre enfance, reste une excellente idée. Les glucides complexes du pain, s'il n'est pas trop blanc, apportent de l'énergie, et le chocolat du magnésium.

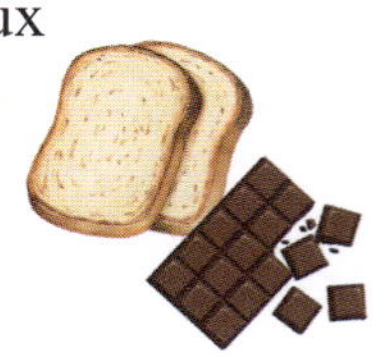

Bien sûr, il y a aussi **les petits pains au chocolat** du boulanger, plus riches, ou les biscuits fourrés, très caloriques… Rien n'est interdit, à condition de varier chaque jour !

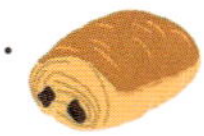

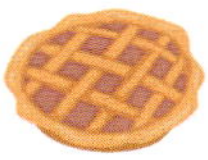

Et pourquoi pas faire un peu de cuisine pour déguster un **gâteau maison** à base de fruits de saison ?

QUELS ARBRES DANS SON JARDIN ?

L'idéal, bien sûr, est de récolter les fruits de son jardin lorsque l'on en a un. On peut ensuite faire un atelier pâtisserie avec ses enfants.

Framboisiers, fraisiers et myrtilliers sont faciles à faire pousser. Leurs fruits rouges peuvent être utilisés dans des tartes, des salades de fruits, des compotes ou des confitures. La pomme golden pousse presque toute l'année et peut être introduite de nombreuses manières dans vos repas. La rhubarbe, un peu acidulée, peut aussi garnir à très bon escient une belle tarte.

Ce faisant vous éviterez les produits du supermarché parfois cultivés avec des pesticides et vous cuisinerez votre repas de A à Z !

Un goûter simple et équilibré complète parfaitement votre alimentation !

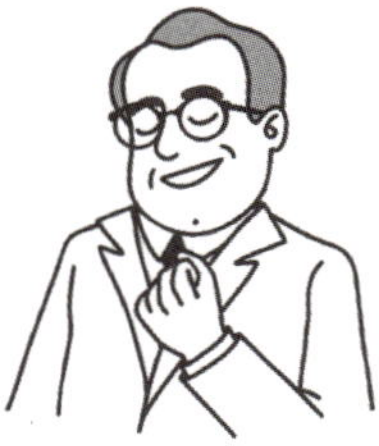

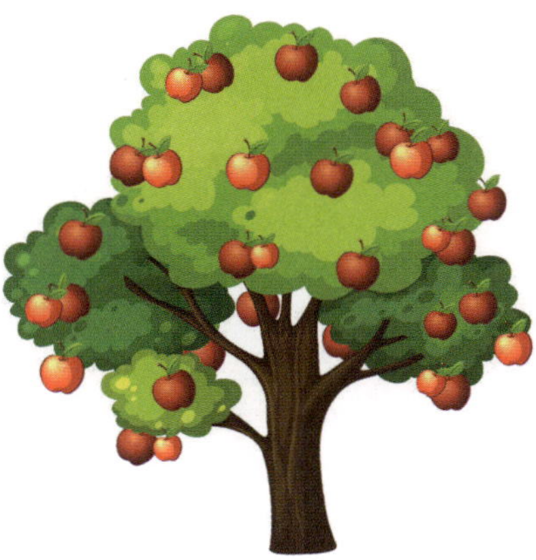

Biscuits du goûter

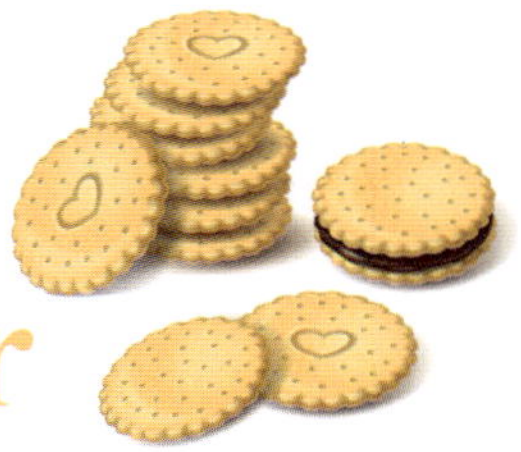

Les biscuits qui font les joies de nos goûters sont élaborés à partir de **quelques ingrédients principaux simples** : de la farine, des matières grasses, des œufs, du sucre et du lait. Mais d'autres aliments peuvent parfois enrichir certains biscuits pour en multiplier les saveurs.

On pense aux **fruits**, appréciés sous toutes leurs formes : fruits frais, fruits secs, fruits confits ou en marmelade, que l'on retrouve en garniture dans certaines tartelettes ou goûters fourrés. Mais aussi au **chocolat**, un incontournable, utilisé en pépites dans les cookies, en pâte dans les marbrés, en enrobage ou en tablettes !

Aujourd'hui, en France, on compte près **de 80 familles de biscuits et de gâteaux**. Chacune a sa petite histoire, ancrée dans la tradition gastronomique d'une région, dans sa culture et dans son patrimoine. À chaque ville sa spécialité : les galettes de Pont-Aven, les petits-beurre nantais, les lunettes de Romans… Autant de recettes d'une grande diversité, qui ne sont pas sans nous rappeler les goûters de notre enfance, galettes au beurre de Bretagne, canistrelli corses…

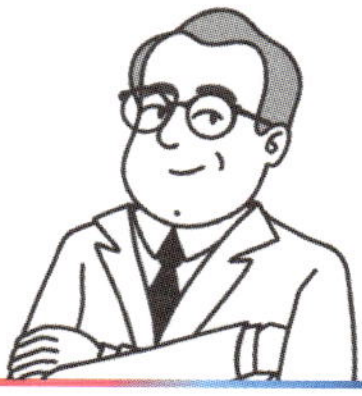

GALETTES PUR BEURRE

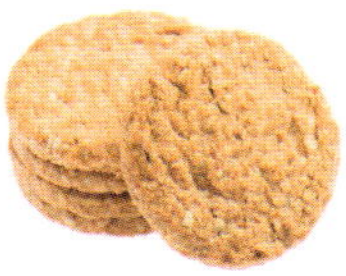

SCORE NUTRI-SANTÉ

À LIMITER | GOURMAND À CALIBRER | QUOTIDIEN À CALIBRER | À VOLONTÉ

1 2 3 4 **5** 6 7 8 9 10

Pour une prévention santé (cancer, maladie cardiovasculaire, diabète, etc.)

MON ORDONNANCE ALIMENTAIRE

Portions
Seniors : 2-3 galettes*
Adultes : 3-4 galettes*
Enfants : 2-3 galettes*

** Le poids d'une galette est de 10 g.*

Fréquence
2 fois par semaine au goûter ou en dessert

Énergie/100 g
470 kcal

Énergie/portion
124 kcal

Équivalent dépenses
4 min de corde à sauter
ou
40 min de vélo
ou
40 min de marche

A B C D **E** Nutri-Score

1 2 **3** 4 Ultra-transformation

FAIBLE **MOYEN** FORT Impact planète

Avantages
Énergie facilement disponible.

Inconvénients
Contiennent beaucoup d'acides gras saturés.

ASTUCES ET/OU ASSOCIATION

Comme tous les biscuits, les galettes sont très caloriques, mais à préférer pour leur composition simple ! Attention à la quantité. À associer avec une crème dessert ou une salade de fruits.

Présence de **macronutriments** pour 100 g

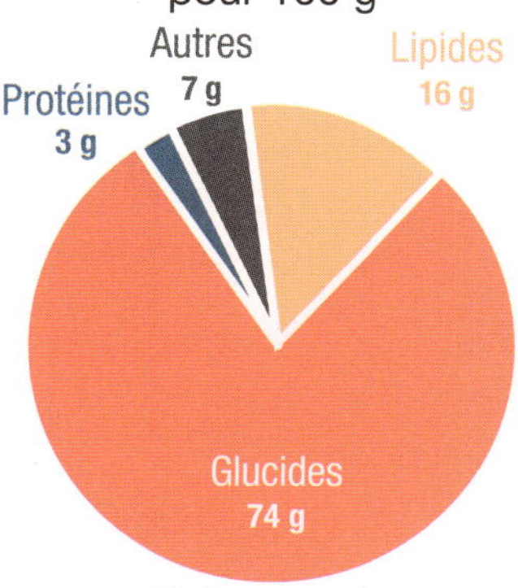

Présence de **micronutriments**

Élevé
→ **Moyen**
Faible

Composées de 15 % de beurre, les galettes bretonnes au beurre apportent de nombreuses vitamines à notre corps mais aussi beaucoup de calories si l'on en consomme tous les jours.

LE PARFUM DE L'ENFANCE

Pour préserver notre santé, les biscuits doivent rester des **produits plaisir**. Leur valeur énergétique étant élevée, il faut éviter de laisser les enfants en consommer chaque jour. Par ailleurs, variez la composition de leur goûter, vous leur permettrez ainsi de développer leur goût.

Le mode de cuisson des biscuits provoque souvent un **appauvrissement en eau mais aussi en fibres** (surtout si la farine utilisée n'est pas complète !). Leur quantité en protéines est minime, mais ils sont **riches en sucre et en matières grasses**, ce qui doit nous inciter à veiller à leur composition.

COMPOSITION

A. **Gâteaux fourrés aux fruits**

Ingrédients : sucre, farine, beurre, œufs, fruits.

B. **Gâteaux secs**

Ingrédients : farine, sucre, beurre, œufs, levure.

C. **Madeleine et gâteaux moelleux**

Ingrédients : sucre, farine, levure, beurre, lait, œuf.

D. **Gâteaux fourrés au chocolat**

Ingrédients : farine, beurre, levure, œufs, chocolat.

E. **Biscuits feuilletés**

Ingrédients : farine T45, farine T55, sel, eau, beurre, sucre.

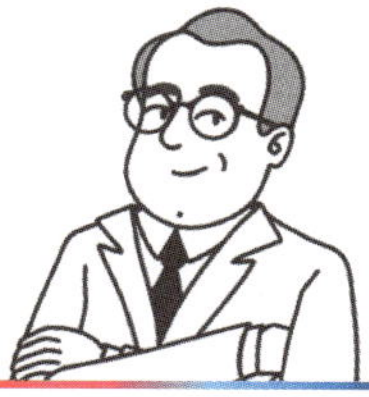

MADELEINE

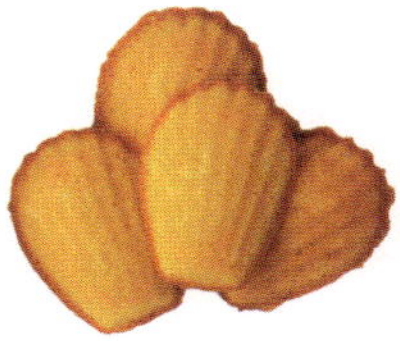

SCORE NUTRI-SANTÉ

À LIMITER		GOURMAND À CALIBRER			QUOTIDIEN À CALIBRER			À VOLONTÉ	
1	2	3	4	**5**	6	7	8	9	10

Pour une prévention santé (cancer, maladie cardiovasculaire, diabète, etc.)

MON ORDONNANCE ALIMENTAIRE

Portions
Seniors : 1 ou 2*
Adultes : 1 ou 2*
Enfants : 1*

** Le poids d'une madeleine est de 25 g.*

Fréquence
2 ou 3 fois par mois

Énergie /100 g
459 kcal

Énergie /portion
225 kcal

Équivalent dépenses
40 min de jardinage
ou
1 h de basket
ou
1 h 10 de marche

Nutri-Score : A B C **D** E

Ultra-transformation : 1 2 **3** 4

Impact planète : FAIBLE **MOYEN** FORT

Avantages
Fournit de l'énergie à l'organisme.
Apporte du plaisir gustatif.

Inconvénients
Produit sucré.
Contient des acides gras saturés.

ASTUCES ET/OU ASSOCIATION

Comme pour Marcel Proust, une gourmandise au parfum de l'enfance.
À associer avec une crème dessert, un fruit ou un verre de lait pour un trio parfaitement équilibré !

Présence de **macronutriments** pour 100 g

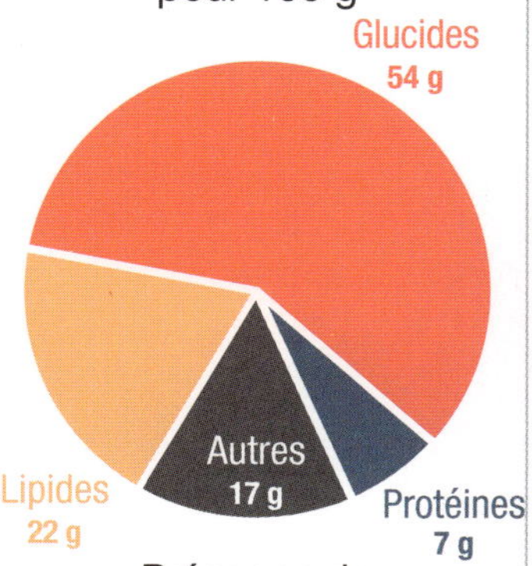

Présence de **micronutriments**
- Élevé
- Moyen
- → **Faible**

LES APPORTS CALORIQUES

	Calories pour 100 g	Calories pour 1 biscuit	Quantités recommandées pour un goûter occasionnel		Nutri-Score	Score SIGA
			Enfants	Adultes		
Gâteaux fourrés aux fruits *(Figolu)*	399 kcal	64 kcal/ 16 g	2 ou 3 gâteaux	3 ou 4 gâteaux	D	7
Gâteaux secs *(Petits-beurre)*	435 kcal	36 kcal/ 8,3 g	4 ou 5 gâteaux	6 ou 7 gâteaux	E	7
Madeleines	459 kcal	115 kcal/ 25 g	1 ou 2 gâteaux	1 ou 2 gâteaux	D	6
Gâteaux fourrés au chocolat *(Choco)*	475 kcal	95 kcal/ 20 g	1 ou 2 gâteaux	2 ou 3 gâteaux	D	7
Biscuits feuilletés *(Palmito)*	547 kcal	45 kcal/ 8,3 g	1 ou 2 gâteaux	1 ou 2 gâteaux	E	7

Alors, entre tous ces biscuits, comment choisir ? Il vaut mieux privilégier **les biscuits aux fruits** car ils sont bien meilleurs pour la santé de nos enfants. La place du chocolat, à mon avis, est devenue trop importante…

Le piège des biscuits est leur valeur calorique, qui, pour 100 g, est élevée. En outre, ils sont souvent ultra-transformés. N'hésitez pas à les consommer de façon occasionnelle, comme un dessert, lors d'un café gourmand par exemple. Sinon, **choisissez des biscuits peu transformés**, dont la composition est proche de celles des biscuits faits maison.

LE CONSEIL

du Pr David Khayat

Privilégiez **des biscuits aux listes d'ingrédients courtes** (comme les galettes au beurre), variez les céréales et faites attention aux portions. N'hésitez pas à tester les innovations des start-up afin de découvrir de nouveaux ingrédients moins néfastes pour l'environnement.
Ma petite astuce : **dégustez toujours la touche plaisir**, le produit le plus calorique, **en dernier.**

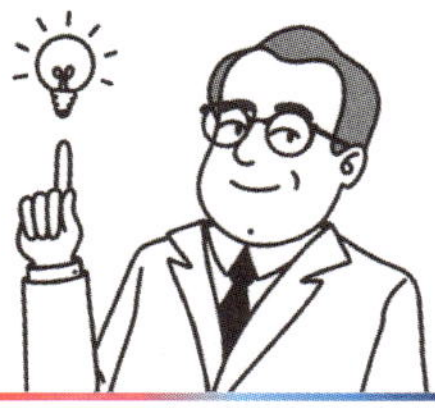

PETIT CAKE FOURRÉ (FRUITS)

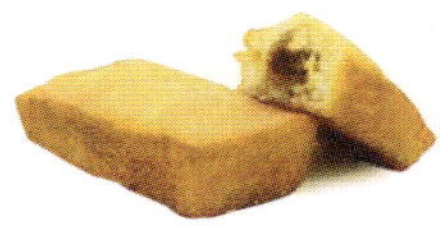

SCORE NUTRI-SANTÉ

À LIMITER | GOURMAND À CALIBRER | QUOTIDIEN À CALIBRER | À VOLONTÉ

1 2 3 4 5 **6** 7 8 9 10

Pour une prévention santé (cancer, maladie cardiovasculaire, diabète, etc.)

MON ORDONNANCE ALIMENTAIRE

Portions
Seniors : 1 cake*
Adultes : 1 ou 2 cakes*
Enfants : 1 cake*
** Le poids d'un cake est de 30 g.*

Fréquence
2 ou 3 fois par semaine

Énergie/100 g
Environ 400 kcal

Énergie/portion
240 kcal

Équivalent dépenses
1 h de jardinage
ou
25 min de tennis
ou
1 h 15 de marche

A B C **D** E Nutri-Score

1 2 3 **4** Ultra-transformation

FAIBLE MOYEN FORT Impact planète

Avantages
Facile à transporter dans son sac.

Inconvénients
Calorique et ultra-transformé.
Apporte peu de nutriments.

ASTUCES ET/OU ASSOCIATION

Il vaut mieux les faire à la maison car les versions industrielles sont souvent ultra-transformées.

Présence de **macronutriments** pour 100 g

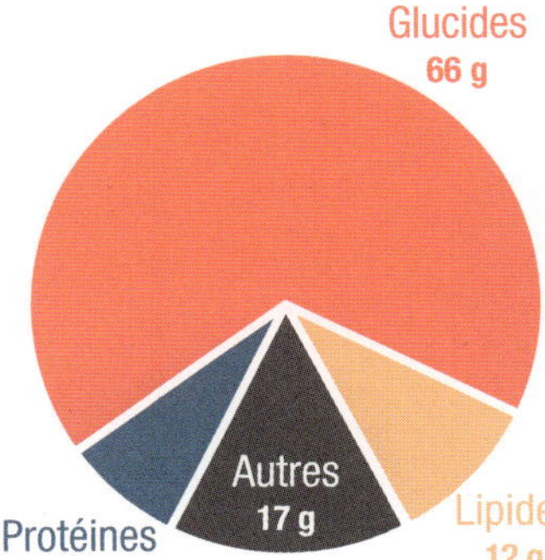

Présence de **micronutriments**

Élevé
→ Moyen
Faible

BISCUITS DIÉTÉTIQUES ET DE START-UP

Contrairement aux idées reçues, **les biscuits diététiques ne sont pas moins caloriques que les autres**. L'adjectif « diététique » tient au fait que leur composition correspond à un régime particulier :

– les ingrédients sont bio ;
– la teneur en sucre ou en matières grasses et/ou en sel a été réduite ;
– ils sont sans sucres ajoutés ou sans gluten ;
– ils ont un apport en fibres.

En vérité, **il n'y a pas d'intérêt spécifique à consommer des biscuits diététiques** en remplacement d'autres biscuits ou gâteaux. Seules les personnes sujettes à des allergies ou à des intolérances alimentaires peuvent y trouver un avantage.

En revanche, ces dernières années, certaines start-up de la food-tech ont développé de nouveaux types de biscuits à partir d'ingrédients inattendus. Ainsi, la marque Petit Côté propose **des biscuits faits à partir de légumes**, moins sucrés, moins gras et plus riches en fibres et nutriments. D'autres intègrent **des légumineuses** (comme la farine de pois chiches, de lentilles, etc.), ce qui augmente l'apport en protéines.

« La petite histoire du biscuit

Les biscuits, également connus sous le nom de cookies, ont une longue histoire remontant à l'Antiquité. Les premiers biscuits étaient cuits au four en mélangeant des ingrédients de base tels que la farine, le miel et les épices. Les Romains et les Égyptiens fabriquaient déjà des biscuits semblables aux biscuits actuels. Au Moyen Âge, les biscuits étaient populaires parmi les marins et les voyageurs en raison de leur longue durée de conservation. Au fil des siècles, les techniques de fabrication et les recettes ont évolué, permettant d'obtenir une grande variété de biscuits avec des ingrédients et des saveurs différentes.

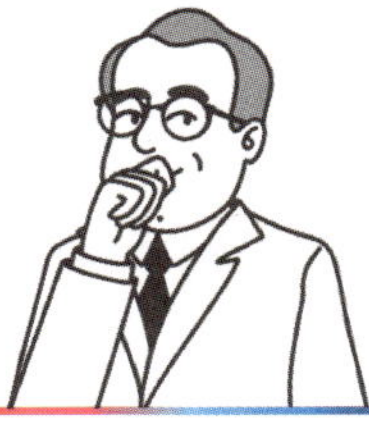

BISCUITS DIÉTÉTIQUES

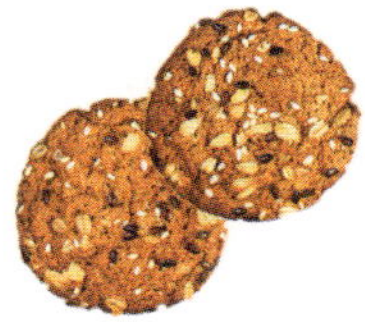

SCORE NUTRI-SANTÉ

À LIMITER | GOURMAND À CALIBRER | QUOTIDIEN À CALIBRER | À VOLONTÉ

1 2 3 **4** 5 6 7 8 9 10

Pour une prévention santé (cancer, maladie cardiovasculaire, diabète, etc.)

MON ORDONNANCE ALIMENTAIRE

Portions
Seniors :
1 ou 2 biscuits
Adultes :
2 ou 3 biscuits
Enfants :
1 ou 2 biscuits

Fréquence
1 ou 2 fois par mois

Énergie/100 g
450 kcal

Énergie/portion
300 kcal

Équivalent dépenses
25 min de judo
ou
30 min de rameur

Nutri-Score : A **B** C D E

Ultra-transformation : 1 2 3 **4**

Impact planète : FAIBLE **MOYEN** FORT

Avantages
Contiennent moins de matières grasses et/ou de sucre que son équivalent non allégé.

Inconvénients
Présence d'additifs.

Présence de **macronutriments** pour 100 g

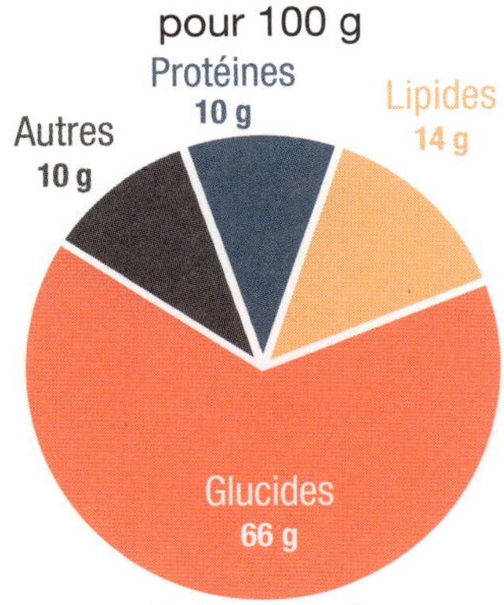

Présence de **micronutriments**

Élevé
→ **Moyen**
Faible

ASTUCES ET/OU ASSOCIATION

Il n'y a pas de différence calorique par rapport à des biscuits classiques mais ils sont souvent ultra-transformés pour obtenir une composition plus équilibrée. Évitez si vous n'avez pas d'allergies, de diabète ou d'intolérances.

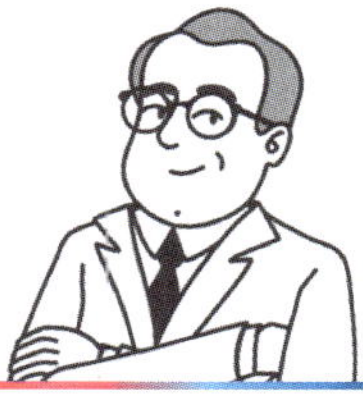

COOKIES START-UP

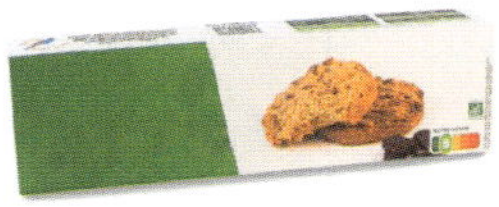

SCORE NUTRI-SANTÉ

À LIMITER				GOURMAND À CALIBRER	QUOTIDIEN À CALIBRER			À VOLONTÉ	
1	2	3	4	**5**	6	7	8	9	10

Pour une prévention santé (cancer, maladie cardiovasculaire, diabète, etc.)

MON ORDONNANCE ALIMENTAIRE

Portions
Seniors : 2 parts
Adultes : 1 part
Enfants : 1 part

Fréquence
2 ou 3 fois par mois maximum

Énergie/100 g
450 kcal

Énergie/portion
280 kcal

Équivalent dépenses
15 min de volley
ou
monter-descendre 5 fois les escaliers sur 3 étages

Nutri-Score : A **B** C D E

Ultra-transformation : 1 2 3 **4**

Impact planète : **FAIBLE** MOYEN FORT

Présence de **macronutriments** pour 100 g

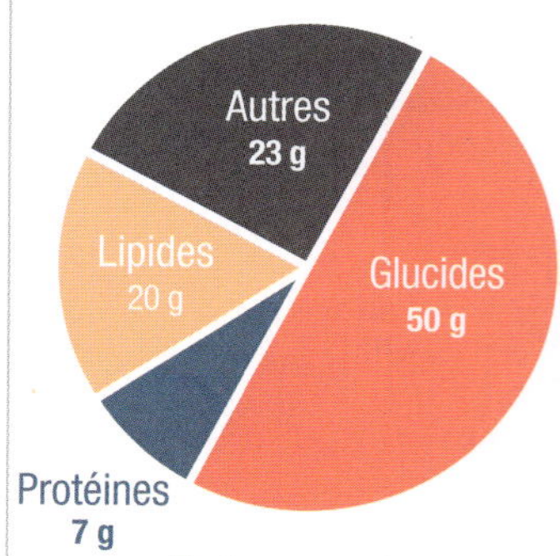

Présence de **micronutriments**

→ **Élevé**
Moyen
Faible

Avantages
Contiennent moins de matières grasses que les biscuits classiques.

Inconvénients
Attention à ne pas dépasser la portion indiquée.

ASTUCES ET/OU ASSOCIATION

Ils ne sont pas moins caloriques en revanche ces cookies contiennent des ingrédients plus vertueux, en particulier des légumineuses intéressantes.

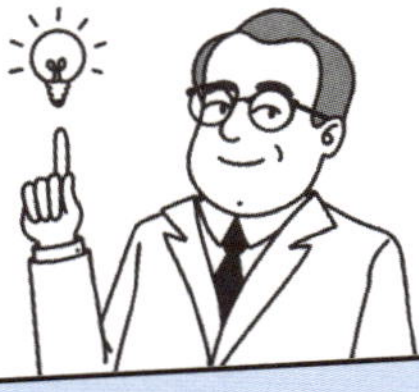

Zoom sur le nombre de repas

Manger équilibré, c'est l'assurance de rester en bonne santé et de conserver un poids adapté. Mais à partir de combien de repas avons-nous une bonne hygiène alimentaire ?

En France, nous avons l'habitude de répartir notre alimentation en trois repas principaux : le petit déjeuner, le déjeuner et le dîner. En réalité, il ne faut pas hésiter à ajouter deux autres pauses gourmandes :

- une **collation le matin autour de 10 h** si on se lève très tôt, afin de ne pas avoir faim en fin de matinée ;
- le **fameux « quatrième repas »** : le goûter n'est pas réservé qu'aux enfants. Il permet aussi aux adolescents et aux adultes d'éviter la fringale en fin d'après-midi et de ne pas préparer un dîner trop copieux qui pourrait perturber le sommeil.

Le tableau suivant nous montre comment répartir de façon optimale nos différents moments d'apport énergétique :

	ENFANTS	ADOLESCENTS	ADULTES
Petit déjeuner	15 à 25 % de l'AET*	15 à 25 % de l'AET	20 à 30 % de l'AET
Collation	5 % de l'AET	5 % de l'AET	5 % de l'AET
Déjeuner	30 à 40 % de l'AET	30 à 40 % de l'AET	35 à 45 % de l'AET
Goûter	10 à 20 % de l'AET	5 à 15 % de l'AET	5 % de l'AET
Dîner	20 à 30 % de l'AET	25 à 35 % de l'AET	30 à 40 % de l'AET

** Apport énergétique théorique.*

Barre de céréales

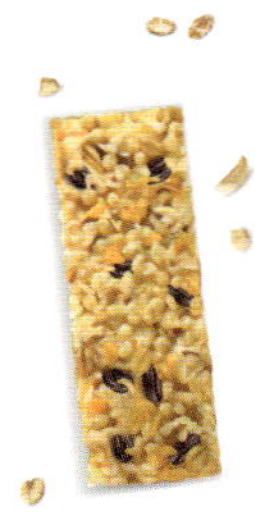

À l'origine, une barre de céréales est un biscuit composé d'avoine, de noisettes, de miel et/ou d'autres ingrédients. Aujourd'hui, on distingue trois types de barres :

1) les **barres « très » gourmandes**, souvent riches en calories et ultra-transformées : elles correspondent à une pause 100 % plaisir mais un peu coupable ;

2) les **barres de céréales faites pour le petit déjeuner**, souvent sucrées : un peu moins ultra-transformées, elles sont une source de fibres si elles comportent des céréales complètes ;

3) les **barres protéinées** : elles sont surtout un en-cas pour les sportifs. Elles contiennent toutes une grande quantité de sucre mais également un taux important de protéines.

Comment faire son choix ? Le meilleur moyen de distinguer les barres de céréales est de **comparer les calories par portion** (il y a parfois de vraies « bombes caloriques » !), car d'importantes différences existent. Les barres sucrées sont plutôt à prendre comme en-cas ou comme pause goûter. Celles protéinées peuvent facile-

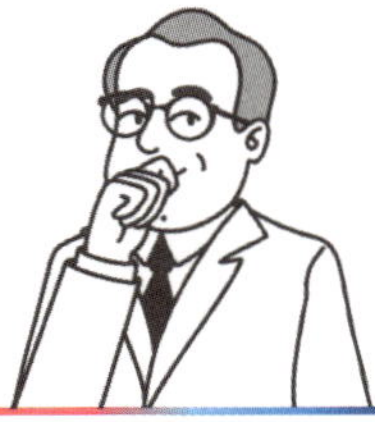

SCORE NUTRI-SANTÉ

BARRES DE CÉRÉALES AU CHOCOLAT

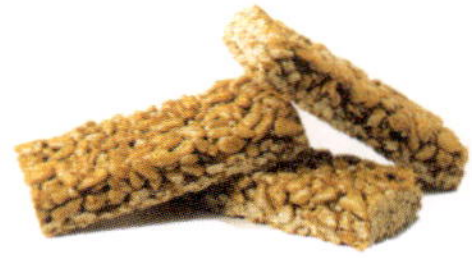

À LIMITER | GOURMAND À CALIBRER | QUOTIDIEN À CALIBRER | À VOLONTÉ

1 2 3 **4** 5 6 7 8 9 10

Pour une prévention santé (cancer, maladie cardiovasculaire, diabète, etc.)

MON ORDONNANCE ALIMENTAIRE

Portions
Seniors : 1 barre*
Adultes : 2 barres*
Enfants : 1 barre*
** Le poids d'une barre de céréales est de 30 g.*

Fréquence
1 ou 2 fois par mois

Énergie/100 g
530 kcal

Énergie/portion
340 kcal

Équivalent dépenses
Pour une barre de 100 kcal
30 min de squash
ou
1 h 40 de marche

A B C **D** E Nutri-Score

1 2 3 **4** Ultra-transformation

FAIBLE MOYEN **FORT** Impact planète

Avantages
Énergie facilement disponible.

Inconvénients
Contient beaucoup de sucres.
Présence d'additifs.

ASTUCES ET/OU ASSOCIATION

Un en-cas très concentré en calories, souvent trop sucré voire ultra-transformé. Vérifiez la composition et ne le consommez qu'en cas de réelle fringale !

Présence de **macronutriments** pour 100 g

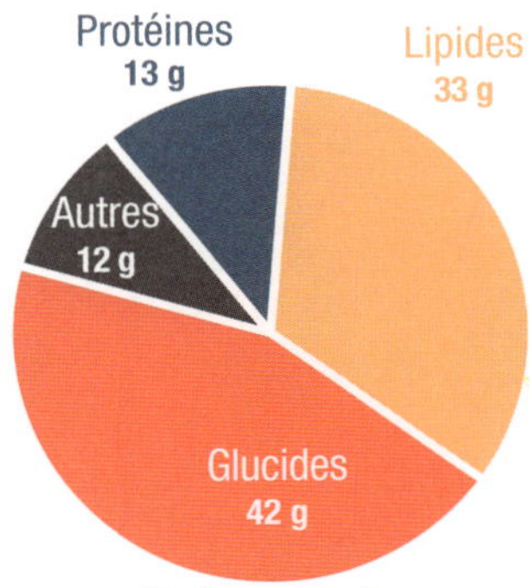

Présence de **micronutriments**

Élevé
→ **Moyen**
Faible

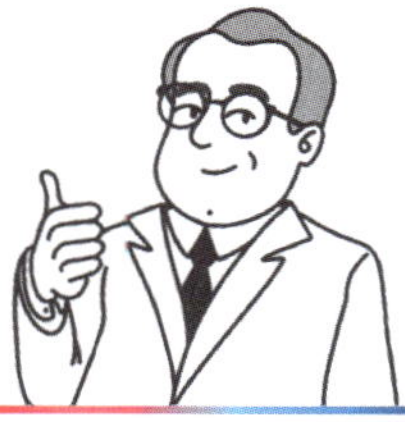

SCORE NUTRI-SANTÉ

BARRES DE CÉRÉALES COMPLÈTES

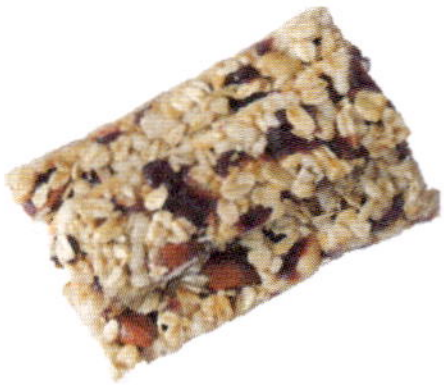

À LIMITER — GOURMAND À CALIBRER — QUOTIDIEN À CALIBRER — À VOLONTÉ

1 2 3 4 5 6 **7** 8 9 10

Pour une prévention santé (cancer, maladie cardiovasculaire, diabète, etc.)

MON ORDONNANCE ALIMENTAIRE

Portions
Seniors : 1 barre*
Adultes : 2 barres*
Enfants : 1 barre*
** Le poids d'une barre de céréales est de 30 g.*

Fréquence
3 ou 4 fois par mois

Énergie/100 g
391 kcal

Énergie/portion
200 kcal

Équivalent dépenses
Pour une barre de 117 kcal
1 h 35 de ménage
ou
1 h de marche

Nutri-Score : A B C D E (A)

Ultra-transformation : 1 2 3 4 (4)

Impact planète : FAIBLE MOYEN FORT (FORT)

Avantages
Plus rassasiante qu'une barre classique.
Présence de fibres.

Inconvénients
Contient des additifs.
Beaucoup de sucres.

ASTUCES ET/OU ASSOCIATION

En version céréales complètes, ces barres sont meilleures pour votre santé mais restent quand même caloriques et ultra-transformés.

Présence de **macronutriments** pour 100 g

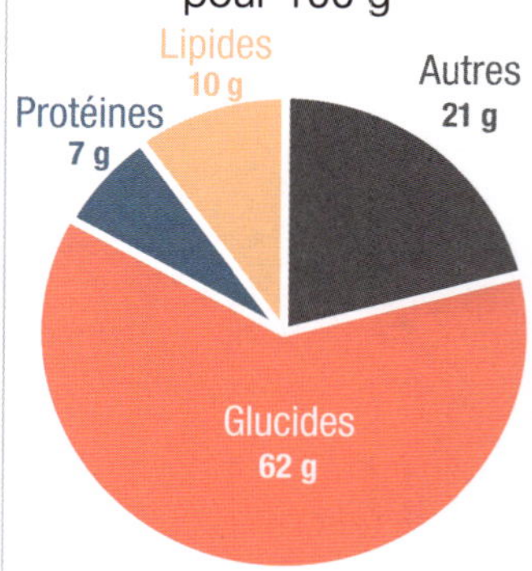

Présence de **micronutriments**

Élevé
→ Moyen
Faible

ment être consommées en substitut d'un repas ou lors d'une séance de sport. Dans tous les cas, il vaut mieux **privilégier la moins ultra-protéinée**, pour votre santé mais aussi pour le bien de la planète.

VALEURS NUTRITIONNELLES DES BARRES DE CÉRÉALES

	Calories pour 100 g	Kcal par barre	Protéines	Lipides	Glucides	Fibres
Gerlinéa : Crousti chocolat – 17 g	452 kcal	77 kcal/17 g	6 g	27 g	55 g dont sucre 1 g	9 g
Lu : Grany chocolat – 21 g	445 kcal	93 kcal/21 g	5,4 g	19 g	65 g dont sucre 24 g	4,4 g
Nature Valley : Crunch chocolat – 21 g	473 kcal	99 kcal/21 g	8,7 g	19,8 g	61,5 g dont sucre 26,8 g	7 g
Nestlé : Lion – 30 g	493 kcal	207 kcal/42 g	5,2 g	23 g	65,6 g dont sucre 51,2 g	1,4 g
Isostar : Reload Sport Bar – 40 g	377 kcal	151 kcal/40 g	25 g	9 g	50 g dont sucre 33 g	4,1 g
Kellogg's : Extra chocolat amandes – 32 g	530 kcal	170 kcal/32 g	13 g	33 g	42 g dont sucre 24 g	6,6 g
Mars – 51 g	449 kcal	209 kcal/45 g	4 g	16,6 g	70,2 g dont sucre 61,7 g	0 g
Twix – 25 g *(attention ces barres sont souvent vendues en lot de 2)*	493 kcal	123 kcal/25 g	4,4 g	24 g	65 g dont sucre 49 g	0 g
Kitkat – 10,4 g *(attention ces barres sont vendues par 4)*	514 kcal	54 kcal/10,4 g	7,8 g	26,8 g	58,5 g dont sucre 45,7 g	2,5 g

L'objectif principal de ces barres de céréales est de servir d'en-cas avant le prochain repas ou d'aider pendant une activité physique ou sportive. S'il faut bien faire attention au sucre contenu, les barres de céréales restent un choix préférable aux barres chocolatées.

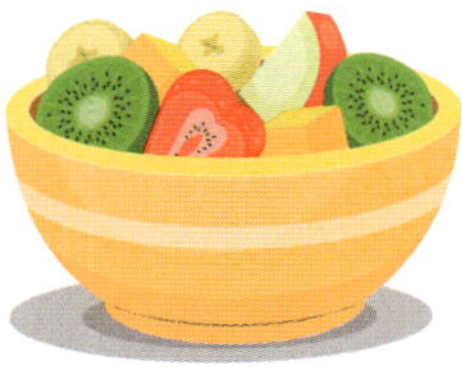

Salades de fruits et compotes

Bourvil la chantait avec gourmandise. Rafraîchissante, la salade de fruits est appréciable en été. Permettant de réutiliser nos fruits lorsqu'ils deviennent blets, a les mêmes avantages qu'eux : elle est riche en eau, **renforce notre flore intestinale grâce aux fibres** et se révèle peu calorique.

La seule erreur est d'ajouter du sucre, comme nous le faisons parfois avec les fraises. En effet, le sucre naturel étant déjà présent dans les fruits, nul besoin d'en mettre davantage. Pour rehausser la saveur, on peut penser en revanche au **vinaigre balsamique, au jus de citron ou à la cannelle**.

La salade de fruits permet de profiter du plaisir d'un goûter tout en échappant aux desserts et aux en-cas trop sucrés !

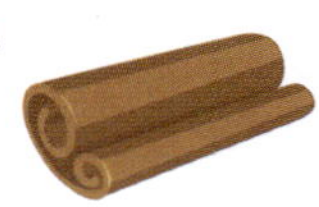

LE RISQUE DE LA COMPOTE

La compote est un mélange de fruits frais ou cuits et de sucre, servi comme dessert en France ou comme accompagnement en Europe du Nord et de l'Est, par exemple avec de la viande.

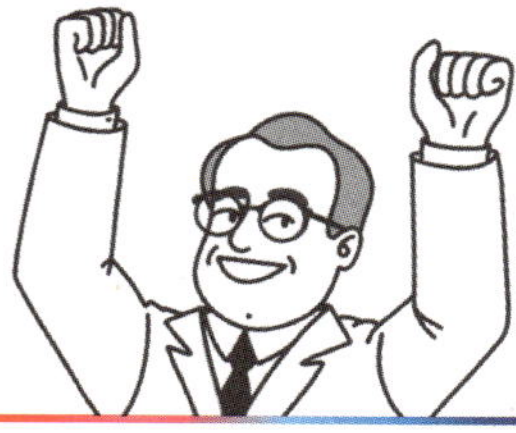

FRUITS MIXÉS

SCORE NUTRI-SANTÉ

À LIMITER | GOURMAND À CALIBRER | QUOTIDIEN À CALIBRER | À VOLONTÉ

1 2 3 4 5 6 7 8 9 **10**

Pour une prévention santé (cancer, maladie cardiovasculaire, diabète, etc.)

MON ORDONNANCE ALIMENTAIRE

Portions	Fréquence	Énergie/100 g	Équivalent dépenses
Seniors : 150 g Adultes : 150 g Enfants : 100 g	1 fois par jour	40 kcal **Énergie/portion** 60 kcal	10 min de roller ou 20 min de marche

A B C D E Nutri-Score : **A**

1 2 3 4 Ultra-transformation : **1**

FAIBLE MOYEN FORT Impact planète : **FAIBLE**

Avantages
Tous les bénéfices des fruits (micronutriments, fibres).

Inconvénients
Satiété moins importante (absence de mastication).

ASTUCES ET/OU ASSOCIATION

Vérifiez la provenance de vos fruits afin d'éviter les pesticides. Excellent score Nutri-Santé mais, en raison de la mastication, préférez les fruits entiers.

Présence de **macronutriments** pour 100 g

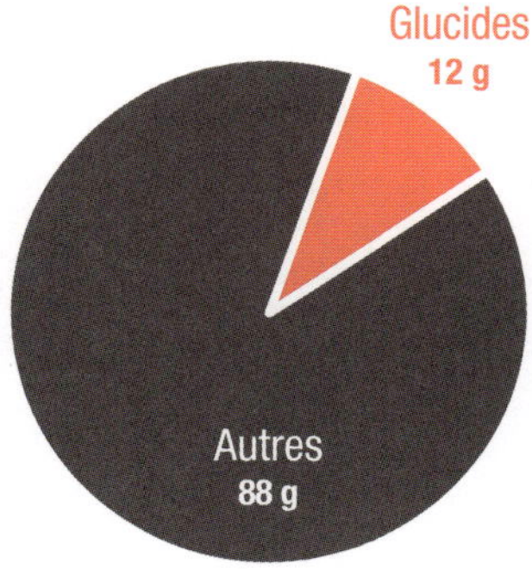

Présence de **micronutriments**

→ **Élevé**
Moyen
Faible

Aujourd'hui, il est d'usage de servir des fruits en purée ou en compote aux enfants. En effet, ils ont une préférence naturelle pour ce qui est sucré, gras et mou, et une aversion pour les légumes ou les fruits trop acides, amers ou astringents. Ce phénomène est connu sous le nom de « néophobie alimentaire » et atteint un pic entre 3 et 6 ans.

Si les classiques pomme, banane et fraise restent des incontournables, les consommateurs apprécient aujourd'hui **la variété** dans le choix des fruits pour éduquer les papilles et faire découvrir aux enfants des goûts nouveaux. Une attente bien comprise par les fabricants, qui mettent en avant **des fruits de saison** comme la mirabelle ou la cerise.

1. COMPARAISON ENTRE UNE POMME ENTIÈRE, UNE COMPOTE DE POMMES SANS SUCRES AJOUTÉS ET UNE COMPOTE DE POMMES

	Calories pour 100 g	Glucides pour 100 g	Fibres pour 100 g	Vitamine C	Nutri-Score	Score SIGA
Pomme entière	50 kcal	10,7 g	1,5 g	1,3 g	A	–
Compote de pommes sans sucres ajoutés – *Charles & Alice*	55 kcal	13 g	1,5 g	1,3 g	A	3
Compote de pommes – *Andros*	73 kcal	17 g	1,3 g	1,3 g	A	1

2. DIFFÉRENCES ENTRE LA POMME, LA COMPOTE DE POMMES CLASSIQUE ET LA COMPOTE DE POMMES SANS SUCRES AJOUTÉS

Informations nutritionnelles	Pomme nature	Compote de pommes classique comparée à une pomme nature	Compote sans sucres ajoutés comparée à une compote pommes classique
Énergie	/	+ 17 %	- 12 %
Glucides	10,7 g	+ 21 %	- 8 %
Fibres	1,3 g	- 21 %	- 9 %

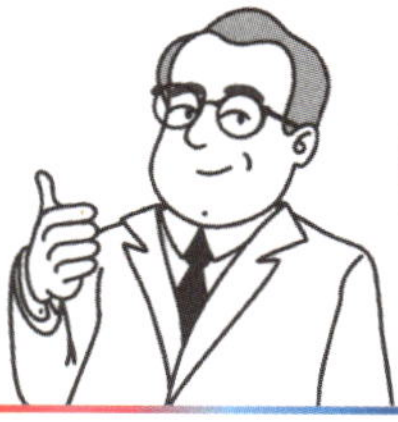

COMPOTE DE POMMES (SANS SUCRES AJOUTÉS)

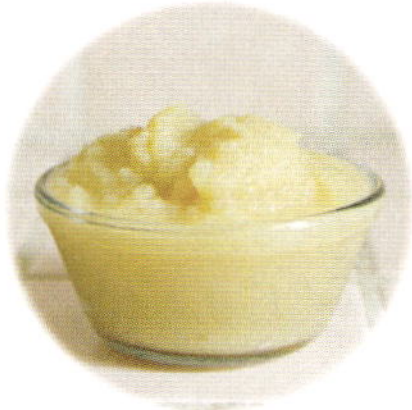

SCORE NUTRI-SANTÉ

À LIMITER | GOURMAND À CALIBRER | QUOTIDIEN À CALIBRER | À VOLONTÉ

1 2 3 4 5 6 7 **8** 9 10

Pour une prévention santé (cancer, maladie cardiovasculaire, diabète, etc.)

MON ORDONNANCE ALIMENTAIRE

Portions
Seniors : 150 g
Adultes : 150 g
Enfants : 100 g

Fréquence
1 ou 2 fois par jour

Énergie/100 g
90 kcal

Énergie/portion
135 kcal

Équivalent dépenses
20 min de skate
ou
40 min de marche

Nutri-Score : **A** B C D E

Ultra-transformation : **1** 2 3 4

Impact planète : **FAIBLE** MOYEN FORT

Avantages
Tous les bénéfices des fruits (micronutriments, fibres).
Facile à déguster pour les enfants.

Inconvénients
Ajout de sucres dans les versions industrielles.
Satiété moins importante.

ASTUCES ET/OU ASSOCIATION

Pour les compotes individuelles, vérifiez que la mention « sans sucres ajoutés » est présente. Attention à l'impact des emballages en gourde sur la planète !

Présence de **macronutriments** pour 100 g

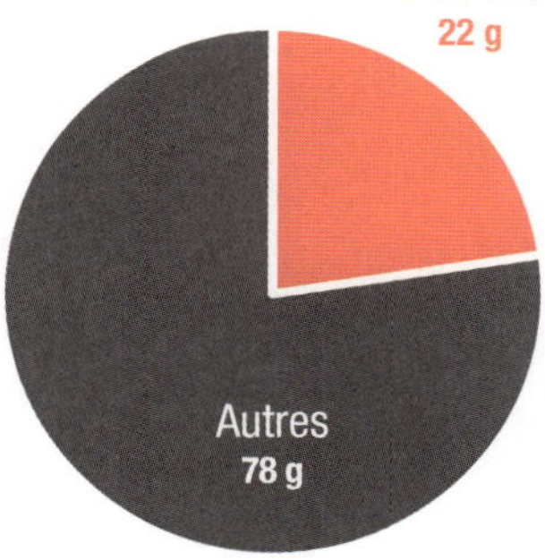

Présence de **micronutriments**

→ **Élevé**
Moyen
Faible

Les fruits sont naturellement sucrés car **ils comportent du fructose**. La compote, contenant les glucides de la pomme fraîche, est parfois composée avec un ajout de sucre, contrairement à celles qui sont sans sucres ajoutés, qui possèdent seulement le fructose de la pomme.

3. LES DIFFÉRENTES TENEURS EN SUCRES SELON LES FRUITS

	Teneur en fructose (pour 100 g)	Teneur en glucose (pour 100 g)	Teneur en fibres (pour 100 g)
Fraise	3,3 g	2,3 g	3,8 g
Banane	3,8 g	3,9 g	2,7 g
Pastèque	3,6 g	1,8 g	0,5 g
Figue	6,2 g	6 g	4,1 g
Datte	31,1 g	32,8 g	7,3 g

4. DIFFÉRENCE ENTRE LE FRUIT ET LA COMPOTE SANS SUCRES AJOUTÉS

Le fruit	La compote sans sucres ajoutés
• Facilement transportable pour une collation. • Riche en antioxydants : sélénium, bêtacarotène, qui sont précurseurs de la vitamine A. • Riche en polyphénols. • Riche en vitamines C et E. • Riche en fibres, qui améliorent le transit et participent à la satiété. • Plus concentré, donc plus sucré. • Bonne teneur en eau : aliment hydratant.	• La cuisson et le mixage du fruits provoquent une légère perte en fibres, en vitamines et en oligoéléments • Son mode de préparation conserve les propriétés antioxydantes et protectrices du fruit tout en le rendant plus facile à digérer • La compote est facile à manger pour les personnes ayant des problèmes de déglutition et de dentition • Plus rapide pour manger que le fruit entier, ce qui n'atténue pas l'effet de la satiété dans l'immédiat.

Boissons chaudes

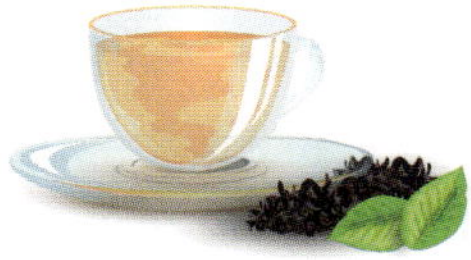

Le café, boisson la plus consommée dans le monde (après l'eau, bien sûr), est-il vraiment bon pour la santé ? Évidemment, là encore, tout est question de dosage ! Le principe actif est une substance aux actions biologiques importantes, présente aussi dans le thé, le cacao, et le kola (noix).

LA CAFÉINE CONTRE LA FATIGUE

Une tasse de café améliore la vigilance, en particulier nocturne, **réduit les sensations de fatigue et peut soulager une migraine.** Le café renferme des minéraux comme le potassium, des vitamines PP et B9, mais aussi des polyphénols, connus pour leurs propriétés antioxydantes. De plus, il ne contient aucune calorie si vous n'ajoutez pas de sucre dans votre tasse !

Cependant, le site de référence des produits de santé, Vidal, nous alerte malgré tout sur les conséquences que cette boisson peut avoir sur le corps humain : « La caféine stimule l'ensemble du système nerveux central et en particulier les centres respiratoires. Elle peut entraîner une vasoconstriction des vaisseaux cérébraux. Elle présente des effets au niveau des systèmes cardiovasculaire, respiratoire et gastro-intestinal. »

En effet, **au-delà de 2 ou 3 tasses par jour**, la quantité recommandée, des effets néfastes peuvent survenir, en particulier des palpitations et une accélération du rythme cardiaque. Si vous associez la caféine à la cigarette et à l'alcool, vous augmentez **les risques d'accidents cardiovasculaires**. Ceci est surtout vrai avec le café filtre, mais beaucoup moins avec l'expresso, surtout s'il est très court (*ristretto*).

En résumé, le café est une **boisson santé**, à condition de ne pas en abuser. En fonction de sa provenance et de sa sélection, on pourra profiter de toutes ses saveurs et de ses bienfaits. Ainsi, surveillez votre consommation, tout en continuant d'apprécier cette boisson !

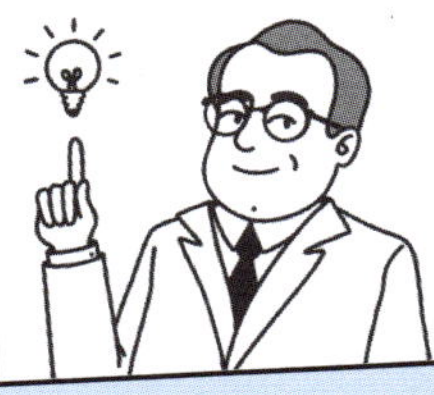

Zoom sur les caféiers

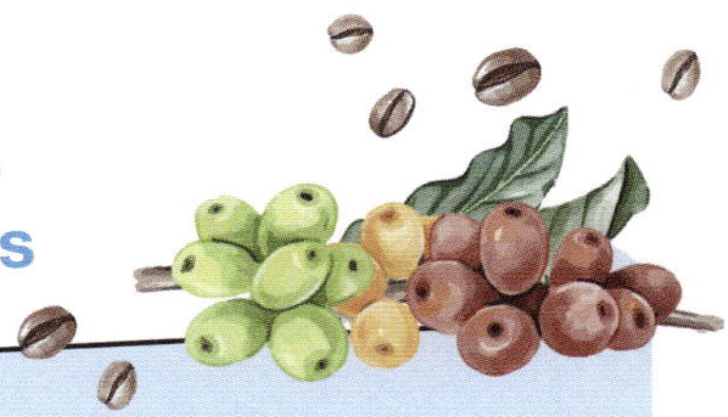

Les caféiers sont des arbustes du genre *Coffea*. Deux espèces en particulier, le *Coffea arabica* et le *Coffea canephora*, originaires d'Afrique, sont cultivées pour leurs fèves qui, après torréfaction, donnent le café : la première produit du café arabica, la seconde du robusta.

L'espèce *Coffea arabica* se trouve dans les forêts des hauts plateaux éthiopiens, où sa cueillette se pratique depuis des siècles. **Le café arabica est considéré comme le plus haut de gamme des cafés**, en raison de sa finesse, de sa douceur et de son parfum, mais aussi de sa faible teneur en caféine. L'espèce *Coffea canephora*, qui produit le robusta, pousse, elle, dans la plaine subéquatoriale d'Afrique de l'Ouest et d'Afrique centrale. Le robusta présente un goût plus ordinaire que l'arabica.

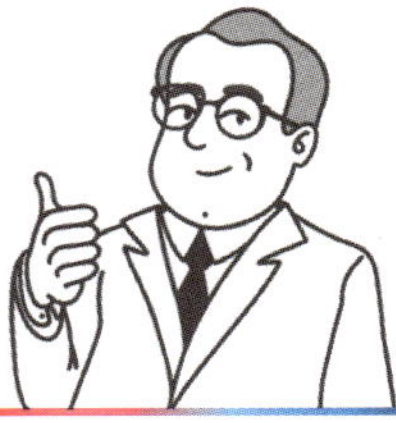

CAFÉ (SANS SUCRE)

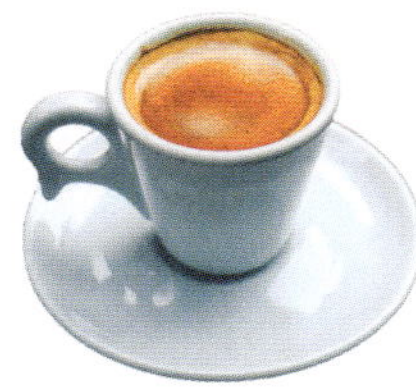

SCORE NUTRI-SANTÉ

À LIMITER	GOURMAND À CALIBRER	QUOTIDIEN À CALIBRER	À VOLONTÉ
1	2	**3**	4

Pour une prévention santé (cancer, maladie cardiovasculaire, diabète, etc.)

MON ORDONNANCE ALIMENTAIRE

Portions
Seniors : 1 à 3 tasses
Adultes : 1 à 3 tasses
Enfants : à éviter

Fréquence
1 ou 3 tasses par jour

Énergie/100 g
0 kcal

Énergie/portion
0 kcal

Équivalent dépenses
Pas de calories donc pas d'équivalent dépenses.

A B C D E Nutri-Score : A

1 2 3 4 Ultra-transformation : 3

FAIBLE MOYEN FORT Impact planète : MOYEN

Avantages
Antifatigue et antimigraineux.

Inconvénients
Attention à ne pas consommer trop de caféine.

ASTUCES ET/OU ASSOCIATION
Un petit coup de fouet bien utile !
Accompagné de quelques biscuits sur le bord de la soucoupe, d'un morceau de chocolat ou d'un spéculoos, le café n'en sera que plus agréable à déguster.

Présence de **macronutriments** pour 100 g

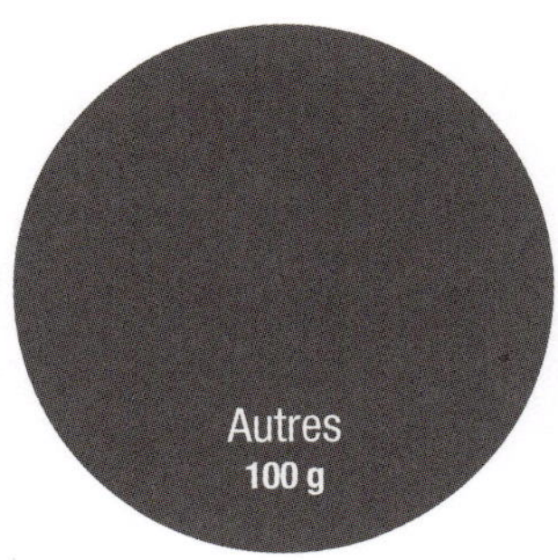

Présence de **micronutriments**

Élevé
Moyen
→ Faible

LE CAPPUCCINO, ATTENTION AU SUCRE !

Il existe un dérivé populaire du café : le **cappuccino**. Connu pour adoucir l'amertume du café, le cappuccino a les mêmes vertus et permet de **prévenir des maladies comme le diabète, la maladie d'Alzheimer ou de Parkinson**. Néanmoins, il a aussi ses inconvénients et, en raison de la présence du lait, un apport nutritionnel différent. Le lait rend la fiche Nutri-Santé du cappuccino plus complexe que celle du café. En effet, le lait est source de calcium, de protéines et de vitamine D. Mais le cappuccino est aussi plus calorique ! Il convient donc de ne pas ajouter de sucre ou de crème en plus.

LE CONSEIL

du Pr David Khayat

À choisir, **privilégiez un cappuccino à un chocolat chaud**, car ce dernier est plus sucré et plus calorique alors qu'il apporte moins de vitamines !

LE THÉ, SANS MODÉRATION

Boisson millénaire, le thé nous hydrate tout en favorisant la vigilance en raison de sa **teneur modérée en théine**. Il a aussi des vertus anti-vieillissement grâce à sa richesse en antioxydants, notamment l'EGCG connu pour être un anti-cancer. Cependant, **ses propriétés bénéfiques pour la santé disparaissent s'il est chauffé à plus de 70° C** ! Le thé est peut-être le secret des Japonais centenaires, associé, bien sûr, à une alimentation riche en oméga 3 et en fibres ! On peut aussi l'utiliser dans une multitude de plats, comme dans des œufs pochés, dans certains sorbets, dans des pâtisseries au thé matcha, ou même dans du poisson farci avec des feuilles de thé.
Il est donc à **consommer sans modération**, car il n'apporte aucune calorie !

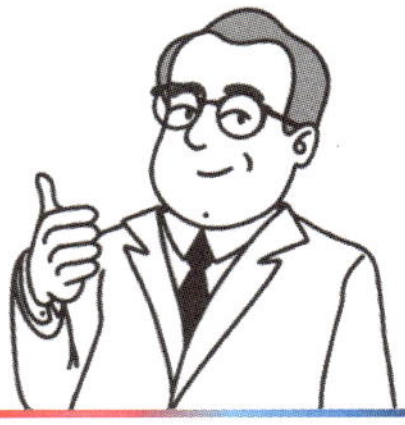

CAPPUCCINO

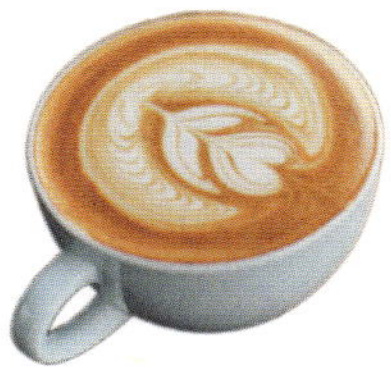

SCORE NUTRI-SANTÉ

À LIMITER	GOURMAND À CALIBRER	QUOTIDIEN À CALIBRER	À VOLONTÉ
1	2	**3**	4

Pour une prévention santé (cancer, maladie cardiovasculaire, diabète, etc.)

MON ORDONNANCE ALIMENTAIRE

Portions
Seniors : 1 à 2 tasses
Adultes : 1 à 2 tasses
Enfants : à éviter

Fréquence
1 ou 2 tasses par jour

Énergie/100 g
20 kcal
Énergie/portion
40 kcal

Équivalent dépenses
10 min de marche

A B C D E Nutri-Score (A)

1 2 3 4 Ultra-transformation (3)

FAIBLE MOYEN FORT Impact planète (MOYEN)

Avantages
Plaisir du café et du lait.
Apports diversifiés : calcium, protéines, vitamine D.

Inconvénients
Attention à ne pas consommer trop de caféine.

Présence de **macronutriments** pour 100 g

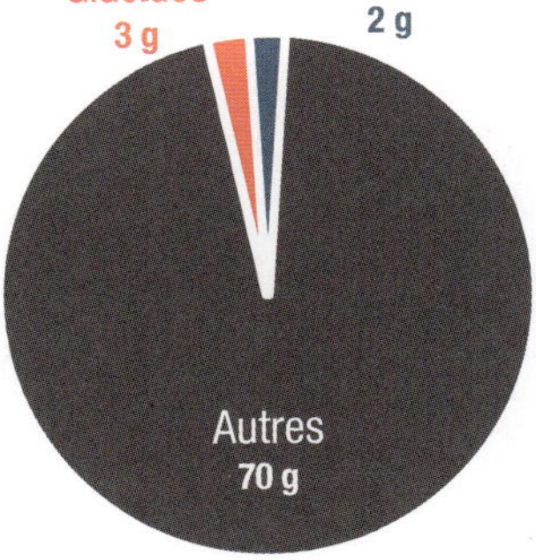

Présence de **micronutriments**
Élevé
Moyen
→ Faible

ASTUCES ET/OU ASSOCIATION

Une gourmandise bien italienne que l'on peut accompagner, là aussi, de quelques biscuits. Le lait vous apporte de la douceur au moment du goûter.

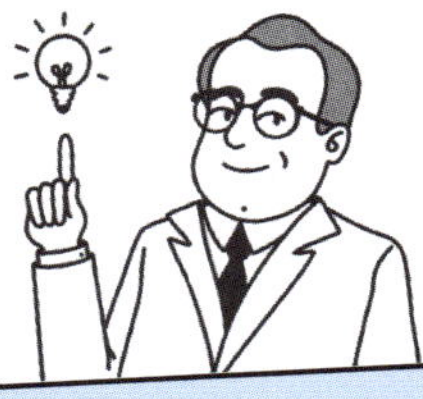

Zoom sur le thé matcha

Cette nouvelle boisson à la mode n'est pas toute jeune et possède de nombreuses vertus. Découvert il y a plus de 800 ans par un moine japonais, le « matcha » (抹茶), littéralement « thé moulu », est un **thé vert réduit en poudre fine**. Il a commencé à se développer au Japon lorsque les moines bouddhistes se sont aperçus que cette poudre de thé les aidait à méditer ! **Un matcha de qualité est reconnaissable à sa couleur vert vif.**

Parfait pour la concentration et pour calmer les nerfs, le thé matcha semblerait **prévenir les maladies neurodégénératives**.

ET LES ROOIBOS ?

Les tisanes, ou rooibos, sont **d'excellentes boissons sans effet stimulant**, ce qui permet de les apprécier du matin au soir et favorise une hydratation optimale. Ces boissons, riches en antioxydants et sans calories, permettent d'allier plaisir gustatif et santé.

Il existe deux variétés de rooibos : le rouge et le vert. Le rooibos rouge est celui que l'on rencontre le plus souvent. Le rooibos vert se rapproche davantage du thé vert.

De multiples mélanges du tonique au relaxant, existent sur le marché et pourront ravir tous les palais. Ma préférence va aux infusions de Rœllinger, « Rêves d'étoiles », « OR » ou encore « Songe de nuit ».

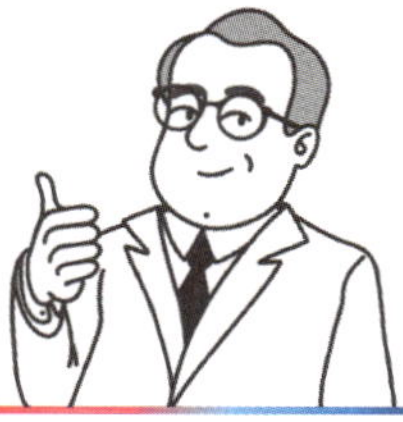

THÉ

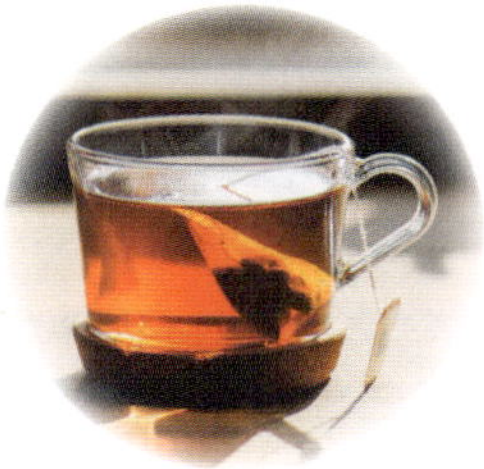

SCORE NUTRI-SANTÉ

À LIMITER	GOURMAND À CALIBRER	QUOTIDIEN À CALIBRER	À VOLONTÉ
1	2	**3**	4

Pour une prévention santé (cancer, maladie cardiovasculaire, diabète, etc.)

MON ORDONNANCE ALIMENTAIRE

Portions
Seniors : 1 à 3 tasses
Adultes : 1 à 3 tasses
Enfants : à éviter

Fréquence
1 ou 3 tasses par jour

Énergie/100 g
0 kcal

Énergie/portion
0 kcal

Équivalent dépenses
Pas de calories donc pas d'équivalent dépenses.

Nutri-Score : A (A B C D E)

Ultra-transformation : 3 (1 2 3 4)

Impact planète : MOYEN (FAIBLE MOYEN FORT)

Avantages
Hydratation.
Présence d'antioxydants.

Inconvénients
Attention à ne pas consommer trop de théine.

ASTUCES ET/OU ASSOCIATION

Variez les provenances de vos thés pour bénéficier de toute la variété des antioxydants.

Présence de **macronutriments** pour 100 g

Présence de **micronutriments**

Élevé
Moyen
→ Faible

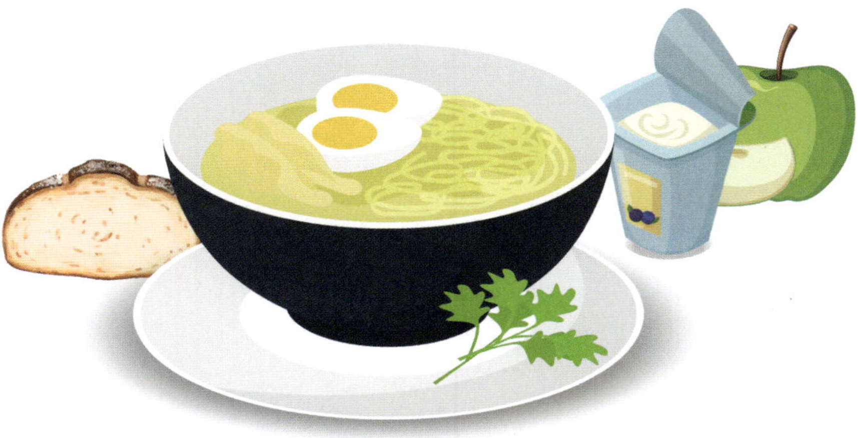

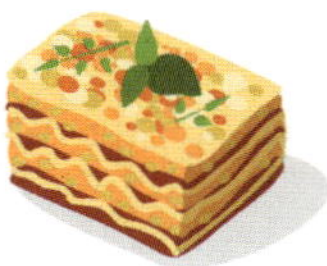
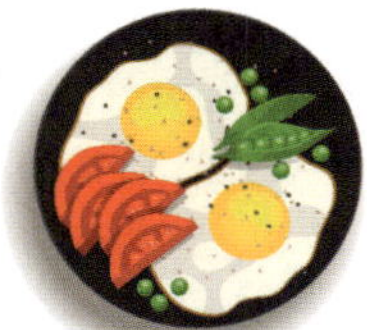
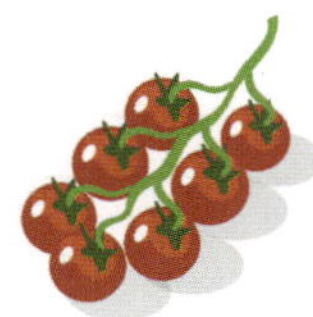

LE DÎNER

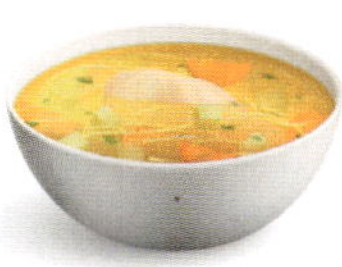
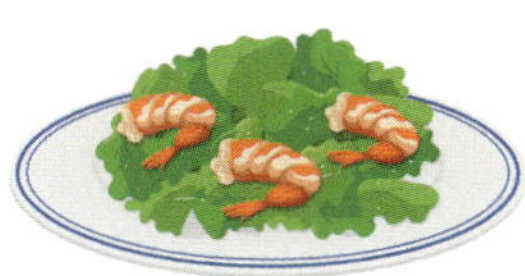
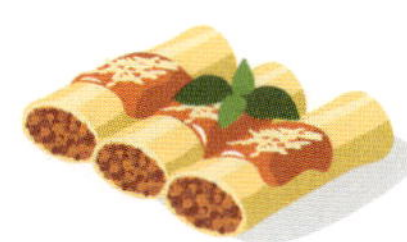

ÉVITEZ LES DÎNERS TROP COPIEUX

Le dîner est un repas fondateur pour maintenir notre équilibre nutritionnel. Il fournit tous les nutriments et l'énergie nécessaire permettant de soutenir les fonctions corporelles, d'encourager la croissance et la réparation des tissus. Autant que possible, il faut s'assurer que notre dîner comporte des protéines, des glucides, des graisses, des vitamines et des minéraux.

En général, il est recommandé de ne pas prendre un dîner trop copieux car cela **risque de perturber le sommeil et de causer des problèmes digestifs**. Il est important de respecter les signaux de satiété et de manger suffisamment mais sans trop d'excès afin d'éviter de se sentir ensuite lourd. Pour cela, le mieux est de privilégier :

– des légumes (concombre, tomate, courgette, épinard, etc.) ;

– des protéines maigres (œufs, poulet, dinde, saumon, etc.) ;

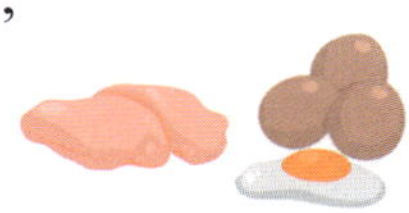

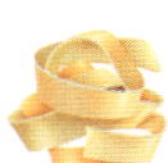

– des glucides complexes (pain, pâtes, pommes de terre, etc.) ;

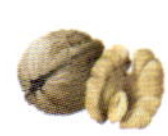

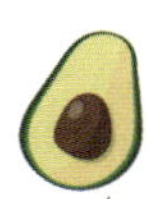

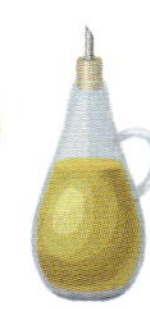

– et des graisses saines (noix, graines, avocat, huiles végétales).

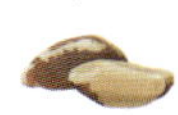

Il est recommandé de dîner au moins deux à trois heures avant d'aller se coucher pour permettre une bonne digestion et éviter les problèmes de sommeil !

QUELQUES EXEMPLES DE DÎNERS LÉGERS

Un dîner léger parfait par excellence pourrait se composer ainsi :

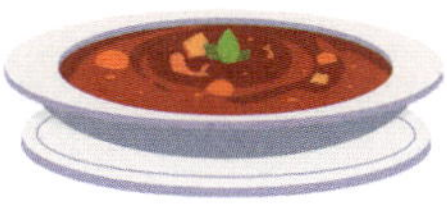

une bonne soupe maison
+ une omelette
+ un fruit de saison en dessert

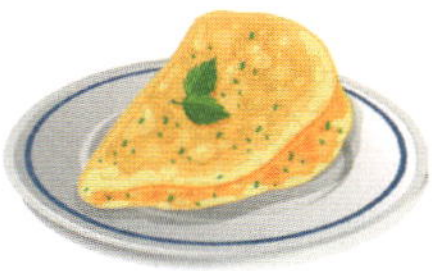

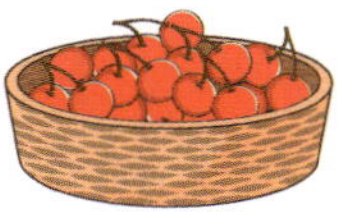

Néanmoins, les sorties festives entre amis sont parfois de mise. Auquel cas nous vous conseillons d'en profiter pour vous restaurer de plat du terroir. Par exemple, une bonne blanquette de veau sera parfaitement équilibrée. Les restaurants sont aussi propices à la dégustation de parts de tarte qui sont meilleures pour votre santé que les glaces ou les sorbets, surtout si elles sont faites maisons !

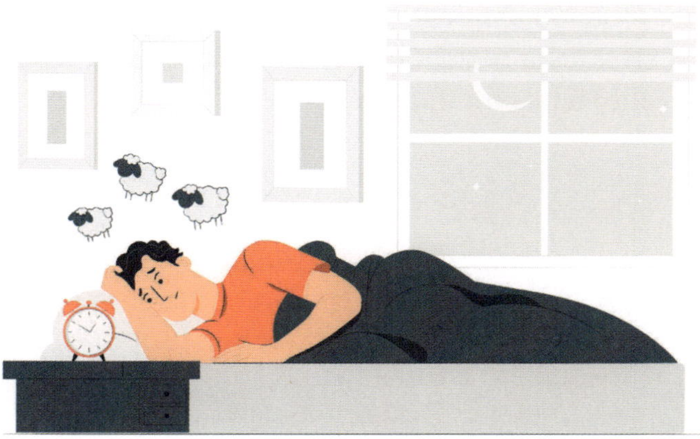

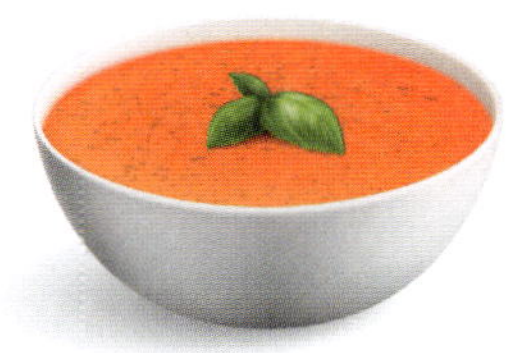

Soupes et crudités

Il n'y a pas de meilleure image santé que celle des crudités !

Ces légumes que l'on peut déguster crus (carottes, tomates, concombres, radis, poivrons, courgettes, champignons, etc.) sont, comme on pouvait s'y attendre, excellents pour la santé. Avec leurs magnifiques couleurs, signes de richesses en micronutriments, polyphénols, vitamines (en particulier les vitamines C, K et B), antioxydants et autres enzymes, ils facilitent en plus la digestion.

Consommés crus, ces aliments conservent tous leurs bienfaits, à condition de ne les éplucher que légèrement après les avoir lavés pour éviter toute contamination (bactérie, toxoplasmose ou pesticides). En effet, cela permet de bénéficier des **avantages de leur peau, souvent riche en vitamines !**

LE CONSEIL

du Pr David Khayat

Commencez votre repas par une crudité, un légume ou un fruit, que vous pouvez proposer en guise d'apéritif : vous mangerez moins durant le dîner !

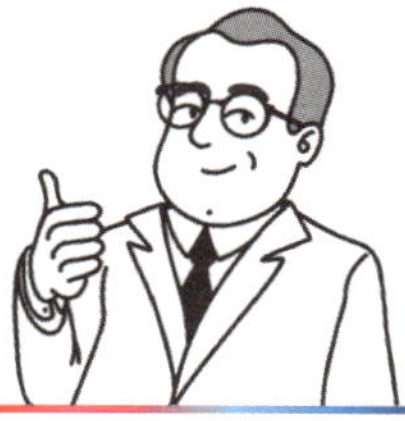

TABOULÉ SEMOULE

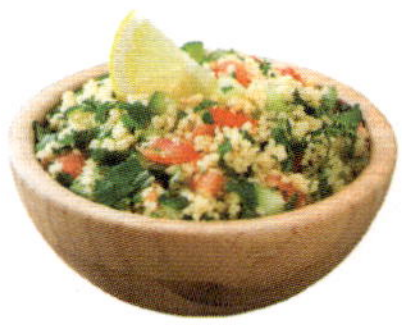

SCORE NUTRI-SANTÉ

À LIMITER		GOURMAND À CALIBRER			QUOTIDIEN À CALIBRER		À VOLONTÉ		
1	2	3	4	5	6	**7**	8	9	10

Pour une prévention santé (cancer, maladie cardiovasculaire, diabète, etc.)

MON ORDONNANCE ALIMENTAIRE

Portions
Seniors : 150 g cuit
(50 g de semoule crue + 50 g légumes = 100 g)
Adultes : 210 g cuit
(70 g de semoule crue + 70 g légumes = 140 g)
Enfants : 150 cuit
(50g de semoule crue + 50g légumes = 100g)

Fréquence
3 ou 4 fois par semaine à varier avec d'autres salades à base de céréales, quinoa, riz, etc.

Énergie/100 g
150 kcal

Énergie/portion
200 kcal

Équivalent dépenses
1 h de volley-ball
ou
1 h de marche

Nutri-Score : A B **C** D E

Ultra-transformation : 1 2 **3** 4

Impact planète : FAIBLE **MOYEN** FORT

Avantages
Excellente source de nutriments grâce à la variété des ingrédients.

Inconvénients
Apporte principalement des glucides (car composé en majorité de céréales).

ASTUCES ET/OU ASSOCIATION

Une excellente entrée, équilibrée, qui ne mérite pas un Nutri-Score C.

Présence de **macronutriments** pour 100 g

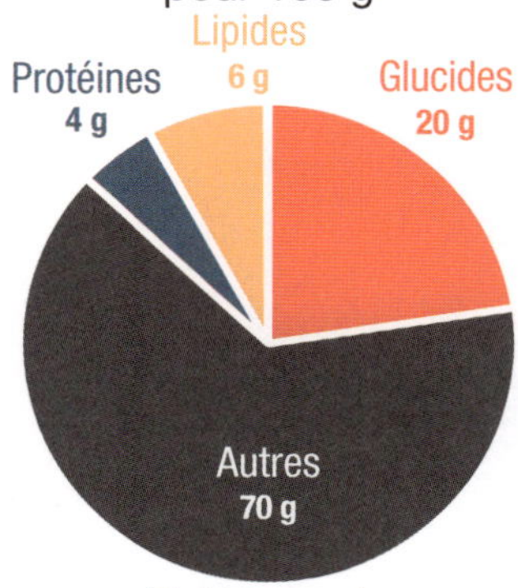

Présence de **micronutriments**

→ **Élevé**
Moyen
Faible

LES CRUDITÉS, UN EXCELLENT COUPE-FAIM

Les crudités sont **également riches en fibres alimentaires**. Or les fibres jouent un rôle important dans notre alimentation et dans la digestion car elles permettent, lorsqu'elles sont consommées en début de repas, de contribuer fortement à la sensation de satiété. Comme elles sont riches en eau, elles « créent du volume » dans l'estomac, renforçant l'impression d'être rassasié. C'est d'ailleurs le conseil préféré de Nathalie Hutter, nutritionniste : « Mange de l'eau ! » En cela, les crudités sont un excellent coupe-faim.

Attention toutefois à ne pas non plus en abuser, sinon gare à l'effet « ventre gonflé » ! En effet, certaines personnes peuvent avoir des difficultés à digérer les légumes crus en raison de leur teneur en fibres et de leur texture croquante. Auquel cas il vaut mieux les cuire légèrement !

Reste, comme toujours, la question de l'assaisonnement. C'est lui qui pose en réalité le plus de problèmes. En effet, on l'oublie assez souvent, mais **10 g d'huile apporte 90 calories**. C'est beaucoup. Alors, de temps en temps, essayez les vinaigrettes au yaourt, qui sont moins caloriques, simples à faire et pas cher. Enfin, soyez exigeants sur la provenance, afin de réduire le bilan carbone et le mode de culture. Suivez les saisons et les circuits les plus courts.

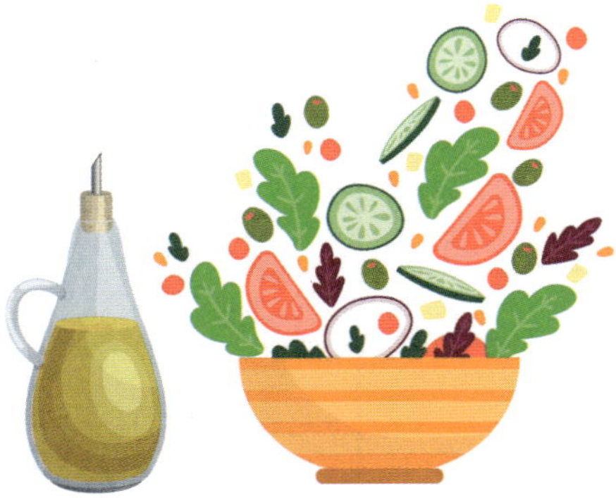

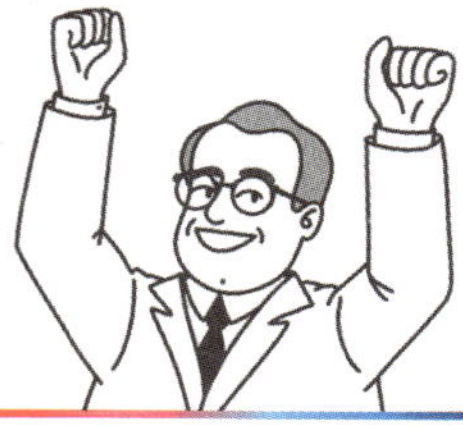

CARROTTES RÂPÉES (ASSAISONNÉES)

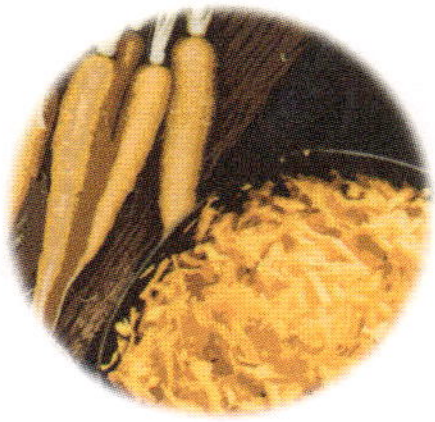

SCORE NUTRI-SANTÉ

À LIMITER			GOURMAND À CALIBRER		QUOTIDIEN À CALIBRER			À VOLONTÉ	
1	2	3	4	5	6	7	8	**9**	10

Pour une prévention santé (cancer, maladie cardiovasculaire, diabète, etc.)

MON ORDONNANCE ALIMENTAIRE

Portions
Seniors : 250 g
Adultes : 250 g
Enfants : 200 g

Fréquence
Quotidienne carottes ou équivalents

Énergie/100 g
80 kcal
Énergie/portion
80 kcal

Équivalent dépenses
25 min de marche

Nutri-Score : A (A B C D E)

Ultra-transformation : 2 (1 2 3 4)

Impact planète : FAIBLE (FAIBLE MOYEN FORT)

Avantages
Riche en fibres et en vitamines.

Inconvénients
Aucun.

ASTUCES ET/OU ASSOCIATION

L'entrée consensuelle par excellence.
Attention toutefois à la quantité de vinaigrette et à la dose d'huile.

Présence de **macronutriments** pour 100 g

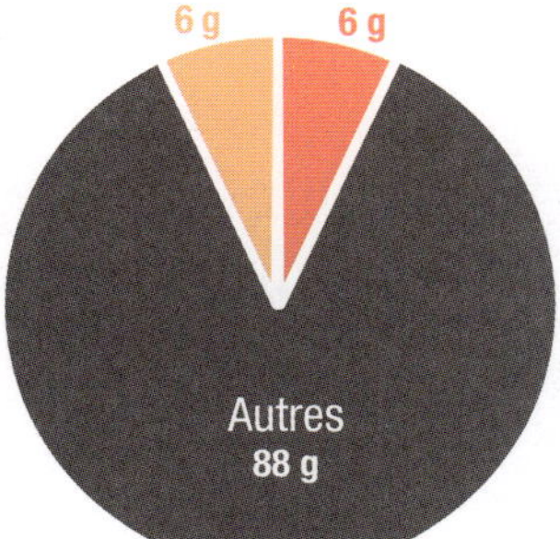

Présence de **micronutriments**

→ Élevé
Moyen
Faible

LA SOUPE, L'ENTRÉE PARFAITE !

Les soupes sont un excellent choix pour l'alimentation ! En fonction des ingrédients, les soupes sont à la fois **riches en nutriments et faibles en calories**. Les soupes à base de légumes (carottes, épinards, poivrons et courgettes) sont particulièrement saines, car elles présentent un apport important en fibres, en vitamines et en minéraux. De même, les soupes à base de légumineuses (lentilles, pois chiches et haricots) sont une excellente source de protéines et de fibres.

Attention toutefois aux soupes riches en sodium ! Le meilleur moyen de les éviter est de faire sa propre soupe à la maison, en utilisant des ingrédients frais et en limitant l'ajout de sel.

Pratiques et à l'utilisation rapide, les soupes en brique présentent cependant plusieurs inconvénients : on retrouve systématiquement dans leur composition du sel, de l'amidon de maïs, du glutamate et même du sucre, en plus des additifs, conservateurs et arômes artificiels.

Lorsque vous préparez votre soupe maison, vous avez un contrôle total sur les ingrédients que vous utilisez. Il vous est possible d'utiliser des légumes frais, des herbes, des épices et des bouillons de qualité. En la cuisinant vous-même, vous êtes assurés d'avoir une soupe à la saveur et à la qualité optimales.

Si vous n'avez pas le temps, optez pour des marques qui utilisent des ingrédients de qualité, avec une teneur réduite en sel et en additifs.

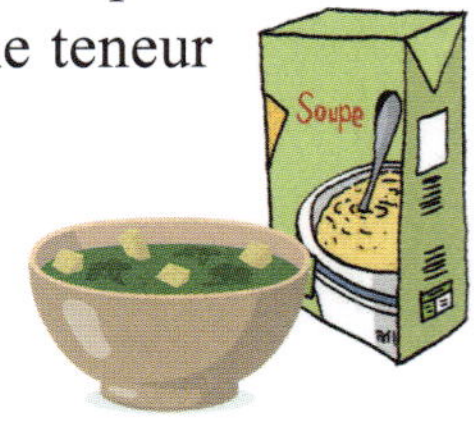

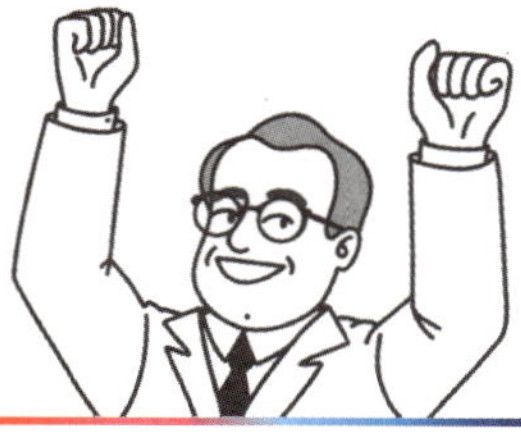

SCORE NUTRI-SANTÉ

SOUPE DE LÉGUMES À LA CRÈME OU AU BEURRE

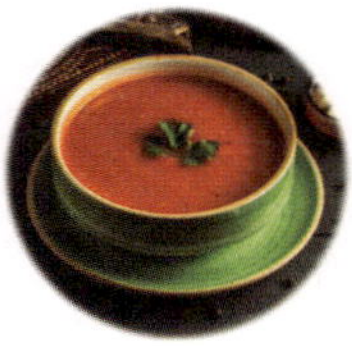

À LIMITER				GOURMAND À CALIBRER		QUOTIDIEN À CALIBRER		À VOLONTÉ	
1	2	3	4	5	6	7	8	**9**	10

Pour une prévention santé (cancer, maladie cardiovasculaire, diabète, etc.)

MON ORDONNANCE ALIMENTAIRE

Portions
Seniors : 250 g
Adultes : 250 g
Enfants : 200 g

Fréquence
À tous les repas

Énergie/100 g
38 kcal

Énergie/portion
95 kcal

Équivalent dépenses
30 min de marche

Nutri-Score : A (A B C D E)

Ultra-transformation : 3 (1 2 3 4)

Impact planète : FAIBLE (FAIBLE MOYEN FORT)

Avantages
Entrée parfaite, grâce à l'apport en nutriments lié aux légumes.

Inconvénients
Attention aux matières grasses (crème, huile, fromage).

Présence de **macronutriments** pour 100 g

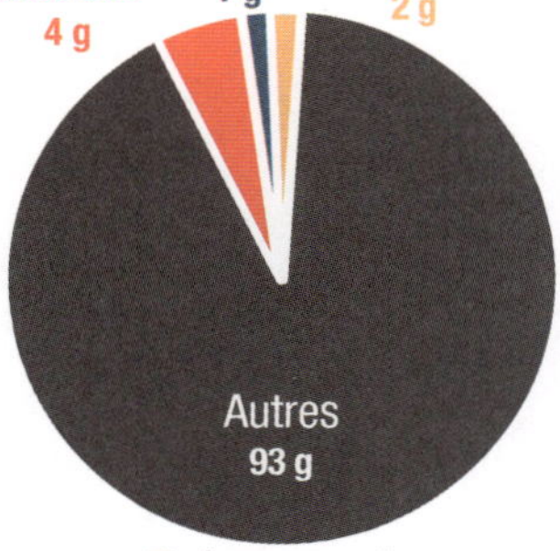

Présence de **micronutriments**

→ Élevé
Moyen
Faible

ASTUCES ET/OU ASSOCIATION

Un plat remis au goût du jour, mais attention aux versions industrielles souvent trop salées. Préparez-la avec les légumes de saison, en ajoutant une légère touche de crème, de beurre ou de fromage.

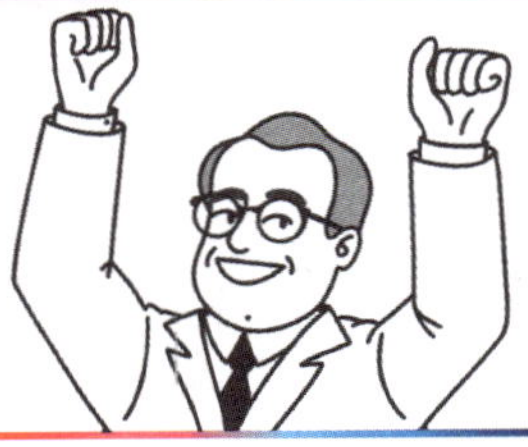

GASPACHO

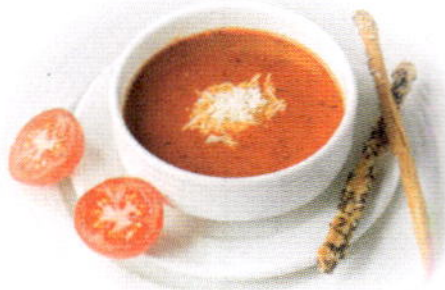

SCORE NUTRI-SANTÉ

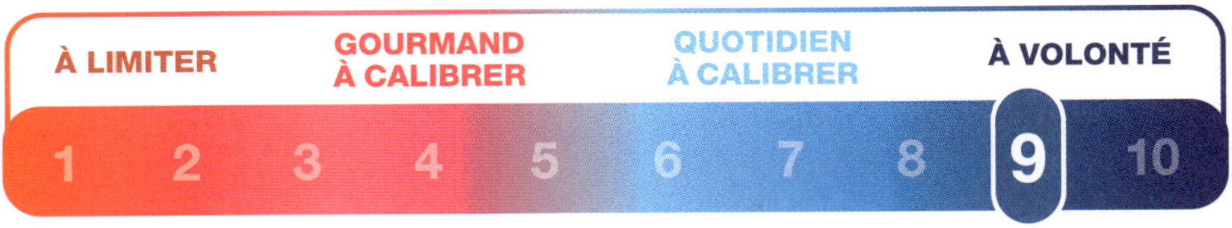

Pour une prévention santé (cancer, maladie cardiovasculaire, diabète, etc.)

MON ORDONNANCE ALIMENTAIRE

Portions
Seniors : 250 g
Adultes : 250 g
Enfants : 200 g

Fréquence
À tous les repas en alternance avec les crudités et les légumes.

Énergie/100 g
50 kcal

Énergie/portion
125 kcal

Équivalent dépenses
40 min de marche

A B C D E Nutri-Score

1 2 3 4 Ultra-transformation

FAIBLE MOYEN FORT Impact planète

Avantages
Très hydratant et riche en micronutriments.

Inconvénients
Attention à la quantité de sel et d'huile.

Présence de **macronutriments** pour 100 g

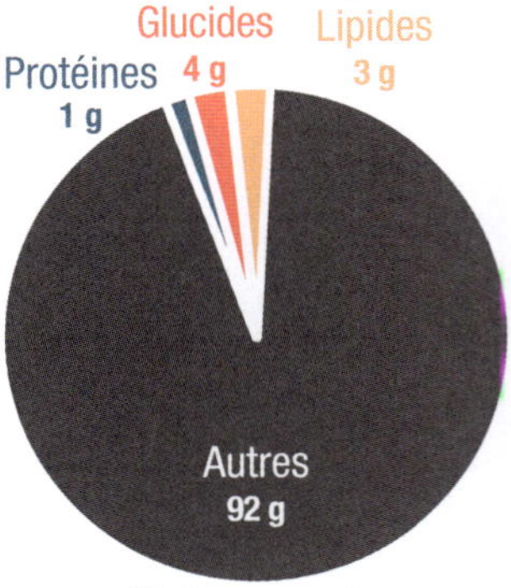

Présence de **micronutriments**

→ Élevé
Moyen
Faible

ASTUCES ET/OU ASSOCIATION

Une version été des soupes, très agréable au moment de l'apéritif !

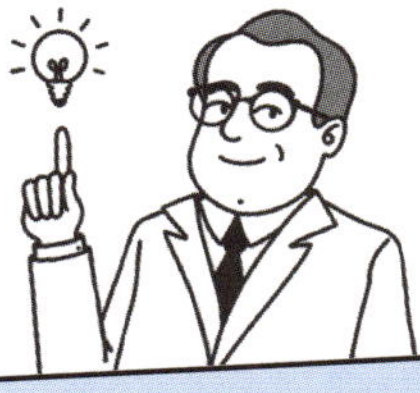

Zoom sur l'état de satiété

L'état de satiété désigne le sentiment de plénitude et de satisfaction qui survient après avoir suffisamment mangé. Pour atteindre un équilibre alimentaire, elle est aussi essentielle que la fréquence des repas ou le nombre de calories !

La faim se caractérise par la sécrétion d'hormones, une baisse d'énergie, une sensation de ventre vide, des gargouillis. À mesure que nous mangeons, plusieurs phénomènes se produisent : **l'estomac envoie un signal nerveux** lorsqu'il est plein ; des hormones de satiété entrent en jeu et indiquent à notre cerveau que nous avons mangé à notre faim et que nous pouvons arrêter.

La satiété est un état de non-faim psychologique. Pour le ressentir, il faut préalablement avoir éprouvé de la faim. Il vaut donc mieux **manger à heures fixes** car cela donne un repère à l'organisme et évite les grignotages répétés. Il faut également apprendre à **manger en prenant son temps et en mâchant suffisamment les aliments** : cela laisse au signal de satiété le temps de s'installer (environ 20 minutes après le début du repas).

La satiété est essentielle pour réguler la prise alimentaire et la portion des repas. Il est important d'écouter ces signaux pour prévenir la suralimentation et la prise de poids excessive.

Plats maison préparés

En préparant le dîner, il faut toujours penser léger. Sauf, bien sûr, quand c'est un peu plus festif, comme au restaurant ou entre amis par exemple.

Vous connaissez l'adage : **il faut petit-déjeuner comme un prince et dîner comme un mendiant**. La raison en est simple. Il n'y a guère d'activité physique significative après le dîner et la plupart du temps, dans les deux heures qui suivent, nous nous mettons au lit pour dormir. Donc, lorsque l'on prépare un dîner à la maison, on doit penser légèreté : une soupe, une omelette, une salade, une viande grillée ou un poisson vapeur avec quelques légumes verts.

Lorsque je dîne à la maison, je préfère généralement une bonne soupe, soit faite maison, soit le plus souvent en bouteille, en veillant à ce que le produit soit frais, très peu transformé, c'est-à-dire avec peu d'additifs, et, qu'il soit de préférence de saison. Accompagné d'une omelette aux fines herbes et d'un fruit de saison, ce menu est la garantie d'un sommeil de qualité et d'une nuit réparatrice.

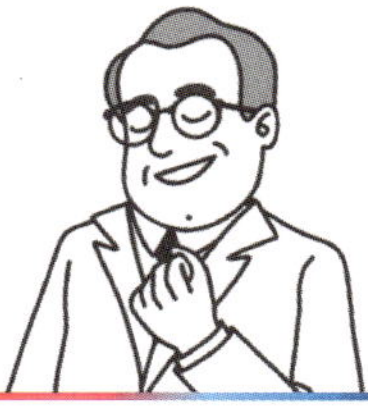

OMELETTE

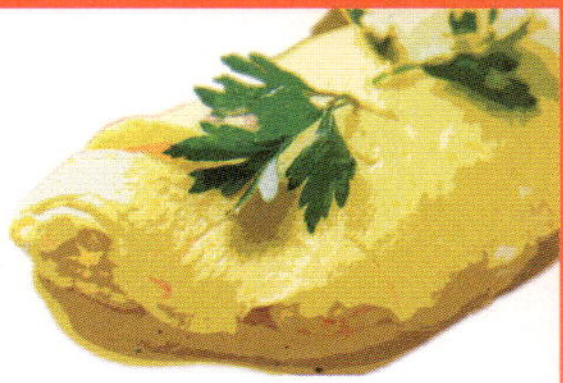

SCORE NUTRI-SANTÉ

À LIMITER | GOURMAND À CALIBRER | QUOTIDIEN À CALIBRER | À VOLONTÉ

1 2 3 4 5 6 7 **8** 9 10

Pour une prévention santé (cancer, maladie cardiovasculaire, diabète, etc.)

MON ORDONNANCE ALIMENTAIRE

Portions
Seniors : 200 g
Adultes : 200 g
Enfants : 100 g

Fréquence
3 ou 4 fois par semaine, à ajuster en fonction de sa consommation en œufs

Énergie/100 g
150 kcal

Énergie/portion
300 kcal

Équivalent dépenses
30 min de badminton
ou
45 min de musculation
ou
1 h 30 de marche

A B **C** D E Nutri-Score

1 **2** 3 4 Ultra-transformation

FAIBLE MOYEN FORT Impact planète

Avantages
Source de protéines du petit déjeuner au dîner. Rapide à cuisiner et pas chère.

Inconvénients
Attention à ne pas consommer plus de 6 œufs par semaine.

ASTUCES ET/OU ASSOCIATION

Les œufs sont les meilleures protéines animales ! Et les garnitures sont nombreuses (champignons, jambon, poivrons). À associer avec de la salade pour composer un menu idéal !

Présence de **macronutriments** pour 100 g

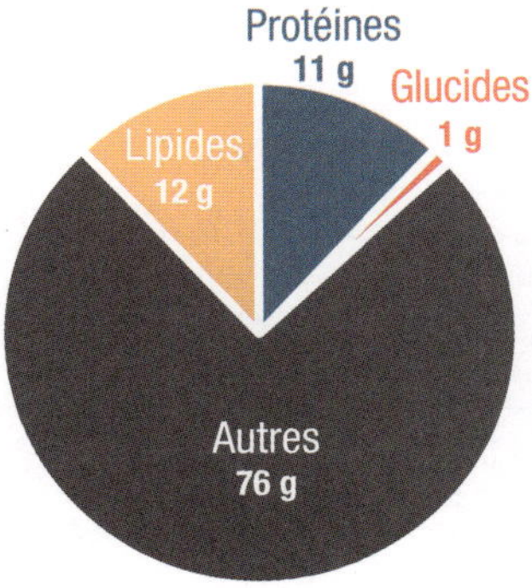

Présence de **micronutriments**

Élevé
→ Moyen
Faible

BIEN CHOISIR SES PLATS PRÉPARÉS

Avec nos modes de vie actuels, le travail jusqu'à 19 h, le temps passé dans les transports, etc., notre temps pour préparer un repas est de plus en plus limité. Nous avons donc tendance à avoir recours à des plats préparés lorsque nous rentrons à la maison.

Pour faciliter le repas du soir ou pour dépanner, les plats cuisinés industriels offrent une large gamme de recettes, dont certaines sont très nourrissantes et intéressantes d'un point de vue nutritif. Malheureusement, ces recettes sont souvent assez fades, en raison des technologies de cuisson et des additifs afin de pouvoir les conserver plus longtemps. Il n'est donc pas évident de faire les bons choix.

Voici un guide pour vous aider à faire un choix éclairé. Regardez en priorité ces quatre points :

1) **La liste d'ingrédients**. Essayez d'être le plus proche possible de la liste que vous auriez utilisée si vous aviez réalisé le plat vous-même.

2) **La nature et la qualité des ingrédients**, notamment les matières grasses.

3) **La teneur en protéines et en lipides**. Le rapport protéines/lipides, indicateur de la qualité nutritionnelle d'un plat, doit être de préférence supérieur à 1. Il serait mieux que les protéines soient de qualité, souvent apportées par la viande, qui nous procure du fer et du zinc. Pour les végétariens, vous pouvez choisir un mélange de céréales et de légumineuses.

4) **La valeur calorique du plat**, afin de définir s'il s'agit d'un plat quotidien ou d'une exception. En règle générale, un plat gourmand apporte facilement 100 à 200 calories pour 100 g. Pour une portion de 300 à 400 g, nous sommes à hauteur de 300 à 800 calories ! C'est trop pour le soir.

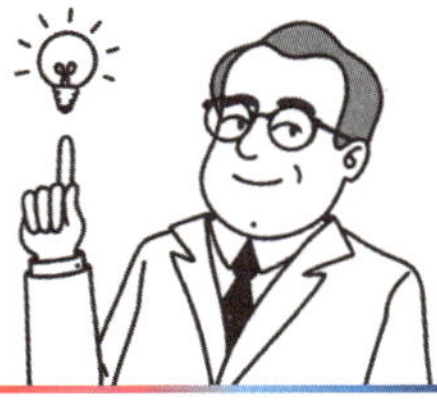

QUICHE LORRAINE

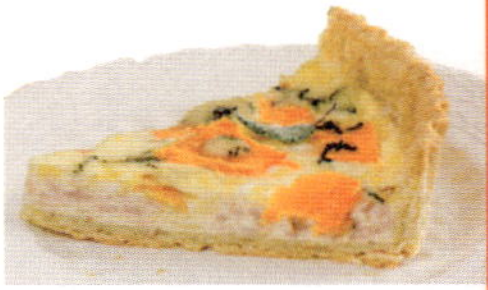

SCORE NUTRI-SANTÉ

À LIMITER		GOURMAND À CALIBRER			QUOTIDIEN À CALIBRER			À VOLONTÉ	
1	2	3	4	5	**6**	7	8	9	10

Pour une prévention santé (cancer, maladie cardiovasculaire, diabète, etc.)

MON ORDONNANCE ALIMENTAIRE

Portions
Seniors : 120 g
Adultes : 120 g
Enfants : 100 g

Fréquence
2 ou 3 fois par semaine

Énergie/100 g
300 kcal

Énergie/portion
360 kcal

Équivalent dépenses
1 h 20 de jardinage
ou
1 h 40 de marche

Nutri-Score : A B **C** D E

Ultra-transformation : 1 2 **3** 4

Impact planète : FAIBLE **MOYEN** FORT

Avantages
Une recette maison facile à préparer et à adapter selon vos goûts (légumes, saumon, thon) pour la rendre plus légère.

Inconvénients
Apport en lipides important (crème, pâte, œufs).

ASTUCES ET/OU ASSOCIATION

En apéritif ou en collation, ce plat est assez riche mais, associé avec de la salade ou des crudités, il obtient un Nutri-Score A !

Présence de **macronutriments** pour 100 g

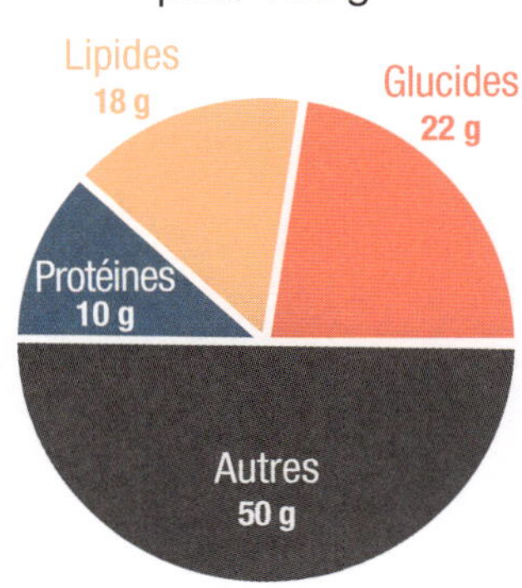

Présence de **micronutriments**

- Élevé
- → **Moyen**
- Faible

Encore une fois**, ne jugez pas vos comportements alimentaires sur un repas ou une seule journée**. L'important est de prendre conscience que ce que vous mangez aura un impact majeur sur votre santé, et, en matière d'indicateur santé, sur votre poids.

LE CONSEIL

du Pr David Khayat

Pensez à équilibrer vos choix sur deux ou trois jours, voire sur une semaine.

Lorsque vous avez un planning de votre alimentation sur plusieurs jours ou sur une semaine, vous pouvez alors plus facilement vous faire plaisir avec un ou deux plats « gourmands » en compensant les jours qui suivront, ou en instaurant des périodes de jeûne de 16 heures, ou encore en allégeant les repas suivants.

Ne culpabilisez pas mais restez conscients des enjeux, surtout lorsqu'il s'agit du dîner.

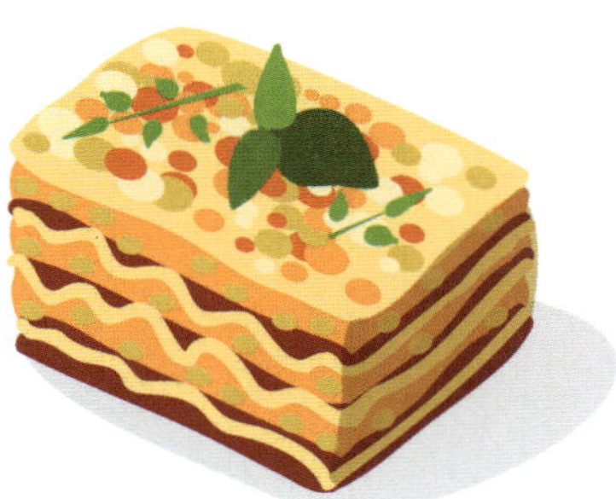

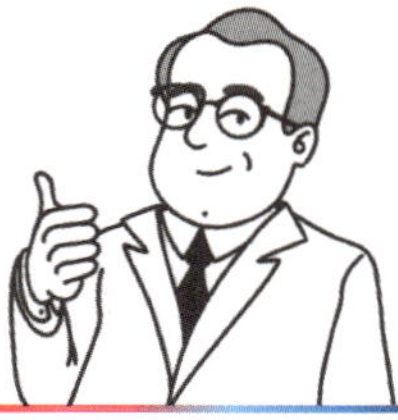

COUSCOUS

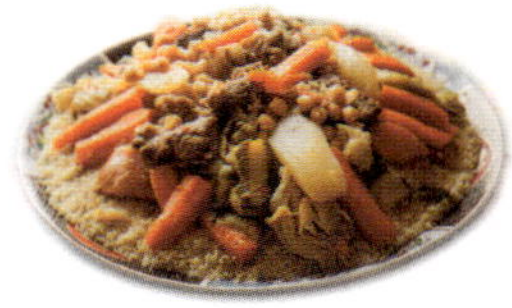

SCORE NUTRI-SANTÉ

À LIMITER		GOURMAND À CALIBRER			QUOTIDIEN À CALIBRER		À VOLONTÉ		
1	2	3	4	5	6	**7**	8	9	10

Pour une prévention santé (cancer, maladie cardiovasculaire, diabète, etc.)

MON ORDONNANCE ALIMENTAIRE

Portions
Seniors : 250 g
Adultes : 300 g
Enfants : 300 g

Fréquence
2 ou 3 fois par semaine
En alternance avec d'autres plats équivalents (blanquette, pot-au-feu)

Énergie/100 g
120 kcal

Énergie/portion
360 kcal

Équivalent dépenses
30 min de raquettes
ou
30 min d'escalade

Nutri-Score : A **B** C D E

Ultra-transformation : 1 2 **3** 4

Impact planète : FAIBLE **MOYEN** FORT

Avantages
Plat équilibré par excellence (viande, semoule et légumes, comme les pois chiches).

Inconvénients
Attention à ne pas avoir la louche trop lourde dans les assiettes.

ASTUCES ET/OU ASSOCIATION

Il faut bien calibrer les quantités de chacun des ingrédients et ne pas se resservir plusieurs fois (bien que la convivialité du plat nous y pousse).

Présence de **macronutriments** pour 100 g

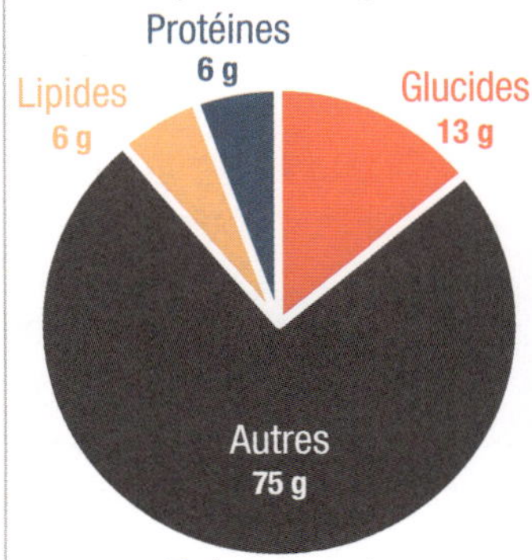

Présence de **micronutriments**

→ **Élevé**
Moyen
Faible

Pâtes

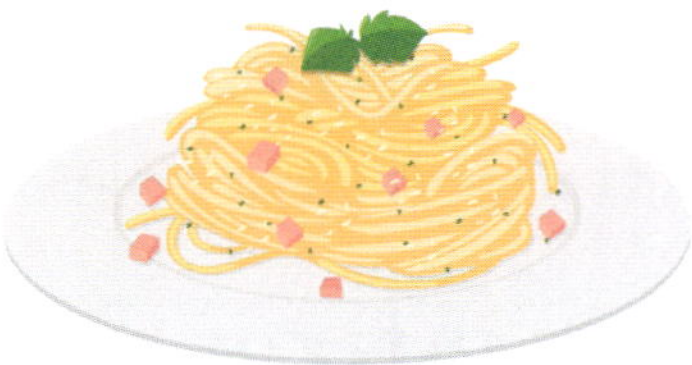

Les pâtes ont su évoluer, aussi bien dans leur forme que dans leur composition. Alors qu'elles étaient autrefois uniquement composées de blé dur, d'eau, de sel et parfois d'œufs, **on les trouve aujourd'hui à base d'autres céréales**, comme l'épeautre, le riz, le maïs ou même le sarrasin. Certaines sont même sans gluten. En Asie, on les fabrique à partir de riz glutineux, de haricot mungo (soja vert), ou même de patate douce. Il faut se réjouir de voir de plus en plus de pâtes en version « céréales complètes » car elles participent mieux à notre apport en fibres.

SAUCES FAMEUSES, SAUCES PIÉGEUSES

Mais attention, quand nous mangeons des pâtes, généralement, nous ne mangeons pas que des pâtes ! Nous les servons avec de la sauce ou différents assaisonnements. En réalité, **ces sauces influeront davantage sur notre score Nutri-Santé que les formes de pâtes** pour lesquelles nous optons (spaghettis, coquillettes, macaronis, etc.) !

Enfin, il faut se réjouir de certaines innovations récentes proposées par les fabricants qui ajoutent davantage de légumineuses dans la composition de leurs pâtes. Cela permet d'assurer un équilibre en protéines tout en profitant d'une complémentarité en acides aminés, essentiels par exemple dans les menus végétariens.

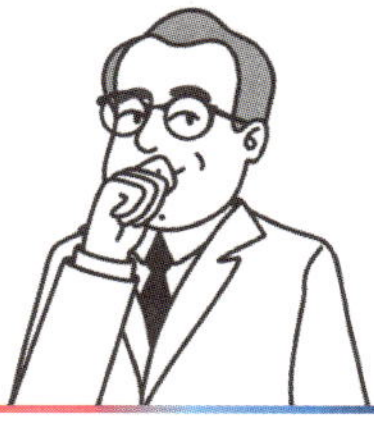

PÂTES BOLOGNAISES

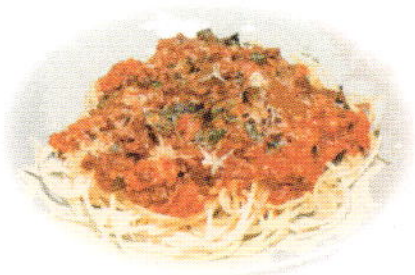

SCORE NUTRI-SANTÉ

À LIMITER | GOURMAND À CALIBRER | QUOTIDIEN À CALIBRER | À VOLONTÉ

1 2 3 **4** 5 6 7 8 9 10

Pour une prévention santé (cancer, maladie cardiovasculaire, diabète, etc.)

MON ORDONNANCE ALIMENTAIRE

Portions
Seniors : 250 g
Adultes : 300 g
Enfants : 250 g

Fréquence
1 ou 2 fois par mois en alternance avec d'autres plats équivalents

Énergie/100 g
150 kcal

Énergie/portion
450 kcal

Équivalent dépenses
1 h 20 de volley-ball
ou
45 min de tennis
ou
2 h 15 de marche

A **B** C D E Nutri-Score

1 2 **3** 4 Ultra-transformation

FAIBLE MOYEN **FORT** Impact planète

Avantages
Plat complet et rassasiant.

Inconvénients
Attention à l'impact planète dû à la présence de bœuf.

ASTUCES ET/OU ASSOCIATION

Le plat parfait pour les sportifs du quotidien ! À alterner avec les pâtes carbonara en privilégiant les pâtes au blé complet.

Présence de **macronutriments** pour 100 g

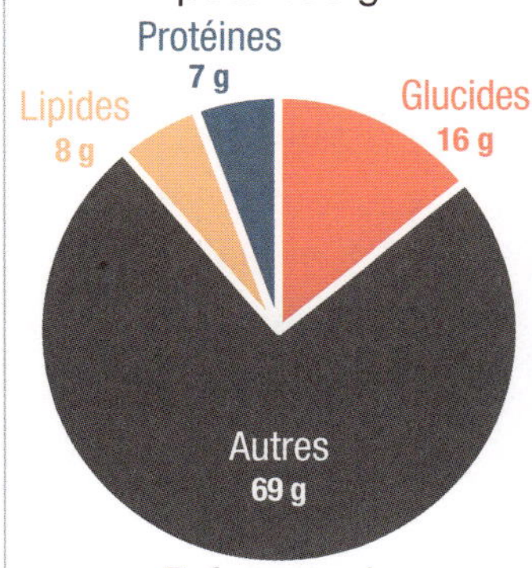

Présence de **micronutriments**

Élevé
→ **Moyen**
Faible

COMMENT CUIRE SES PÂTES ?

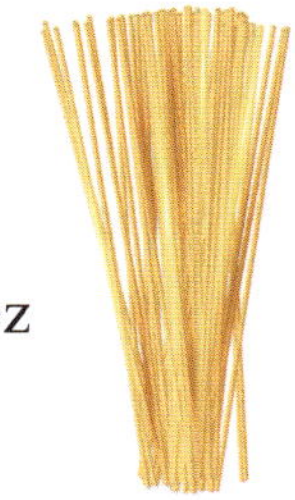

Il existe deux façons de cuire ses pâtes :

1) la cuisson à mi-couvert à feu doux avec juste assez d'eau pour couvrir les pâtes ;

2) la cuisson *al dente.*

La cuisson à feu doux exige moins d'énergie et était surtout utilisée en Italie du Sud, région plus pauvre que le Nord. La quantité d'eau conseillée pour cuire les pâtes est d'un litre pour 100 g de pâtes. Cette proportion permet d'éviter de trop refroidir l'eau de cuisson après l'ajout des pâtes et d'éviter une trop forte proportion d'amidon dans l'eau. L'amidon, qui donne une couleur opaque à l'eau est l'ingrédient responsable des pâtes collantes.

Les pâtes ne cuisent que dans de l'eau en ébullition et à feu vif. Elles doivent être remuées durant la cuisson afin d'éviter qu'elles ne collent. Il n'y a, à ce stade, aucun intérêt d'y ajouter de l'huile. **Elles ne se rincent pas après la cuisson**. Cela aurait pour effet de les refroidir mais surtout de faire disparaître la quantité d'amidon indispensable à la liaison de l'accompagnement, celle qui leur donne une texture spécifique.

Attention, les modes et le temps de cuisson exercent aussi une influence sur les bénéfices santé et notamment sur notre index glycémique. La consommation excessive de pâtes et de féculents est souvent accusée de favoriser à long terme le risque de diabète et de maladies cardiovasculaires. En réalité, là encore, tout dépend du mode de cuisson, de la garniture, des portions et de la fréquence de votre consommation. Si vous ne prenez pas de poids, c'est que votre alimentation est adaptée à vos besoins ! Enfin, les pâtes sont une bonne façon de garantir nos besoins en glucides complexes et en fibres si elles sont complètes.

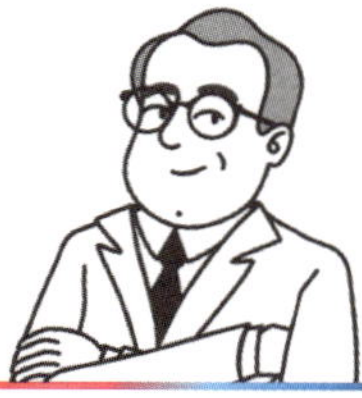

PÂTES CARBONARA

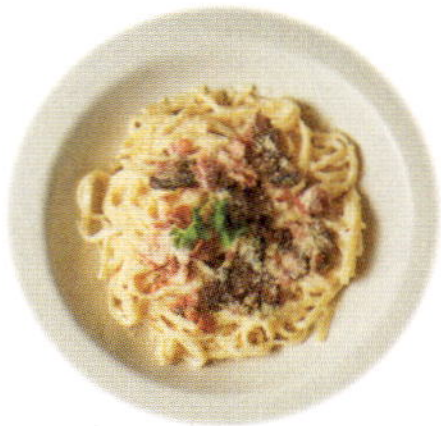

SCORE NUTRI-SANTÉ

À LIMITER				GOURMAND À CALIBRER	QUOTIDIEN À CALIBRER			À VOLONTÉ	
1	2	3	4	**5**	6	7	8	9	10

Pour une prévention santé (cancer, maladie cardiovasculaire, diabète, etc.)

MON ORDONNANCE ALIMENTAIRE

Portions
Seniors : 250 g
Adultes : 300 g
Enfants : 250 g

Fréquence
2 ou 3 fois par mois en variant les recettes à base de pâtes

Énergie/100 g
160 kcal

Énergie/portion
500 kcal

Équivalent dépenses
50 min de judo
ou
2 h 30 de marche

Nutri-Score : A B **C** D E

Ultra-transformation : 1 2 3 **4**

Impact planète : FAIBLE **MOYEN** FORT

Avantages
Un plat équilibré et consensuel.

Inconvénients
Aucun, si ce n'est qu'il n'y a pas de version végétarienne.
Un peu grasses (attention à la fréquence).

ASTUCES ET/OU ASSOCIATION

Un peu plus calorique que les pâtes à la bolognaise ! Pour compléter votre dîner, privilégiez une salade et, en dessert, un fruit.

Présence de **macronutriments** pour 100 g

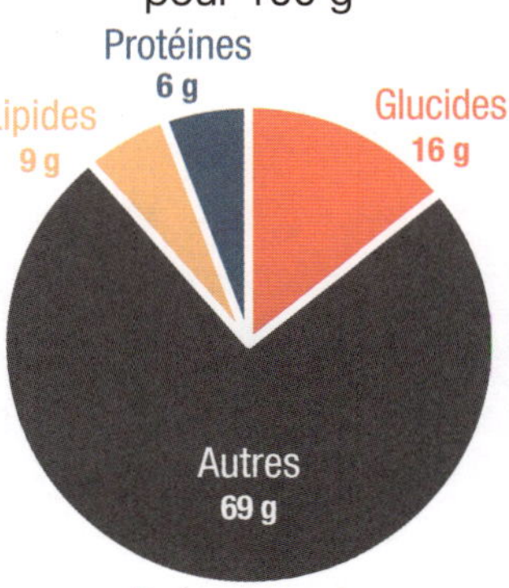

Présence de **micronutriments**

Élevé
→ **Moyen**
Faible

La petite recette du Dr Khayat :
la sauce puttanesca

Personnellement, ce que je préfère, c'est finir la cuisson de mes pâtes dans une grande sauteuse dans laquelle j'ai préalablement préparé ma sauce.

- *Je retire mes pâtes de l'eau bouillante aux deux tiers du temps de cuisson et je les mets dans ma poêle avec une louche d'eau de cuisson pleine d'amidon.*
- *Au préalable, j'ai fait revenir à feu doux des tomates pelées, avec du sel, du poivre, une pincée de piment d'Espelette et deux gousses d'ail que j'ai retirées de la sauce au bout d'un moment.*
- *Je mélange bien mes pâtes avec la sauce pendant le temps de cuisson restant, en veillant à ce que les pâtes restent al dente.*
- *J'ajoute quelques câpres, des olives noires dénoyautées et des anchois.*

Ainsi vous obtenez une sauce que l'on appelle « puttanesca » en Italie.

“ La petite histoire des pâtes

Leur origine remonte bien avant le voyage de Marco Polo en Chine. Les Étrusques étaient déjà réputés pour leur consommation de pâtes. Les anciens Grecs et Romains consommaient également des plats à base de pâtes, appelées «lagana» ou «lasagne». Les pâtes étaient fabriquées à partir de farine de blé dur mélangée à de l'eau pour former une pâte, qui était ensuite découpée ou façonnée à la main. Au fil des siècles, les techniques de production se sont développées, et les pâtes sont devenues un aliment de base en Italie. Aujourd'hui, elles sont appréciées dans le monde entier.

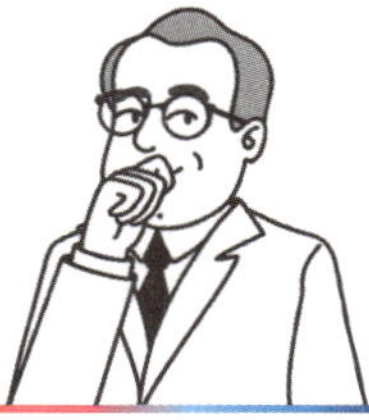

LASAGNES

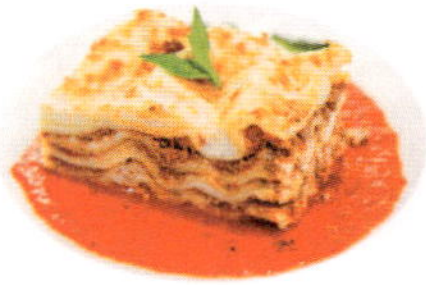

SCORE NUTRI-SANTÉ

À LIMITER				GOURMAND À CALIBRER	QUOTIDIEN À CALIBRER			À VOLONTÉ	
1	2	3	4	**5**	6	7	8	9	10

Pour une prévention santé (cancer, maladie cardiovasculaire, diabète, etc.)

MON ORDONNANCE ALIMENTAIRE

Portions
Seniors : 250 g
Adultes : 300 g
Enfants : 250 g

Fréquence
2 ou 3 fois par mois en alternance avec pâtes à la carbonara ou à la bolognaise

Énergie/100 g
150 kcal

Énergie/portion
450 kcal

Équivalent dépenses
1 h de danse aérobic
ou
2 h 15 de marche

Nutri-Score : A **B** C D E

Ultra-transformation : 1 2 **3** 4

Impact planète : FAIBLE MOYEN **FORT**

Avantages
Parfait dans sa version classique pour un repas de famille convivial, facile à faire, accessible et qui plaît à tous.

Inconvénients
Assez calorique dans sa version classique (tomate, fromage, viande et béchamel).

ASTUCES ET/OU ASSOCIATION

À tester en version végétarienne (beaucoup plus légère) pour varier. À accompagner avec de la salade et des fruits (comme un carpaccio d'ananas !).

Présence de **macronutriments** pour 100 g

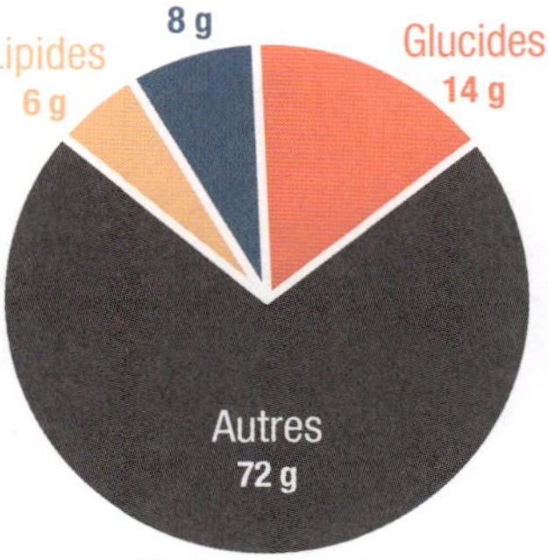

Présence de **micronutriments**

Élevé
→ **Moyen**
Faible

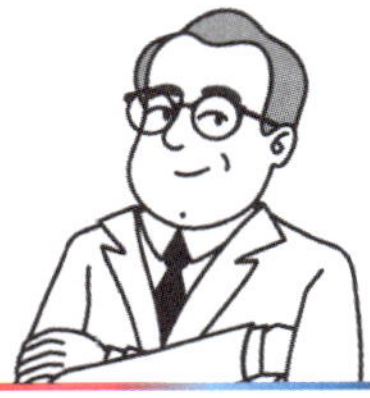

RAVIOLIS

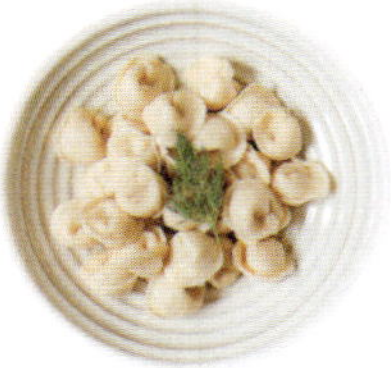

SCORE NUTRI-SANTÉ

À LIMITER		GOURMAND À CALIBRER			QUOTIDIEN À CALIBRER			À VOLONTÉ	
1	2	3	4	5	**6**	7	8	9	10

Pour une prévention santé (cancer, maladie cardiovasculaire, diabète, etc.)

MON ORDONNANCE ALIMENTAIRE

Portions
Seniors : 250 g
Adultes : 300 g
Enfants : 250 g

Fréquence
2 ou 3 fois par semaine

Énergie/100 g
100 kcal
Énergie/portion
300 kcal

Équivalent dépenses
1 h 30 de marche
ou
1 h 40 de handball

Nutri-Score : A B **C** D E

Ultra-transformation : 1 2 3 **4**

Impact planète : FAIBLE MOYEN **FORT**

Avantages
Tout dépend de la qualité des ingrédients (ici, de la pâte et de la garniture).

Inconvénients
Ultra-transformés lorsqu'ils sont vendus en boîte.

ASTUCES ET/OU ASSOCIATION

Préférez une version artisanale, comme celle des ravioles d'Anne-Sophie Pic, à une version industrielle ultra-transformée.
Veillez particulièrement à la qualité des ingrédients !

Présence de **macronutriments** pour 100 g

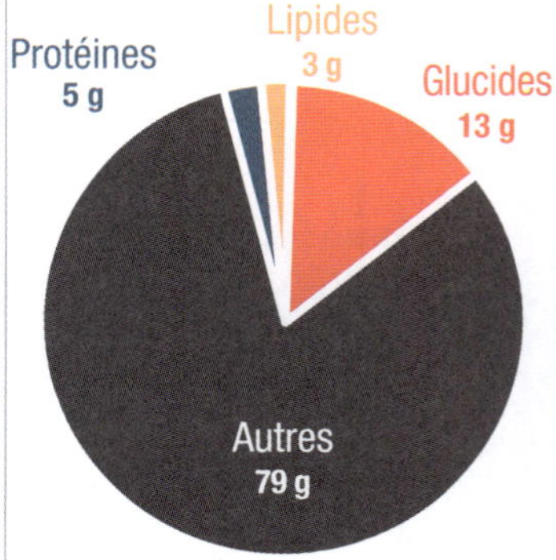

Présence de **micronutriments**

- Élevé
- → **Moyen**
- Faible

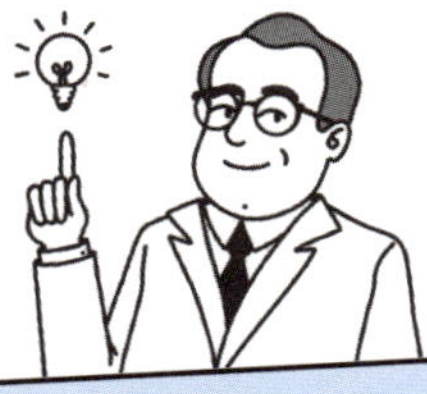

Zoom sur l'index glycémique

L'index glycémique (IG) indique l'impact d'un aliment sur la glycémie, c'est-à-dire sur le taux de sucre présent dans le sang après l'ingestion. Plus il est élevé, plus il entraîne une hausse rapide du taux de sucre dans le sang.

Cette hausse du taux de sucre entraîne à son tour une forte sécrétion d'insuline afin de le diminuer. La baisse de sucre qui s'ensuit génère une sensation de faim. Ainsi, les aliments dont l'IG est élevé sont plus susceptibles de faire grossir car ils stimulent notre appétit.

Valeur	< 55	entre 55 et 70	> 70
Index glycémique	Faible	Modéré	Élevé

Cet index remet en question l'idée selon laquelle les aliments au goût sucré sont des sucres rapides et ceux contenant de l'amidon (féculents et pain) sont des sucres lents.

De plus, un même aliment peut avoir des index glycémiques différents en fonction de sa cuisson, de sa présentation, des associations, etc. Des pâtes cuites *al dente* ont un IG plus bas que des pâtes très cuites, tout comme les pommes de terre, ou les fruits !

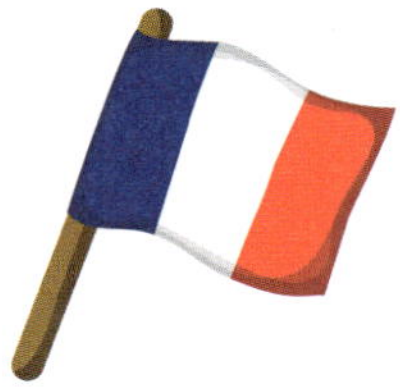

Spécialités françaises

La liste des spécialités françaises est presque infinie tant nos terroirs, dans leur grande diversité, ont produit des plats nombreux et des recettes mondialement connues.

Emblématiques de nos régions, ces spécialités ont nourri les Français pendant des centaines d'années, et l'ont fait de manière tout à fait satisfaisante puisqu'elles ont permis à notre pays de se développer aussi bien sur le plan social qu'économique. Cependant, avec l'avènement de la « nouvelle cuisine » dans les années 1970, ces plats du terroir ont eu tendance à disparaître de nos assiettes car on les a jugés trop caloriques, trop riches et trop gras.

DES PLATS TROP CALORIQUES ?

De mon point de vue, nos spécialités françaises ne méritaient pas une telle réprobation car, nous le verrons, la plupart d'entre elles sont **moins riches qu'elles n'en ont l'air**. Mais heureusement, les modes changent, et leur retour en grâce, aussi bien chez nous que partout dans le monde, est indéniable. Tous ces plats sont de nouveau plébiscités. Pour s'en convaincre, il n'y a qu'à observer le nombre de néobistrots qui ouvrent chaque année ici et là. Alors bien

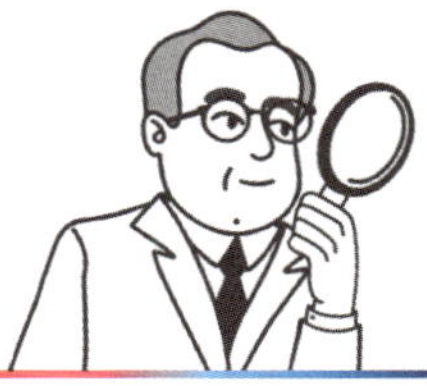

TARTIFLETTE

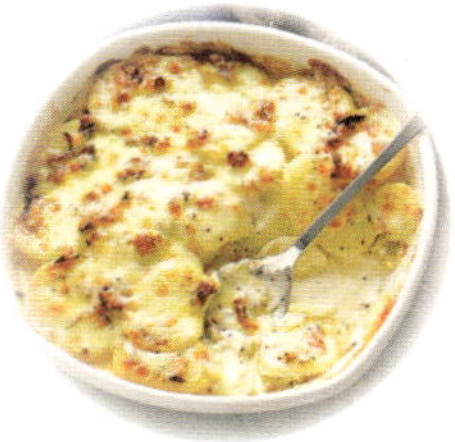

SCORE NUTRI-SANTÉ

À LIMITER		GOURMAND À CALIBRER			QUOTIDIEN À CALIBRER			À VOLONTÉ	
1	2	**3**	4	5	6	7	8	9	10

Pour une prévention santé (cancer, maladie cardiovasculaire, diabète, etc.)

MON ORDONNANCE ALIMENTAIRE

Portions
Seniors : 250 g
Adultes : 350 g
Enfants : 200 g

Fréquence
2 ou 3 fois par an

Énergie/100 g
160 kcal

Énergie/portion
640 kcal

Équivalent dépenses
45 min de raquettes
ou
45 min de ski
ou
3 h 15 de marche

A B C D **E** Nutri-Score

1 2 **3** 4 Ultra-transformation

FAIBLE **MOYEN** FORT Impact planète

Avantages
Plat convivial, à réserver aux périodes de froid.

Inconvénients
Riche en lipides (fromage) et en glucides (pommes de terre).
Plat très calorique et salé.

ASTUCES ET/OU ASSOCIATION

Pensez à bien vous hydrater.
L'accompagnement d'une salade verte donne un peu de fraîcheur.

Présence de **macronutriments** pour 100 g

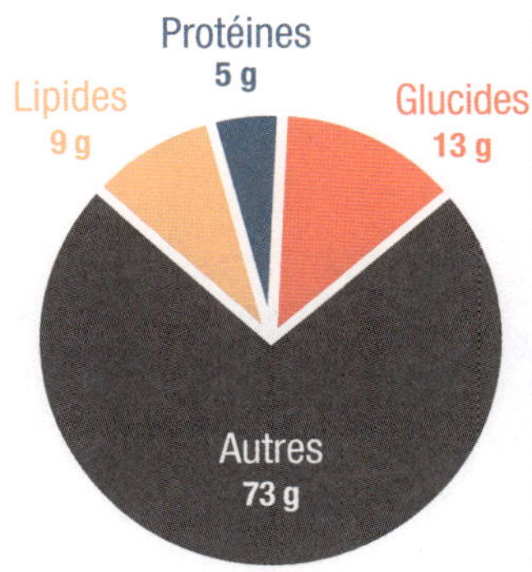

Présence de **micronutriments**

- Élevé
- → **Moyen**
- Faible

sûr, rien n'interdit de revisiter un peu la recette, de la remettre au goût du jour, d'en imaginer des variantes. Mais nos plats du terroir sont bel et bien de retour, pour le plaisir de tous !

LES BIENFAITS DU CHOU FARCI ET DE NOS AUTRES SPÉCIALITÉS

Pendant longtemps, lorsque l'on demandait quelle était la spécialité la plus emblématique de notre gastronomie, c'était toujours le fameux « steak-frites » que l'on entendait en premier. Quelle triste méconnaissance de nos richesses gastronomiques !

Parmi toutes nos spécialités, j'ai voulu mettre en vedette certains plats qui, du point de vue nutritionnel, sont loin d'être néfastes. Peu caloriques, faibles en matières grasses, souvent composés avec des légumes, ils peuvent facilement être consommés, y compris par quelqu'un qui surveillerait de près son alimentation.

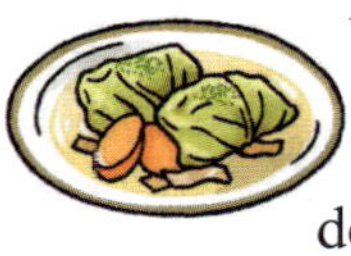

Premier exemple : le **chou farci**. Il n'a rien de dangereux pour la santé, surtout si, comme la plupart des chefs d'aujourd'hui, vous le faites avec de la viande de veau et beaucoup de chou et de carottes, assaisonné d'un bon bouillon de viande dégraissé. Tout cela représente à peine 120 à 140 calories pour 100 g. Il n'y a donc aucune raison d'en avoir peur !

La performance est encore meilleure pour un dérivé du chou farci : la **potée auvergnate**. Elle n'affiche que 90 calories pour 100 g, car elle est essentiellement composée de légumes, notamment de crucifères, très intéressants pour la santé. Les crucifères (qui tirent leur nom de leurs fleurs à quatre pétales en forme de croix), comme le chou, le brocoli, le navet ou le radis, sont riches en fibres, en vitamines C et K et en antioxydants. Mais attention à la charcuterie, à la fois très calorique et riche en nitrites, qui sont potentiellement dangereux pour la santé !

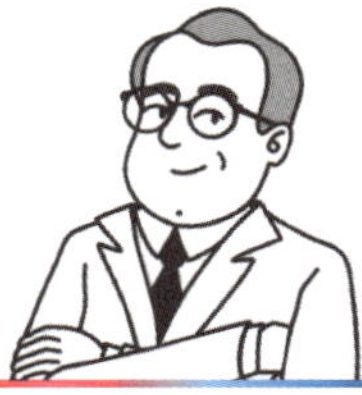

SAUCISSES LENTILLES OU CHOU

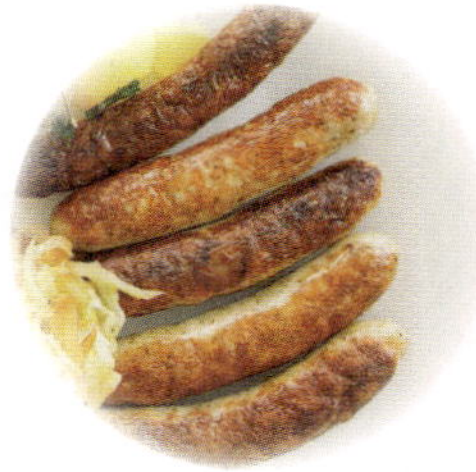

SCORE NUTRI-SANTÉ

À LIMITER — GOURMAND À CALIBRER — QUOTIDIEN À CALIBRER — À VOLONTÉ

1 2 3 4 **5** 6 7 8 9 10

Pour une prévention santé (cancer, maladie cardiovasculaire, diabète, etc.)

MON ORDONNANCE ALIMENTAIRE

Portions
Seniors : 300 g
Adultes : 300 g
(100 g de saucisses)
Enfants : 200 g

Fréquence
2 ou 3 fois par mois

Énergie pour 100 g
160 kcal

Énergie/portion
480 kcal

Équivalent dépenses
45 min de tennis
ou
2 h 20 de marche

Nutri-Score : A B C D E — **A**

Ultra-transformation : 1 2 3 4 — **4**

Impact planète : FAIBLE MOYEN FORT — **FORT**

Avantages
Un duo qui devient un plat équilibré !

Inconvénients
Veillez à la qualité des saucisses : de préférence fabriquées artisanalement ou sans nitrites.

ASTUCES ET/OU ASSOCIATION

Un plat traditionnel, équilibré et délicieux !
Soyez raisonnables avec la saucisse.

Présence de **macronutriments** pour 100 g

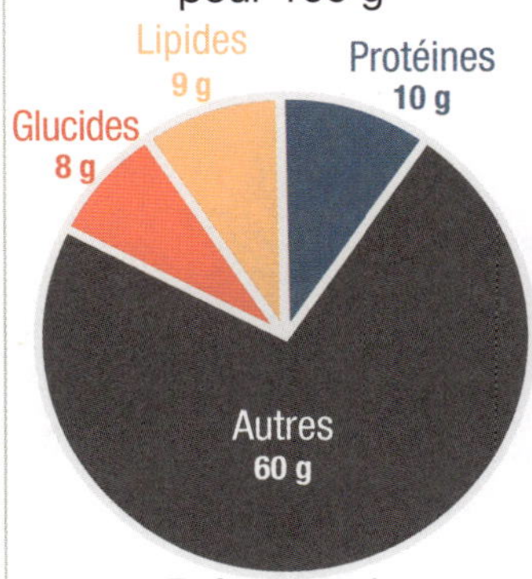

Présence de **micronutriments**

→ **Élevé**
Moyen
Faible

DES PLATS VARIÉS

Regardons un autre plat de notre gastronomie, qu'il s'agisse aussi bien de celle du nord de la France que de celle du Sud-Est : les **tripes à la mode de Caen ou à la niçoise**. Ils apportent une viande très peu calorique, des légumes, donnent un sentiment de satiété, et pourtant ce plat ne dépasse pas 110 calories pour 100 g. Alors, ici encore, à part pour ceux qui détestent l'idée de manger des tripes, pourquoi s'en priver ? Et, comme les deux spécialités précédentes, ils ne coûtent presque rien. Vous les trouvez, par exemple, chez E. Leclerc à moins de 4 euros la portion de 600 g pour deux personnes.

En Alsace, le baeckeoffe, plat typique cuit dans un récipient en terre cuite pendant des heures, apporte moins de 20 % de matières grasses et moins de 150 calories pour 100 g. De plus, vous pouvez facilement en améliorer la qualité nutritionnelle, en remplaçant la moitié des pommes de terre, légume à fort indice glycémique, par des poireaux et en utilisant du poulet plutôt que du bœuf et du porc. Vous approcherez alors des 100 calories pour 100 grammes et vous vous régalerez d'un bon petit plat mijoté.

Les dix plats préférés des Français (source : Gastronomie France):

1. Le magret de canard
2. Les moules-frites
3. Le couscous
4. La blanquette de veau
5. La côte de bœuf
6. Le gigot d'agneau
7. Le steak-frites
8. Le bœuf bourguignon
9. La raclette
10. Les tomates farcies

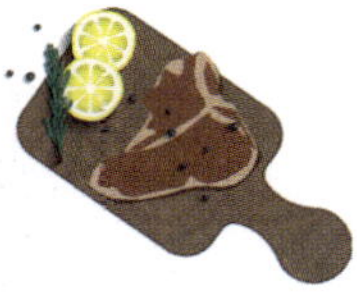

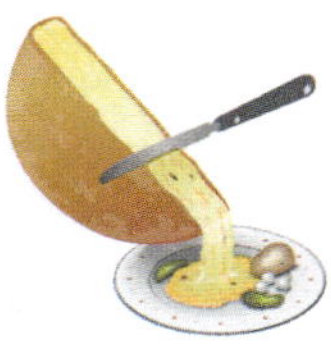

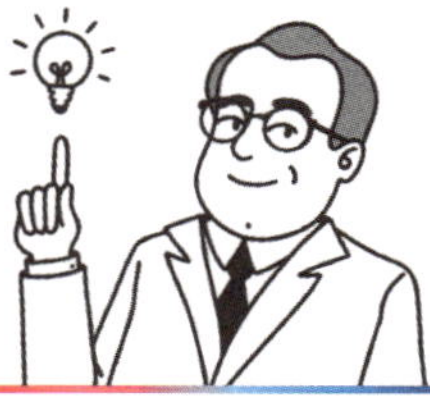

GRATIN DAUPHINOIS

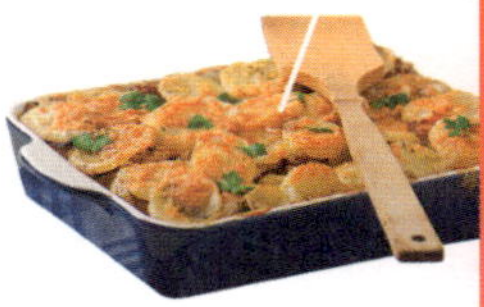

SCORE NUTRI-SANTÉ

À LIMITER		GOURMAND À CALIBRER			QUOTIDIEN À CALIBRER		À VOLONTÉ		
1	2	3	4	5	**6**	7	8	9	10

Pour une prévention santé (cancer, maladie cardiovasculaire, diabète, etc.)

MON ORDONNANCE ALIMENTAIRE

Portions
Seniors : 200 g
Adultes : 250 g
Enfants : 200 g

Fréquence
2 à 3 fois par semaine

Énergie/100 g
110 kcal

Énergie/portion
275 kcal

Équivalent dépenses
1 h de volley-ball
ou
25 min de natation
ou
1 h 20 de marche

Nutri-Score : A B **C** D E

Ultra-transformation : 1 2 **3** 4

Impact planète : FAIBLE **MOYEN** FORT

Avantages
Plat qui rassasie sans être trop calorique.

Inconvénients
Teneur en glucides (pomme de terre) et en lipides (fromage, crème) élevée.

ASTUCES ET/OU ASSOCIATION

Idéal pour accompagner de la viande ou du poisson ! À déguster avec une salade verte.

Présence de **macronutriments** pour 100 g

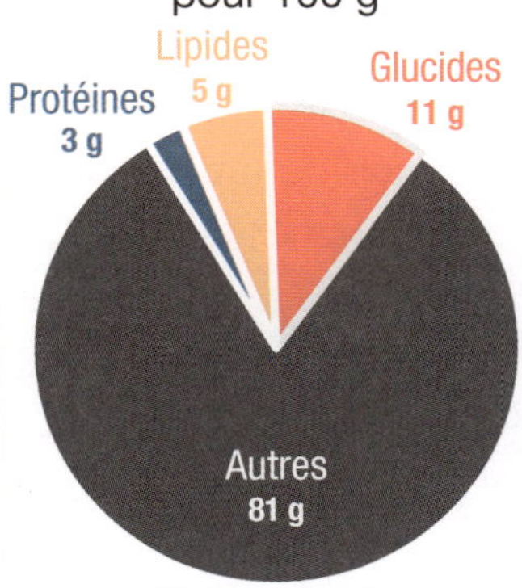

Présence de **micronutriments**

Élevé
→ **Moyen**
Faible

LA BLANQUETTE DE VEAU, PAS SI CALORIQUE

La blanquette de veau ou de dinde est une autre de ces spécialités très prisées des Français. Elle a l'air riche mais ne représente en réalité que 110 calories par 100 g, donc moins de 330 calories par portion.

Si vous accompagnez votre blanquette de 100 grammes de riz basmati (121 calories), votre repas sera équilibré et peu onéreux. On la trouve dans des préparations tout à fait correctes du point de vue de l'ultra-transformation, au rayon frais, pour moins de 3 euros la portion. Et elle est assez facile à cuisiner chez soi avec son faitout.

Bien sûr, en matière de spécialités, vous pouvez en rester à l'œuf mayonnaise, aux pâtes à la crème, ou à la paëlla. Si ces spécialités ne sont pas à exclure de votre alimentation, elles ne doivent cependant être consommées que de temps en temps, d'une manière raisonnée, ce qui n'exclut pas le plaisir.

LE STEAK-FRITES ASTUCIEUX

Finissons avec ce par quoi nous avons commencé : le steak-frites. Pas vraiment recommandé quand on veut s'alimenter en faisant attention à sa santé, il peut toutefois être amélioré en termes de qualité nutritionnelle. Ainsi, pour la viande, optez plutôt pour une tranche de rosbif, qui n'apporte que 117 calories pour 100 g, ce morceau de bœuf ayant naturellement très peu de gras. Faites cuire le rosbif au four avec très peu d'huile ou de beurre. Et pour les frites, utilisez un Actifry. Les frites n'apporteront que 190 calories pour 100 g. Comme toujours, faites-vous plaisir mais sans abus !

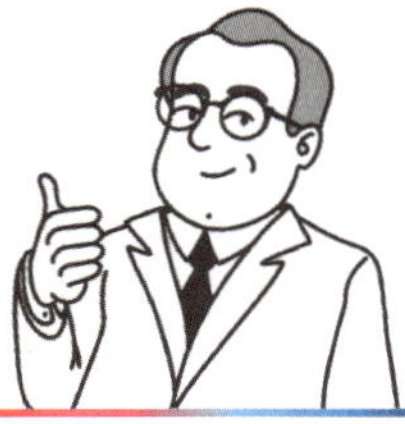

BLANQUETTE DE VEAU

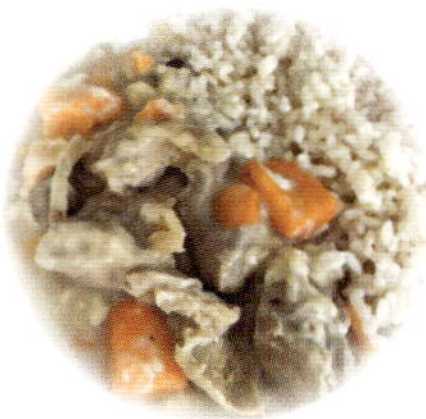

SCORE NUTRI-SANTÉ

À LIMITER		GOURMAND À CALIBRER			QUOTIDIEN À CALIBRER			À VOLONTÉ	
1	2	3	4	5	6	**7**	8	9	10

Pour une prévention santé (cancer, maladie cardiovasculaire, diabète, etc.)

MON ORDONNANCE ALIMENTAIRE

Portions
Seniors : 250 g
Adultes : 300 g
Enfants : 250 g

Fréquence
2 ou 3 fois par mois en alternance avec d'autres plats équivalents (bœuf bourguignon, pot-au-feu)

Énergie/100 g
110 kcal

Énergie/portion
330 kcal

Équivalent dépenses
1 h de roller
ou
1 h de kayak
ou
1 h 30 de marche

Nutri-Score : A B **C** D E

Ultra-transformation : 1 2 **3** 4

Impact planète : FAIBLE MOYEN **FORT**

Avantages
Très équilibré.

Inconvénients
La réalisation de ce plat reste complexe.

Présence de **macronutriments** pour 100 g

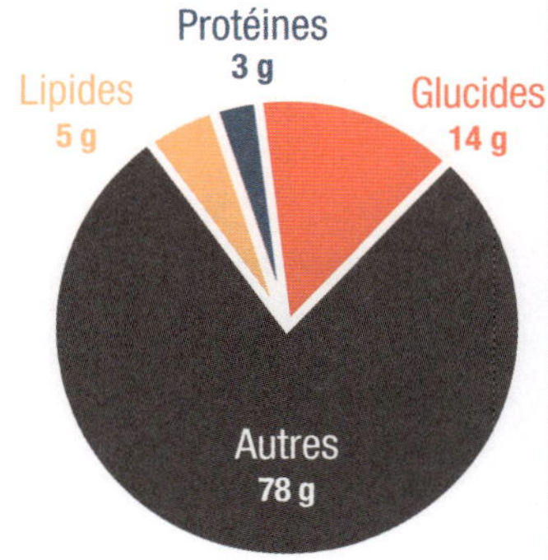

Présence de **micronutriments**

Élevé
→ **Moyen**
Faible

ASTUCES ET/OU ASSOCIATION

Le plat français par excellence ! À consommer après une entrée de crudités, et avant des fruits en dessert.

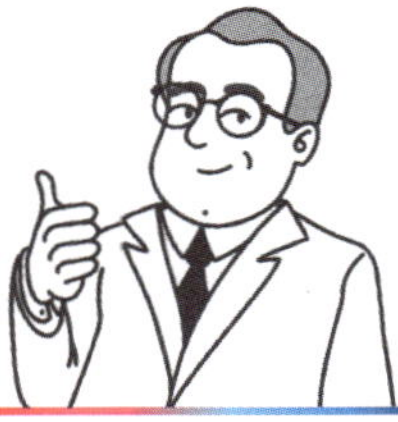

BŒUF BOURGUIGNON

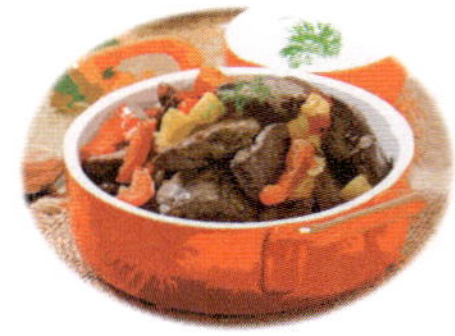

SCORE NUTRI-SANTÉ

À LIMITER			GOURMAND À CALIBRER		QUOTIDIEN À CALIBRER			À VOLONTÉ	
1	2	3	**4**	5	6	7	8	9	10

Pour une prévention santé (cancer, maladie cardiovasculaire, diabète, etc.)

MON ORDONNANCE ALIMENTAIRE

Portions
Seniors : 250 g
Adultes : 300 g
Enfants : 250 g

Fréquence
2 ou 3 fois par mois en alternance avec d'autres plats équivalents (blanquette, pot-au-feu)

Énergie/100 g
100 kcal

Énergie/portion
300 kcal

Équivalent dépenses
1 h de raquettes
ou
une matinée d'escalade
ou
1 h 30 de marche

A B **C** D E Nutri-Score

1 2 **3** 4 Ultra-transformation

FAIBLE MOYEN **FORT** Impact planète

Avantages
Un plat qui peut être bien équilibré grâce à la garniture (carottes).

Inconvénients
Attention à l'impact planète élevé.

ASTUCES ET/OU ASSOCIATION

Symbole de la cuisine mijotée française, ce plat mythique réapparaît peu à peu sur les cartes des restaurants bistronomiques ! L'accompagnement parfait et équilibré : les tagliatelles !

Présence de **macronutriments** pour 100 g

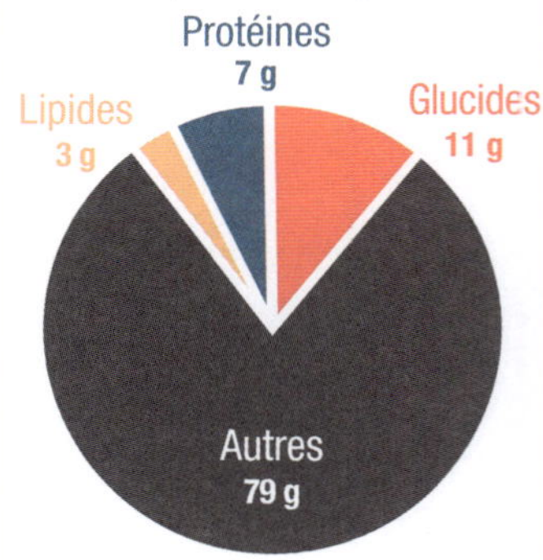

Présence de **micronutriments**

- Élevé
- → **Moyen**
- Faible

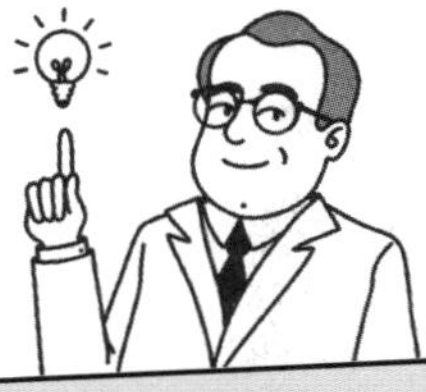

Zoom sur les plats mijotés

Les plats mijotés sont bénéfiques pour la santé lorsqu'ils sont préparés avec des ingrédients sains et équilibrés, c'est-à-dire des légumes, des légumineuses, des viandes maigres et des épices.

La cuisson lente utilisée pour ces plats permet aux saveurs de se mélanger et de se développer. Cela signifie que l'on peut utiliser **moins de sel et moins de matières grasses** tout en obtenant des plats tout aussi savoureux. De plus, ce mode de cuisson permet aux viandes de devenir plus tendres et plus juteuses.

Enfin, la cuisson à basse température et sur une plus longue durée aide à **préserver les nutriments**, à la différence de la cuisson rapide et à haute température, qui entraîne souvent des pertes de vitamines et de minéraux.

Quelques exemples de plats mijotés : le bœuf bourguignon, la blanquette de lapin, la poitrine d'agneau en ragoût, le veau Marengo, la daube de sanglier, le sauté de porc aux pruneaux et aux amandes, la carbonade flamande, le lapin en cocotte…

Comme vous le voyez, la variété est au rendez-vous !

Pizzas

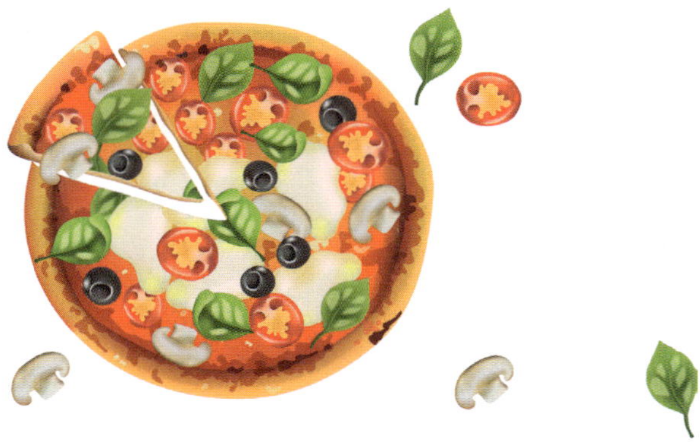

LA PIZZA, UNE PASSION FRANÇAISE

Ce n'est pas l'Italie mais la France qui consomme, après les États-Unis, le plus de pizzas dans le monde. 819 millions de pizzas ont été englouties en 2015, soit 10 millions de plus que l'année précédente.

Top 5 des Pizzas les plus consommées en France (source : Blog Eat) :

1. La Margherita (ou Margarita)
2. La Napolitaine
3. La quatre fromages
4. La quatre saisons
5. L'Hawaïenne

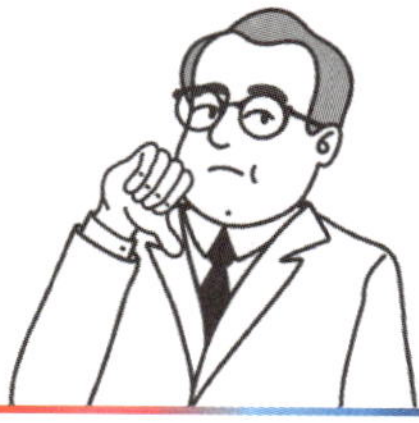

PIZZA MARGHERITA

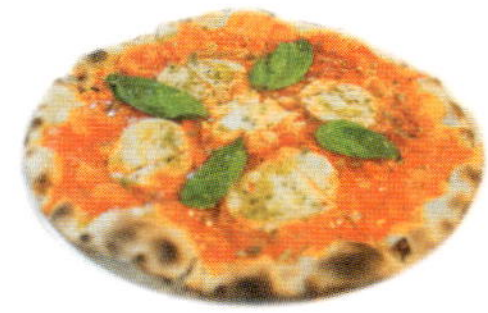

SCORE NUTRI-SANTÉ

À LIMITER			GOURMAND À CALIBRER		QUOTIDIEN À CALIBRER			À VOLONTÉ	
1	2	3	4	5	6	7	8	9	10

Pour une prévention santé (cancer, maladie cardiovasculaire, diabète, etc.)

MON ORDONNANCE ALIMENTAIRE

Portions
Seniors : 1 pizza*
Adultes : 1 pizza*
Enfants : ½ pizza*

** Le poids d'une pizza est de 400 g.*

Fréquence
À limiter

Énergie/100 g
230 kcal

Énergie/portion
920 kcal

Équivalent dépenses
1 h 50 de tennis
ou
4 h 40 de marche

A B **C** D E — Nutri-Score

1 2 **3** 4 — Ultra-transformation

FAIBLE **MOYEN** FORT — Impact planète

Avantages
Plat familial assez équilibré.
La sauce tomate apporte du lycopène, plus assimilable cuit.

Inconvénients
Portions trop généreuses en restauration.

ASTUCES ET/OU ASSOCIATION

À accompagner de salade, de la roquette par exemple, et de quelques fruits en dessert.

Présence de **macronutriments** pour 100 g

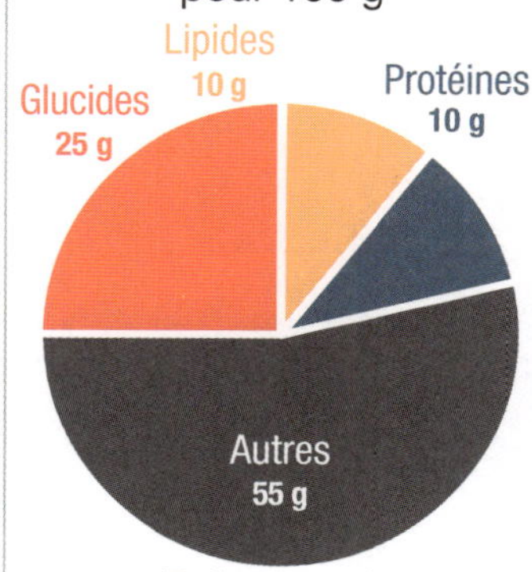

Présence de **micronutriments**

→ **Élevé**
Moyen
Faible

TOUTES LES PIZZAS NE SE VALENT PAS

COMPARAISON DES CALORIES ENTRE PIZZAS DE COMPOSITIONS DIFFÉRENTES :

	Calories pour 1 pizza d'une valeur de 400 g	Calories pour 100 g
Hawaïenne	**728 kcal**	**182 kcal**
Végétarienne	**800 kcal**	**200 kcal**
Quatre saisons	**832 kcal**	**208 kcal**
Margherita	**860 kcal**	**215 kcal**
Napolitaine	**1 108 kcal**	**252 kcal**

Il existe plusieurs endroits pour acheter ses pizzas :

- Dans un supermarché au rayon surgelé ou frais ;
- Dans un restaurant ou un fast-food ;
- En se faisant livrer à domicile.

Vous pouvez aussi réaliser des pizzas maison : ce sera l'occasion d'ajouter plus de légumes et d'éviter tous les additifs présents dans les pizzas industrielles.

COMPARAISON ENTRE PLUSIEURS PIZZAS QUATRE FROMAGES :

	Calories pour 100 g	Calories pour 1 pizza	Glucides pour 100 g	Lipides pour 100 g	Protéines pour 100 g	Quantités recommandées pour un repas occasionnel	
						Enfants*	Adultes*
La pizza quatre fromages – *Dr. Oetker* (340 g surgelé)	**265 kcal**	**901 kcal pour 340 g**	**24 g dont sucres 2,9 g**	**14 g dont 6,2 d'AGS**	**11 g**	**150 g**	**200 g**
La pizza quatre fromages – *Sodebo* (380 g)	**230 kcal**	**874 kcal 380g**	**28 g dont sucres 2,7 g**	**7,9 g dont 4,6 g d'AGS**	**11 g**		
La pizza quatre fromages – *Del Arte* (environ 440 g)	**228 kcal**	**914 kcal pour 440 g**	**18,75 g dont sucres 1,75 g**	**11,75 g dont 6,25 g d'AGS**	**11,5 g**		

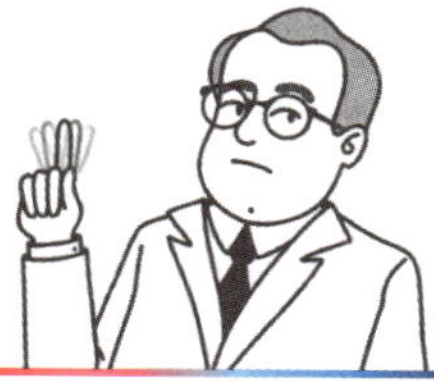

PIZZA 4 FROMAGES

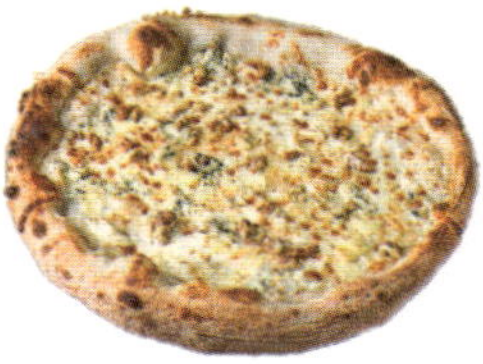

SCORE NUTRI-SANTÉ

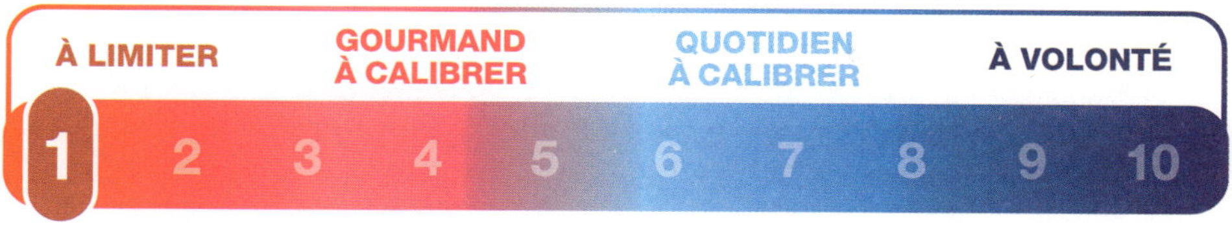

Pour une prévention santé (cancer, maladie cardiovasculaire, diabète, etc.)

MON ORDONNANCE ALIMENTAIRE

Portions
Seniors : 1 pizza*
Adultes : 1 pizza*
Enfants : ½ pizza*

** Le poids d'une pizza est de 400 g.*

Fréquence
1 ou 2 fois par mois

Énergie/100 g
250 kcal

Énergie/portion
1000 kcal

Équivalent dépenses
2 h 30 de jogging
ou
5 h de marche

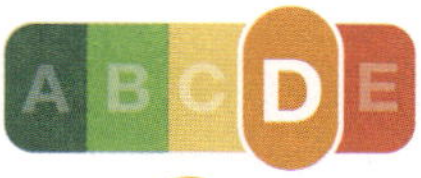

Nutri-Score

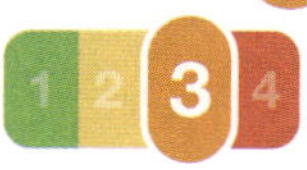

Ultra-transformation

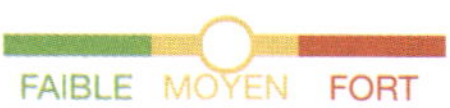

Impact planète

Avantages
Plat facile.
Apport de lycopène, plus assimilable cuit, grâce à la sauce tomate.

Inconvénients
Garniture très riche et très grasse, au détriment des légumes. Valeur calorique considérable.

ASTUCES ET/OU ASSOCIATION

Attention aux calories (en raison des portions XXL servies en restaurant) !
Les pizzas de grande surface sont souvent moins caloriques mais plus ultra-transformées !

Présence de **macronutriments** pour 100 g

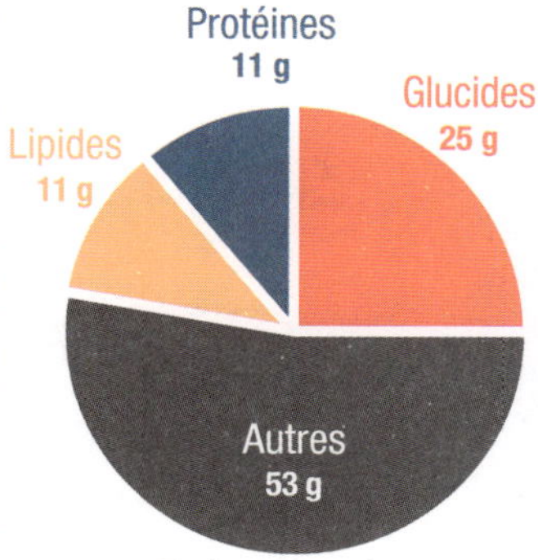

Présence de **micronutriments**

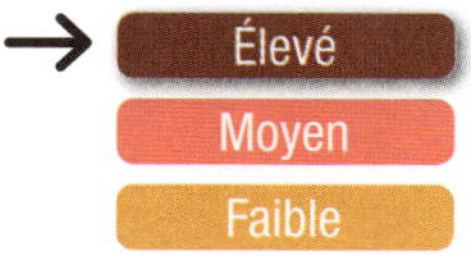

Attention : une pizza peut paraître moins calorique en termes de valeurs nutritionnelles mais être plus lourde. De ce fait, les calories par portions sembleront beaucoup plus importantes !

	Nutri-Score	Score SIGA
La pizza quatre fromages – *Del Arte*	D	7
La pizza quatre fromages – *Sodebo*	C	7
La pizza quatre fromages – *Dr. Oetker*	D	–
La pizza Margherita – *Del Arte*	C	3
La pizza Margherita – *Sodebo*	B	7
La pizza Margherita – *Picard*	C	–
La pizza Napolitaine – *Sodebo*	–	–
La pizza Napolitaine – *Magnifica Italia*	B	7
La pizza Napolitaine – *Del Arte*	–	–
La pizza quatre saisons – *Casino*	B	7
La pizza quatre saisons – *Carte Nature*	C	5
La pizza quatre saisons – *California pizza kitchen*	–	–
La pizza Hawaïenne – *Vapiano*	C	–
La pizza Hawaïenne – *Dr. Oetker*	D	7
La pizza Hawaïenne – *Magasins U*	C	6

Il est impossible de donner un avis universel sur les pizzas, car les valeurs nutritionnelles dépendront de la pizza en elle-même, des ingrédients qu'elle contient, mais également de son mode de fabrication, (si elle est maison ou de conception industrielle). Le Nutri-Score d'une pizza peut varier de B à D !

« La petite histoire des pizzas

Les premières formes de pizza étaient des pains plats cuits au feu dans des fours à bois, consommés par les anciens Égyptiens, les Grecs et les Romains. Cependant, la pizza telle que nous la connaissons aujourd'hui a ses racines à Naples, en Italie, au XVIIIe siècle.

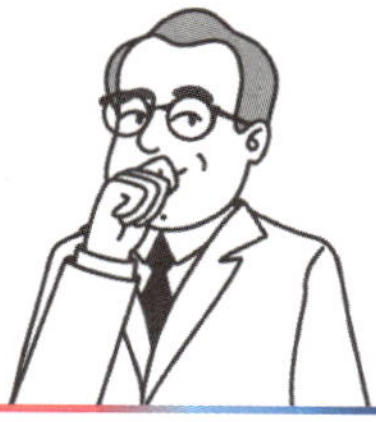

PIZZA VÉGÉTARIENNE

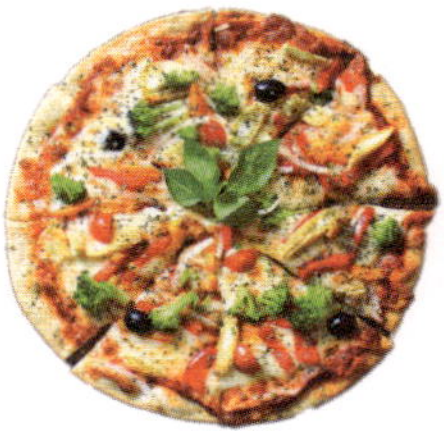

SCORE NUTRI-SANTÉ

À LIMITER			GOURMAND À CALIBRER		QUOTIDIEN À CALIBRER			À VOLONTÉ	
1	2	3	**4**	5	6	7	8	9	10

Pour une prévention santé (cancer, maladie cardiovasculaire, diabète, etc.)

MON ORDONNANCE ALIMENTAIRE

Portions

Seniors : 1 pizza*

Adultes : 1 pizza*

Enfants : ½ pizza*

** Le poids d'une pizza est de 400 g.*

Fréquence

1 ou 2 fois par mois

Énergie/100 g

170 kcal

Énergie/portion

680 kcal

Équivalent dépenses

45 min de raquettes

ou

45 min d'escalade

ou

3 h 20 de marche

A **B** C D E Nutri-Score

1 2 **3** 4 Ultra-transformation

FAIBLE **MOYEN** FORT Impact planète

Avantages

Pizza plus équilibré que les autres grâce à sa garniture plus végétale.

Inconvénients

Portions beaucoup trop importantes.

ASTUCES ET/OU ASSOCIATION

Si possible, ajoutez du fromage pour les protéines et le calcium. À associer avec de la salade et en dessert, choisissez un fruit.

Présence de **macronutriments** pour 100 g

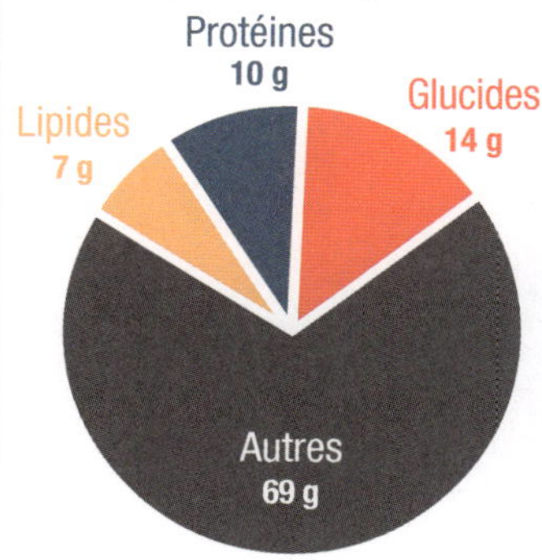

Présence de **micronutriments**

→ **Élevé**

Moyen

Faible

À Naples, la pizza est devenue un plat populaire parmi les classes laborieuses. Les boulangers locaux ont commencé à garnir les pains plats de tomates, d'huile d'olive et d'autres ingrédients peu coûteux. La pizza margherita, garnie de tomates, de mozzarella et de basilic, aurait été créée en l'honneur de la reine Margherita d'Italie lors de sa visite à Naples en 1889.

La popularité de la pizza a rapidement gagné du terrain en Italie et a commencé à se répandre à travers le monde avec l'arrivée des immigrants italiens, en particulier aux États-Unis. Au XXe *siècle, la pizza est devenue un symbole de la cuisine italienne à l'échelle internationale. Les pizzerias ont fleuri, offrant une variété de garnitures et de styles de pâte.*

Aujourd'hui, la pizza est l'un des plats les plus appréciés et répandus dans le monde entier, avec de nombreuses variations régionales et internationales. Que ce soit une margherita classique ou une pizza garnie de saveurs audacieuses, la pizza continue de régaler les papilles et de rassembler les gens autour de sa délicieuse simplicité.

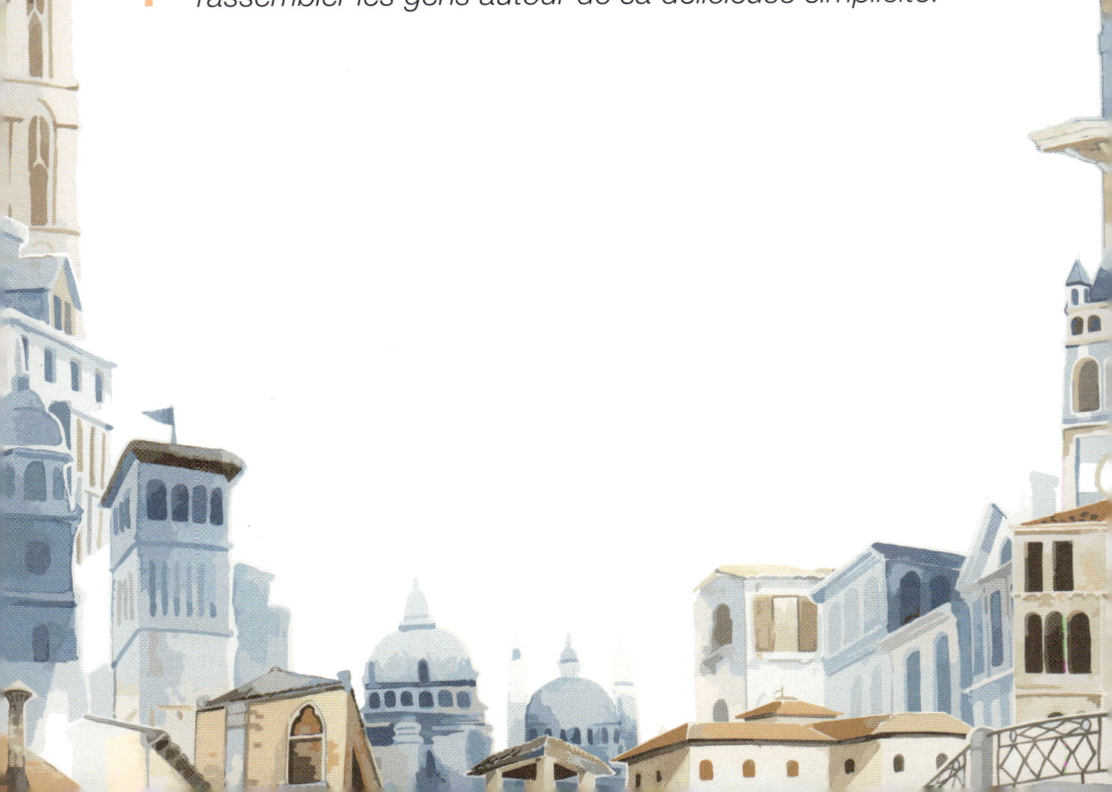

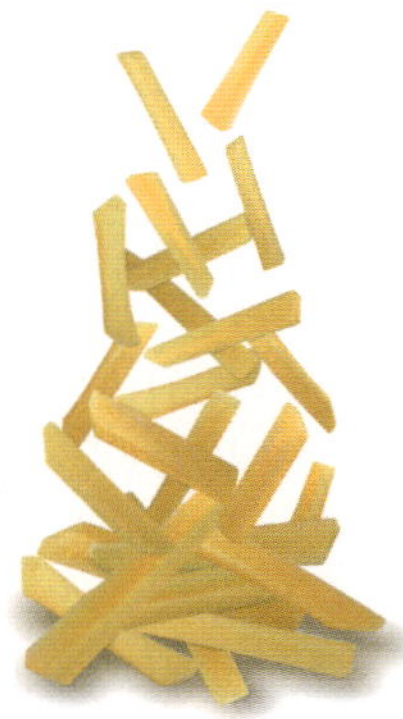

Pommes de terre et fritures

La pomme de terre appartient à la famille des féculents. Sa haute valeur nutritionnelle est principalement liée à sa **teneur en amidon et en protéines**, mais également à la présence de fibres, de vitamines et de minéraux.

Il existe de nombreuses variétés de pommes de terre (plus de 200 en France et environ 7 000 dans le monde) offrant une diversité de formes, de couleurs, mais également de goûts. On distingue plusieurs catégories :

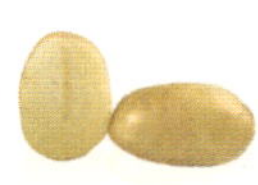

– les pommes de terre à **chair ferme** (Charlotte, Franceline, Annabelle, Gourmandine, etc.),

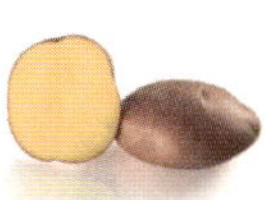

– les pommes de terre à **chair fondante** (Agata, Monalisa, etc.),

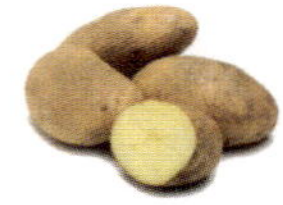

– les pommes de terre à **chair farineuse** (Bintje, Caesar, etc.).

Pour déterminer l'aptitude culinaire d'une pomme de terre, il est d'usage de prendre en compte un critère important, la matière sèche. Elle dépend de la teneur en amidon et diffère selon la variété de pomme de terre (généralement entre 18 et 21 %), selon les conditions climatiques et les pratiques culturales.

TENEURS MOYENNES EN MATIÈRE SÈCHE (MS) DE DIFFÉRENTES VARIÉTÉS DE POMMES DE TERRE

MS faible < 18 %	MS moyenne à élevée 18-21 %	MS élevée à très élevée > 21 %
Types consommation chair fondante / farineuse		
Agata Samba Spunta Belle de Fontenay	Manon Monalisa	Bintje Désirée
Types consommation chair ferme		
Amandine	Charlotte Chérie Franceline Nicola Pompadour	Russert burbank

QUELLE CUISSON POUR SES POMMES DE TERRE ?

À chaque pomme de terre son mode de cuisson. **Les pommes de terre à chair ferme**, qui possèdent une bonne tenue à la cuisson, sont à réserver pour les **cuissons à la vapeur** (idéales pour les salades) ou à l'eau ainsi que pour les **cuissons sautées et rissolées**. **Les pommes de terre à chair fondante**, plus tendres, seront idéales **en gratin, en purée, en potage et soupe**, ou pour une cuisson au four.

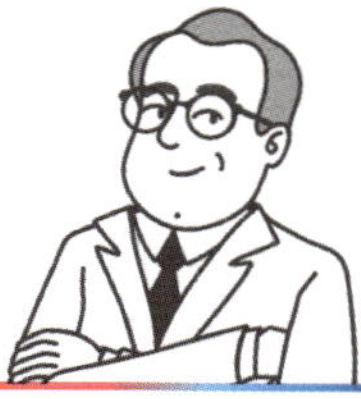

POMMES DE TERRE RISSOLÉES MAISON

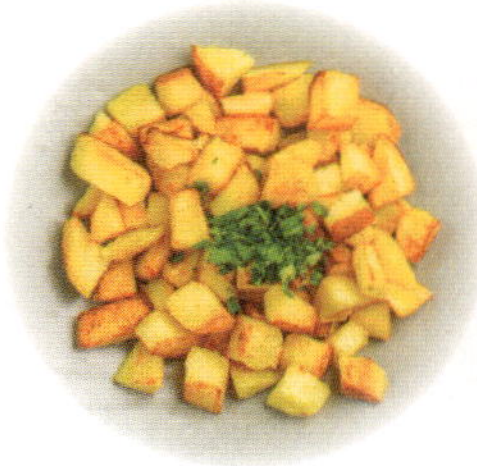

SCORE NUTRI-SANTÉ

À LIMITER | GOURMAND À CALIBRER | QUOTIDIEN À CALIBRER | À VOLONTÉ

1 2 3 4 **5** 6 7 8 9 10

Pour une prévention santé (cancer, maladie cardiovasculaire, diabète, etc.)

MON ORDONNANCE ALIMENTAIRE

Portions
Seniors : 150 g
Adultes : 150 g
Enfants : 100 g

Fréquence
2 ou 3 fois par mois

Énergie/100 g
270 kcal

Énergie/portion
400 kcal
(+ filet de poulet 550 kcal)

Équivalent dépenses
1 h de footing
ou
2 h de marche

A **B** C D E Nutri-Score

1 **2** 3 4 Ultra-transformation

FAIBLE MOYEN FORT Impact planète

Avantages

Plus les morceaux sont gros, moins ils absorbent les matières grasses.

Inconvénients

Les matières grasses qui donnent aux pommes de terre leur couleur dorée et leur goût délicieux poussent le consommateur à l'excès.

ASTUCES ET/OU ASSOCIATION

N'ajoutez pas de matière grasse dans la poêle où vous faites cuire vos pommes de terre ! Attention à bien contrôler les portions.

Présence de **macronutriments** pour 100 g

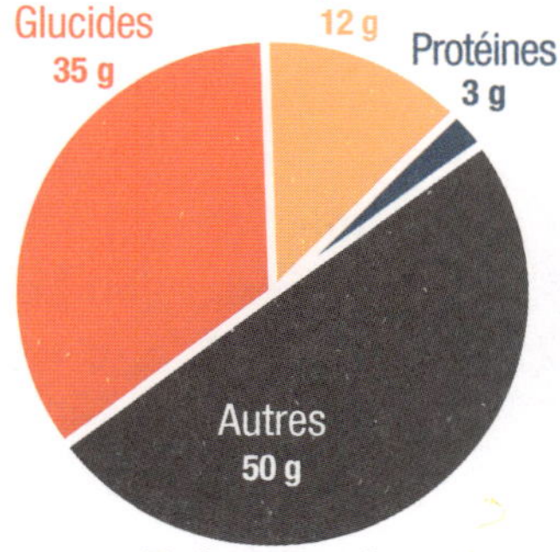

Présence de **micronutriments**

Élevé
Moyen
→ Faible

En ce qui concerne les frites, **la teneur en matière sèche va être déterminante dans la texture finale de la frite**. En effet, une pomme de terre possédant une teneur en matière sèche élevée donne une frite croustillante mais qui risque d'être sèche. À l'inverse, une pomme de terre avec une teneur en matière sèche faible risque d'être plus molle.

En ce qui concerne la couleur des frites, il existe des différences selon la variété et la période de l'année, en lien avec la température et la durée de conservation de la pomme de terre. En effet, certaines variétés deviennent plus sucrées durant leur conservation au froid et ont tendance à se colorer. À l'inverse, d'autres préservent leur couleur d'origine lors de la cuisson.

Pour faire des frites, **il faut privilégier des pommes de terre possédant une teneur en matière sèche moyenne (18 à 21 %)** pour obtenir un bon équilibre entre texture croustillante et moelleuse.

DES FRITES, DES FRITES, DES FRITES

Les frites sont consommées partout à travers le monde. Fabriquées par l'industrie agro-alimentaire ou « faites maison », elles sont préparées à partir de pommes de terre que l'on coupe et que l'on plonge dans un bain d'huile bouillante.

Comme toujours, pas question de s'en priver : les frites peuvent se mettre au menu plusieurs fois par mois. Mais il faut privilégier un mode de cuisson qui permet de limiter le taux de matières grasses et une qualité d'huile moins saturée. Le **fort taux en graisse** provoque en effet des **risques de maladies**, comme certains cancers, l'obésité, le diabète ou des pathologies neurodégénératives.

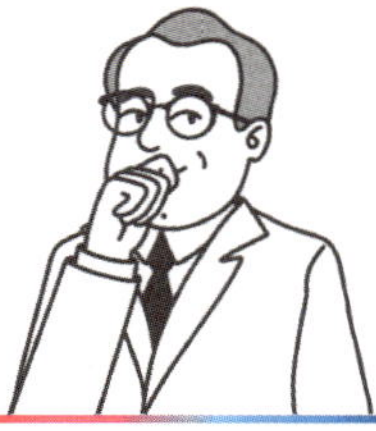

FRITES À L'HUILE

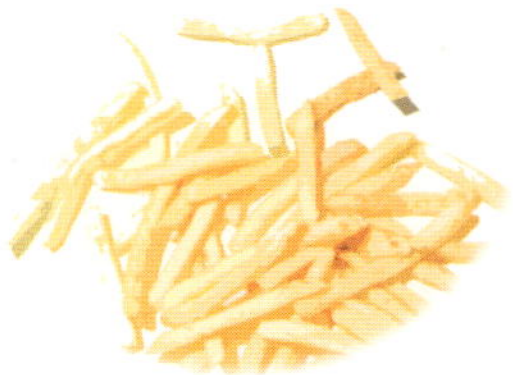

SCORE NUTRI-SANTÉ

À LIMITER			GOURMAND À CALIBRER		QUOTIDIEN À CALIBRER			À VOLONTÉ	
1	2	3	**4**	5	6	7	8	9	10

Pour une prévention santé (cancer, maladie cardiovasculaire, diabète, etc.)

MON ORDONNANCE ALIMENTAIRE

Portions
Seniors : 150 g
Adultes : 180 g
Enfants : 130 g

Fréquence
2 ou 3 fois par mois maximum

Énergie/100 g
250 kcal

Énergie/portion
450 kcal
(+ filet de poulet 600 kcal)

Équivalent dépenses
45 min de tennis
ou
2 h 15 de marche

A **B** C D E Nutri-Score

1 2 **3** 4 Ultra-transformation

FAIBLE MOYEN FORT Impact planète

Avantages
Les frites donnent de l'énergie (présence de glucides complexes).
Plaisir gustatif.

Inconvénients
Produit ultra-transformé (sauf si les frites sont faites maison).
Présence d'additifs.

Présence de **macronutriments** pour 100 g

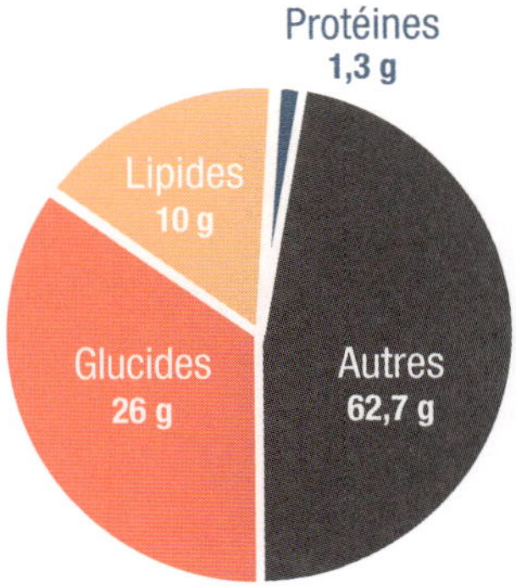

Présence de **micronutriments**
Élevé
Moyen
→ Faible

ASTUCES ET/OU ASSOCIATION

Nutri-Score B voire A, mais avant cuisson ! Après un bain d'huile les frites deviennent D voire E. Notre score intègre ces éléments. Attention à l'accompagnement et au pourcentage de matières grasses.

OÙ ACHETER SES FRITES ?

TABLEAU COMPARATIF ENTRE LES FRITES MAISON, LES FRITES SURGELÉES ET LES FRITES DE FAST-FOOD

	Frites maison à l'Actifry	Frites maison à la friteuse	Frites surgelées à la friteuse	Frites du fast food (McDonald's)
Portion	100 g	100 g	100 g	100 g
Calories	192 kcal	254 kcal	285 kcal	299 kcal
%	Enfants* : 11 % Adultes* : 9 % Seniors* : 10 %	Enfants* : 15 % Adultes* : 11,5 % Seniors* : 13 %	Enfants* : 17 % Adultes* : 13 % Seniors* : 15 %	Enfants* : 17,5 % Adultes* : 13,5 % Seniors* : 16 %

** % de l'apport de Référence quotidien pour un enfant type : 1 700 kcal.*
** % de l'apport de Référence quotidien pour un adulte type : 2 200 kcal.*
** % de l'apport de Référence quotidien pour un senior type : 1 900 kcal.*

À la maison, nous pouvons choisir la bonne variété de pommes de terre, le mode de cuisson le plus adapté ainsi que la qualité de notre huile.

LE DANGER DE L'ACRYLAMIDE

L'acrylamide est un composé qui se forme naturellement dans les aliments riches en amidon lors de leur cuisson à plus de 120 °C (friture, cuisson au four, etc.) et à faible humidité. Il détermine la couleur, la texture et la saveur des aliments. C'est une substance classée **cancérigène** pour l'homme.

Les moyens simples et efficaces pour réduire la formation d'acrylamide sont de :

- tremper les frites quelques minutes dans l'eau tiède en les remuant de temps en temps pour éliminer une partie des sucres,
- ne pas cuire à l'excès,
- ne pas les saler ni les assaisonner avant ou pendant la cuisson,
- changer l'huile régulièrement.

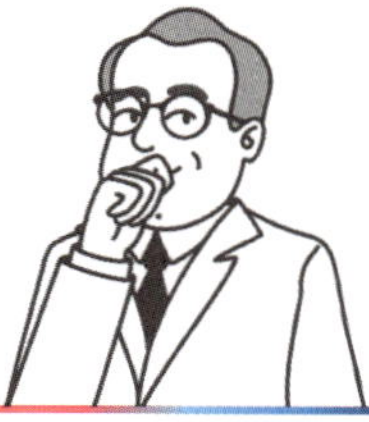

POMMES DAUPHINE

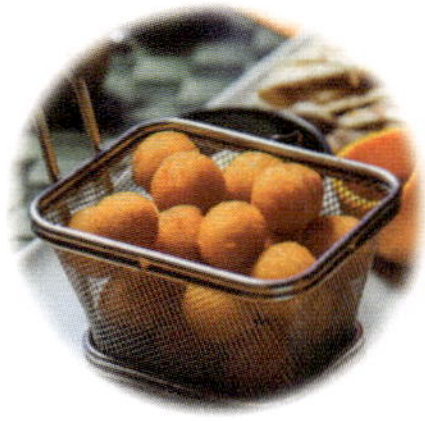

SCORE NUTRI-SANTÉ

À LIMITER — GOURMAND À CALIBRER — QUOTIDIEN À CALIBRER — À VOLONTÉ

1 2 3 **4** 5 6 7 8 9 10

Pour une prévention santé (cancer, maladie cardiovasculaire, diabète, etc.)

MON ORDONNANCE ALIMENTAIRE

Portions
Seniors : 150 g
Adultes : 150 g
Enfants : 100 g

Fréquence
1 ou 2 fois par mois

Énergie/100 g
330 kcal

Énergie/portion
495 kcal
(+ filet de poulet
645 kcal)

Équivalent dépenses
2 h 30 de vélo
ou
2 h 30 de marche

Nutri-Score : A B **C** D E

Ultra-transformation : 1 2 **3** 4

Impact planète : FAIBLE **MOYEN** FORT

Avantages
Accompagnement parfait pour les menus de fêtes.

Inconvénients
Très caloriques malgré l'impression de légèreté.

ASTUCES ET/OU ASSOCIATION

Délicieuses mais riches, les pommes dauphine doivent être réservées à des occasions exceptionnelles.

Présence de **macronutriments** pour 100 g

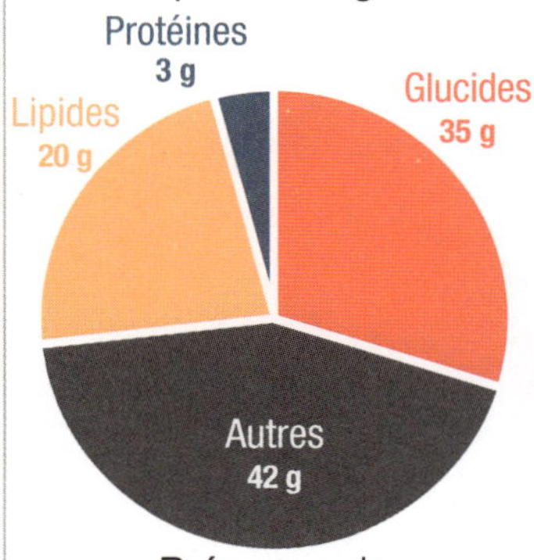

Présence de **micronutriments**

- Élevé
- Moyen
- → **Faible**

LE CONSEIL

du Pr David Khayat

Privilégiez les frites épaisses dont la surface de contact avec l'huile est réduite, elles seront moins imprégnées de matières grasses.

Les frites ne doivent pas être introduites dans l'alimentation avant l'âge de 3 ans, compte tenu de leur richesse en graisses, qui les rend indigestes. Vous pouvez donner 100 g entre 3 et 6 ans, puis 100 à 150 g entre 6 et 10 ans et ensuite 150 à 200 g pour les adolescents ou les adultes.

Pour le mode de cuisson, privilégiez Actifry, qui permet d'obtenir des aliments plaisir, dorés et croustillants, pour un apport calorique minimum. Dans une friteuse électrique, l'utilisation successive du même bain d'huile modifie sensiblement la composition en acides gras. Avec Actifry, l'huile n'est utilisée qu'une seule fois, elle ne subit donc pas de modifications.

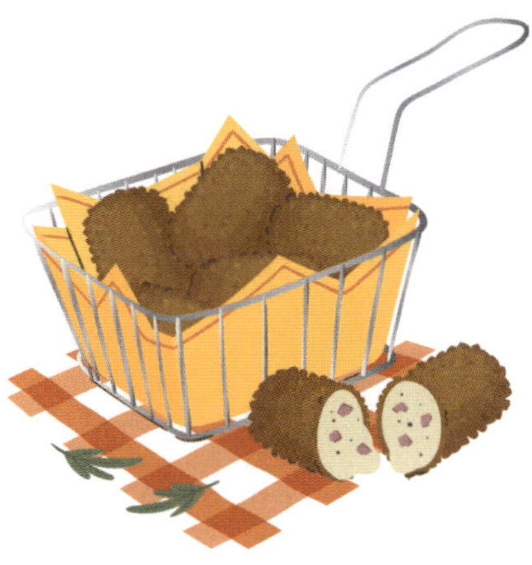

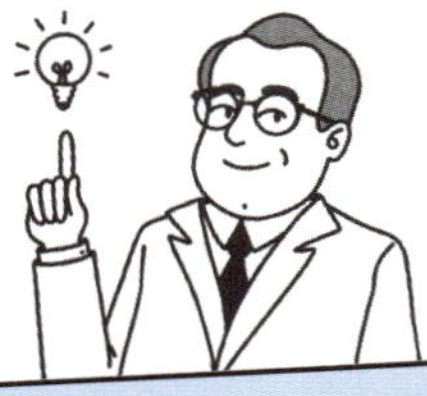

Zoom sur l'huile

La raison principale de l'attrait pour la consommation d'huile sont les graisses qui accroissent **la palatabilité** (leur caractère agréable au goût) en donnant de la texture et en augmentant la sapidité. Une température maximale contrôlée (185 °C contre 235 °C en bassine) pourra limiter la dégradation de la matière grasse.

	BASSINE À FRIRE (après 12 cuissons)	FRITEUSE ÉLECTRIQUE (après 12 cuissons)
Teneur en triglycérides polymérisés	12,1 %	< 3 %
Teneur en matière grasse des frites	10,7 %	9,3 %

La frite industrielle surgelée est précuite, avant surgélation, dans un bain de matières grasses chauffé. Elle en contient donc déjà avant la cuisson domestique. Ce parcours de montée en température dans l'huile, puis de redescente, puis de remontée en friteuse à la maison, se traduit, pour les frites surgelées cuites, par un taux de matières grasses sensiblement plus important que pour des frites fraîches.

Pensez à varier vos sources d'huiles :

	ASSAISONNEMENT	CUISSON	FRITURE
Tournesol	X		
Colza	X		
Olive	X	X	X
Noix	X		

Fromages

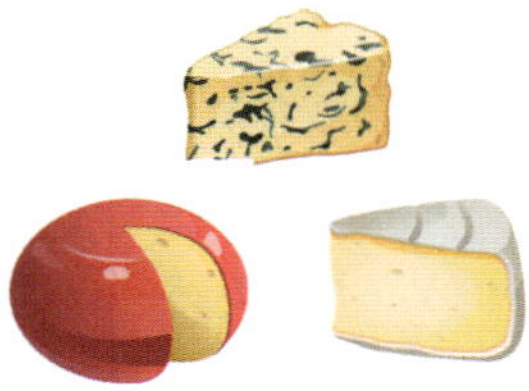

Il existe une immense variété de fromages **aux bénéfices incontestables pour nos palais mais aussi pour notre santé** ! Source de pré- et de probiotiques indispensables pour notre santé, le fromage, en favorisant notre microbiote, permet de booster notre immunité. Il est également une irremplaçable source de calcium. Comme il en existe de nombreuses sortes, nous pouvons changer régulièrement nos habitudes et conserver ce mets dans notre alimentation sans avoir le sentiment de manger constamment la même chose.

QUE VAUT LE FROMAGE ?

Le Nutri-Score indique pour le fromage un score de F, à savoir la pire notation pour 100 g ! Quelle aberration ! Heureusement, les choses sont en train de bouger grâce à la mobilisation des défenseurs de notre patrimoine gastronomique.

Le score Nutri-Santé que nous proposons dans cet ouvrage est bien plus approprié. Nous pouvons ainsi indiquer que le score du fromage est en réalité équivalent à 5, c'est-à-dire « quotidien à calibrer ». En effet, nous ne consommons presque jamais 100 g de fromage d'un coup ! La portion de fromage peut se calculer par la méthode des portions de la main, en utilisant son pouce (voir le zoom p. 95).

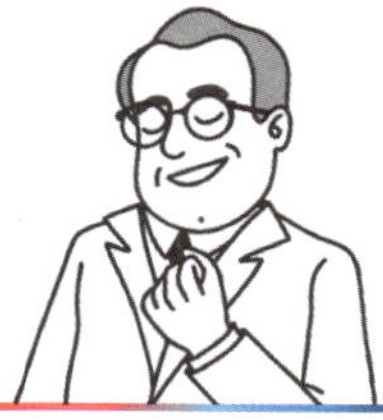

CAMEMBERT

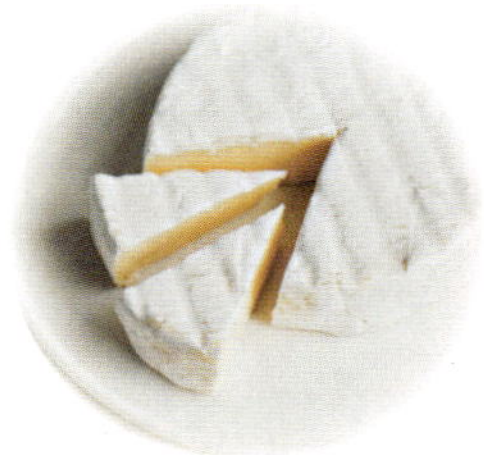

SCORE NUTRI-SANTÉ

À LIMITER — GOURMAND À CALIBRER — QUOTIDIEN À CALIBRER — À VOLONTÉ

1 2 3 4 5 6 7 **8** 9 10

Pour une prévention santé (cancer, maladie cardiovasculaire, diabète, etc.)

MON ORDONNANCE ALIMENTAIRE

Portions
Seniors : 30 g
Adultes : 30 g
Enfants : 20 g

Fréquence
1 ou 2 fois par jour en alternance avec d'autres fromages

Énergie pour 100 g
300 kcal

Énergie/portion
90 kcal

Équivalent dépenses
25 min de marche

Nutri-Score : A B C **D** E

Ultra-transformation : 1 2 **3** 4

Impact planète : **FAIBLE** MOYEN FORT

Avantages
Fromage consensuel, source de calcium, pré- et probiotiques.

Inconvénients
Aucun si les portions sont respectées.

ASTUCES ET/OU ASSOCIATION

30 g de n'importe quel fromage + pain (+ beurre pour les Bretons) = Nutri-Score B.

Présence de **macronutriments** pour 100 g

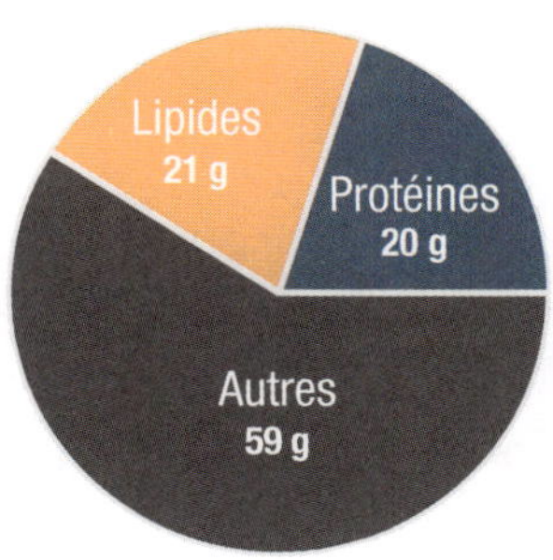

Présence de **micronutriments**

→ **Élevé**
Moyen
Faible

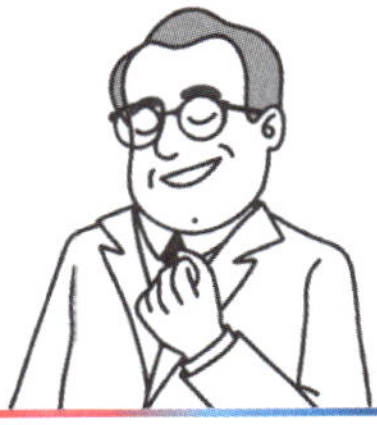

ROQUEFORT

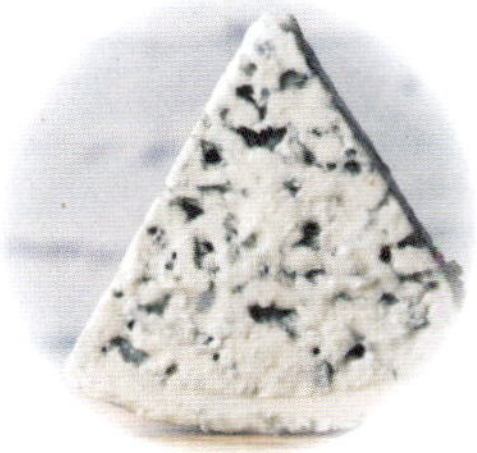

SCORE NUTRI-SANTÉ

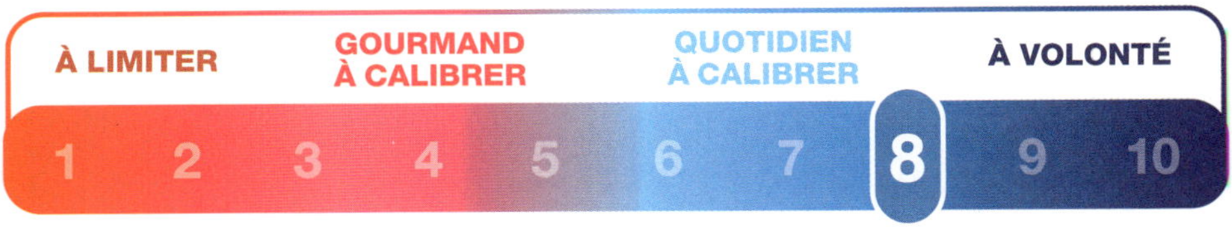

Pour une prévention santé (cancer, maladie cardiovasculaire, diabète, etc.)

MON ORDONNANCE ALIMENTAIRE

Portions	Fréquence	Énergie pour 100 g	Équivalent dépenses
Seniors : 30 g Adultes : 30 g Enfants : 20 g	1 ou 2 fois par jour en alternance avec d'autres fromages	360 kcal **Énergie/portion** 108 kcal	20 min de danse ou 30 min de marche

Nutri-Score : A B C D **E**

Ultra-transformation : 1 2 **3** 4

Impact planète : FAIBLE **MOYEN** FORT

Avantages
Source de calcium.

Inconvénients
Si vous respectez les portions, aucun.

ASTUCES ET/OU ASSOCIATION

Comme le camembert, vous pouvez en manger régulièrement.
30 g de roquefort + pain aux céréales = Nutri-Score B.

Présence de **macronutriments** pour 100 g

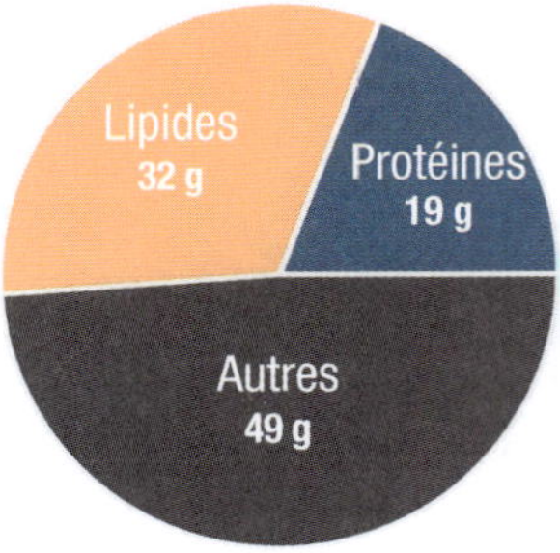

Présence de **micronutriments**

→ **Élevé**
Moyen
Faible

Les fromages préférés des Français :

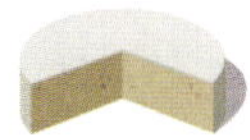

1. Le camembert
2. Le chèvre
3. Le brebis basque
4. Le comté

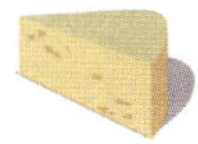

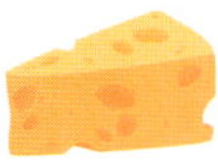

5. La mozzarella
6. Le brie
7. Le cantal
8. L'emmental

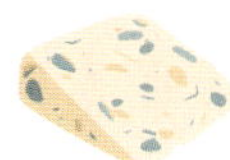

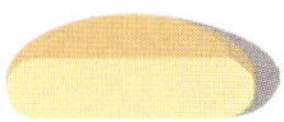

9. Le reblochon
10. Le roquefort

“ La petite histoire du fromage

L'histoire du fromage remonte à des milliers d'années. On pense que le fromage serait apparu par hasard lorsque les humains ont commencé à domestiquer des animaux laitiers, il y a environ 10 000 ans. Les premiers fromages étaient probablement créés par le stockage du lait dans des récipients en peau d'animal, ce qui permettait au lait de fermenter naturellement grâce aux bactéries présentes.

Au fil du temps, les techniques de fabrication du fromage se sont développées et se sont diversifiées dans différentes régions du monde. Les techniques de caillage du lait avec des coagulants naturels, tels que la présure ou des acides, ont été utilisées pour séparer la matière solide du liquide. Les méthodes de pressage, de salage et de maturation ont été affinées pour créer des textures, des saveurs et des variétés de fromages uniques.

Le fromage a joué un rôle important dans l'alimentation humaine en raison de sa longue durée de conservation et de sa valeur nutritionnelle.

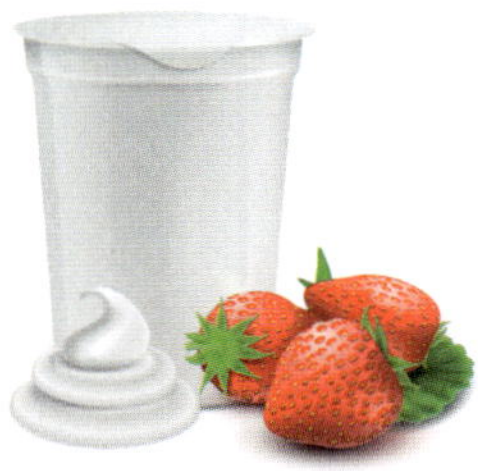

Yaourts et crèmes desserts

À chaque fin de repas, c'est toujours la même rengaine. On ouvre la porte du réfrigérateur et de nombreux choix s'offrent à nous : fromages, yaourts, crèmes desserts, … Évidemment, la décision n'aura pas le même impact sur la note calorique ni sur notre santé. Rien n'est interdit, au contraire ! Mais si l'on sait que l'on va se faire plaisir avec un dessert, autant limiter la quantité du plat principal et ne pas se resservir !

QU'EST-CE QUE TU VEUX COMME DESSERT ?

On peut opter **pour un fruit** (il faut en manger tous les jours) ou bien **pour un yaourt** (à consommer nature ou avec de la confiture), en alternant avec le fromage blanc pour atteindre l'objectif des trois produits laitiers par jour.

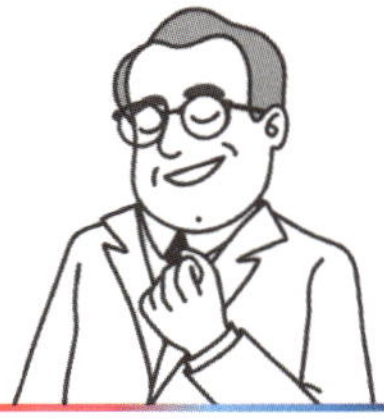

YAOURT NATURE

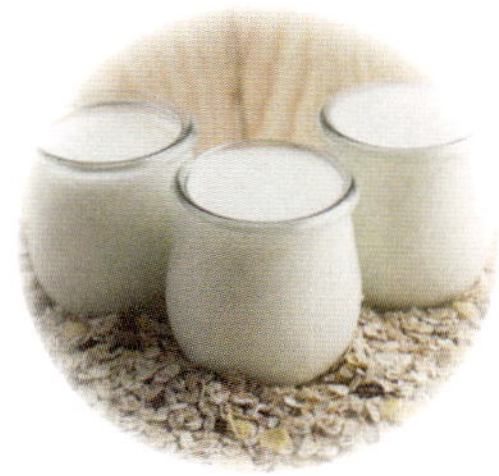

SCORE NUTRI-SANTÉ

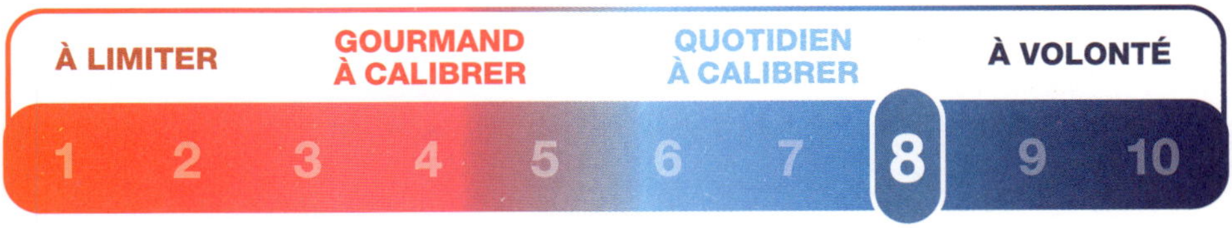

Pour une prévention santé (cancer, maladie cardiovasculaire, diabète, etc.)

MON ORDONNANCE ALIMENTAIRE

Portions
Seniors : 125 g
Adultes : 125 g
Enfants : 125 g

Fréquence
1 ou 2 fois par jour

Énergie pour 100 g
45 kcal

Énergie/portion
60 kcal

Équivalent dépenses
20 min de marche

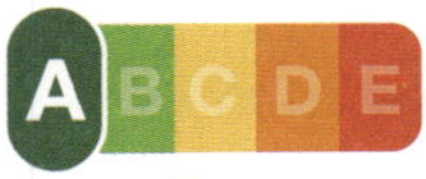

Nutri-Score

Ultra-transformation

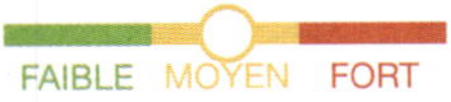

Impact planète

Avantages
Teneur élevée en calcium. Protéines de bonne qualité.

Inconvénients
Attention à l'impact des emballages sur la planète (surtout en matériaux non recyclables).

ASTUCES ET/OU ASSOCIATION
Soyez vigilant sur la composition des produits car certains sont ultra-transformés. Variez les accompagnements (sucre, confiture, miel) mais n'en abusez pas.
Privilégiez les pots en verre.

Présence de **macronutriments** pour 100 g

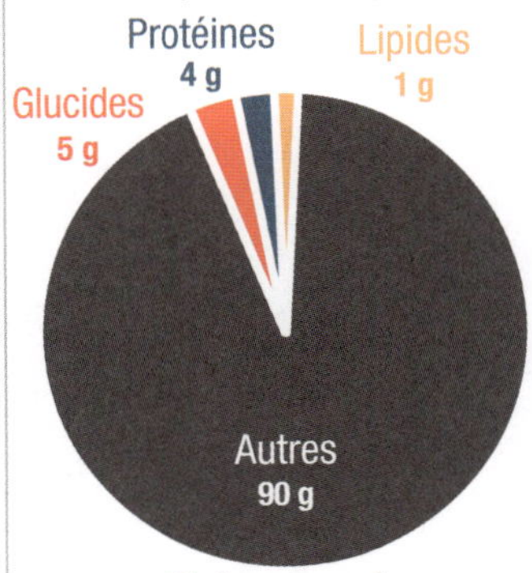

Présence de **micronutriments**

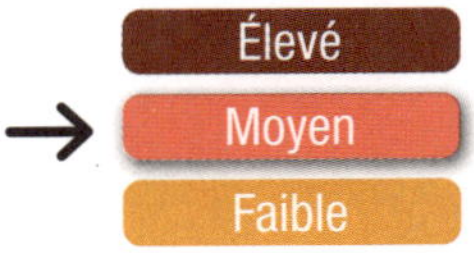

LES DIFFÉRENTS TYPES DE PRODUITS LAITIERS

Il faut bien garder à l'esprit que les produits laitiers ne sont pas équivalents en raison des ferments utilisés et de l'origine du lait – lait de vache, de brebis ou de chèvre. On différencie ainsi :

1) les **yaourts** ;
2) les **spécialités laitières fermentées** : fabriquées de la même façon que les yaourts mais utilisant d'autres ferments, dont le plus connu est le bifidus. Cela permet d'obtenir des produits plus onctueux, moins gélifiés, et plus doux, qui n'ont pas le droit d'être étiquetés « yaourts » ;
3) des **préparations sans probiotiques** qui se trouvent dans le même rayon, **comme les crèmes desserts**. Elles n'ont pas la même composition ni les mêmes bénéfices pour la santé : plus riches, elles sont plus proches des gourmandises mais apportent quand même des protéines de calcium.

Là encore, l'essentiel est de penser à varier les formes et les sources !

Quelles que soient les bactéries lactiques utilisées, **la fermentation permet de rendre le lactose plus digeste** : c'est pourquoi les personnes intolérantes au lactose peuvent en général consommer des yaourts.

LES ATOUTS DES YAOURTS

Les yaourts permettent de **réduire les risques de certains cancers et le risque du diabète de type 2**, un meilleur contrôle du poids et une amélioration de la santé des intestins, du cœur et des os. Les bactéries présents dans les yaourts mais aussi dans les laits fermentés aident à conserver une bonne immunité intestinale.

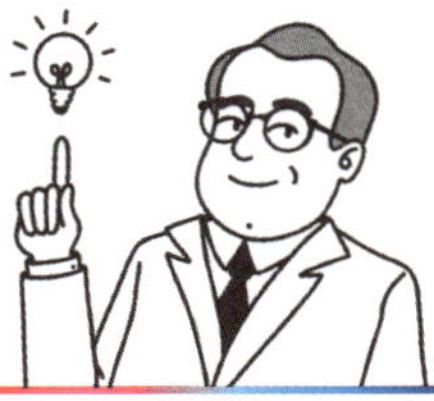

SCORE NUTRI-SANTÉ

CRÈME DESSERT

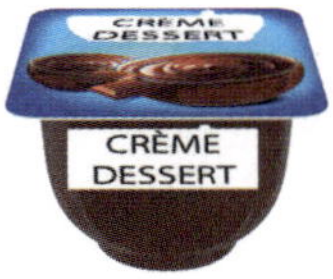

À LIMITER	GOURMAND À CALIBRER	QUOTIDIEN À CALIBRER	À VOLONTÉ
1 2 3 4	5	**6** 7 8	9 10

Pour une prévention santé (cancer, maladie cardiovasculaire, diabète, etc.)

MON ORDONNANCE ALIMENTAIRE

Portions
Seniors : 125 g
Adultes : 125 g
Enfants : 125 g

Fréquence
2 ou 3 fois par semaine

Énergie pour 100 g
180 kcal

Énergie/portion
225 kcal

Équivalent dépenses
30 min de musculation
ou
1 h 10 de marche

Nutri-Score : A B **C** D E

Ultra-transformation : 1 2 **3** 4

Impact planète : FAIBLE **MOYEN** FORT

Avantages
Aussi bonne gustativement que pour votre santé.

Inconvénients
Certaines recettes sont très riches.

ASTUCES ET/OU ASSOCIATION

Pensez à bien regarder les étiquettes pour éviter des crèmes trop caloriques ou ultra-transformées. Attention à ne pas confondre avec les yaourts.

Présence de **macronutriments** pour 100 g

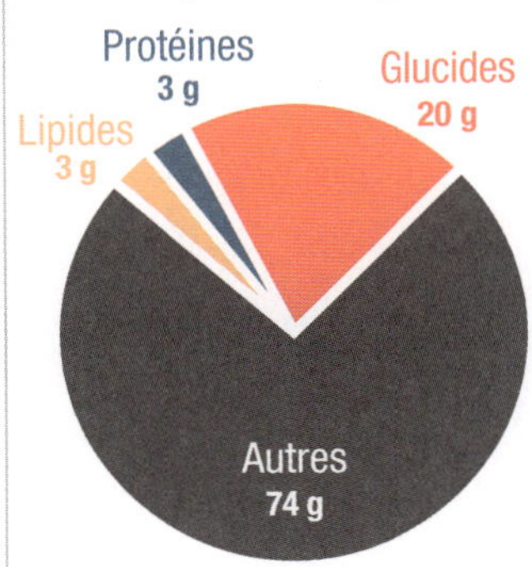

Présence de **micronutriments**

- Élevé
- → **Moyen**
- Faible

	Calories pour 100 g	Calories pour une portion (pot)	Protéines	Lipides	Glucides
Fromage blanc	50 kcal	50 kcal pour 100 g	7,95 g	0,04 g	3,89 g
Yaourt nature	57 kcal	62,5 kcal pour 125 g	3,9 g	2,3 g	4,73 g
Yaourt sucré	84,6 kcal	105,7 kcal pour 125 g	3,48 g	1,95 g	12,5 g
Yaourt aux fruits	93,3 kcal	116,6 kcal pour 125 g	3,14 g	2,89 g	12,8 g
Crème dessert chocolat	130 kcal	195 kcal pour 150 g	3,32 g	3,93 g	19,9 g

“ La petite histoire du yaourt

Le yaourt tel que nous le connaissons aujourd'hui est souvent associé aux nomades d'Asie centrale. Ils ont découvert que le lait se transformait en une substance épaisse et crémeuse lorsqu'il était stocké dans des contenants en peau d'animal, favorisant ainsi la fermentation lactique.

Au début du XXe siècle, le biologiste russe Elie Metchnikoff a observé que les populations des Balkans, qui consommaient régulièrement du yaourt, présentaient une longévité supérieure. Metchnikoff a suggéré que les bactéries lactiques du yaourt pouvaient avoir des effets bénéfiques sur la santé en inhibant les bactéries putréfactives dans l'intestin. Cette découverte a conduit à une augmentation de la production commerciale de yaourt et à sa popularité croissante en tant qu'aliment santé.

Glaces et desserts

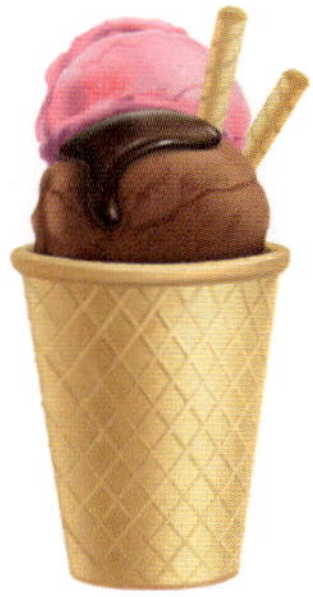

Quand on ne finit pas son dîner par un fruit de saison ou par un yaourt, il reste toujours **d’autres options, telles que les glaces ! Chacun de ces desserts apportent des nutriments et des micro-nutriments essentiels et complémentaires**. Si le congélateur nous propose souvent une glace ou un sorbet, on peut aussi partager une tarte maison avec des fruits, un crumble ou un gâteau.

Les proportions à respecter sont les suivantes :

- fruits : tous les jours (idéalement 2 ou 3 par jour) ;

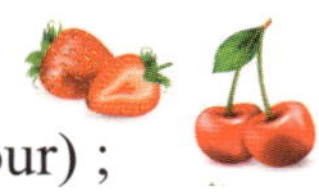

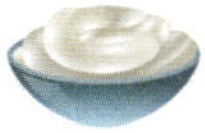

- yaourt : tous les jours, en alternant avec le fromage blanc et le fromage ;

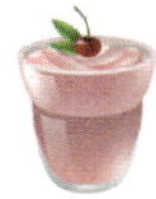

- crème dessert / tarte / crumble / glace / sorbet : 2 ou 3 fois par semaine ;

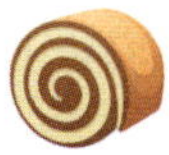

- gâteaux : 1 ou 2 fois par semaine.

LES TARTES ET LES GÂTEAUX MAISON

Les livres et les sites de recettes regorgent d'idées de tartes et de gâteaux à faire chez soi ! Pour ma part, j'ai une petite préférence pour le plus simple, et donc pour la recette suivante : des œufs, de la farine, du beurre, des ingrédients de qualité et des fruits de saison. Laissez-vous tenter de temps en temps par une tarte ou un crumble, à la portée de tous les apprentis pâtissiers !

Et si vous manquez de temps, encore plus simple : les pâtes toutes prêtes du supermarché ! Certaines sont d'origine française et comportent une réelle plus-value pour votre santé.
Attention cependant à leur composition.

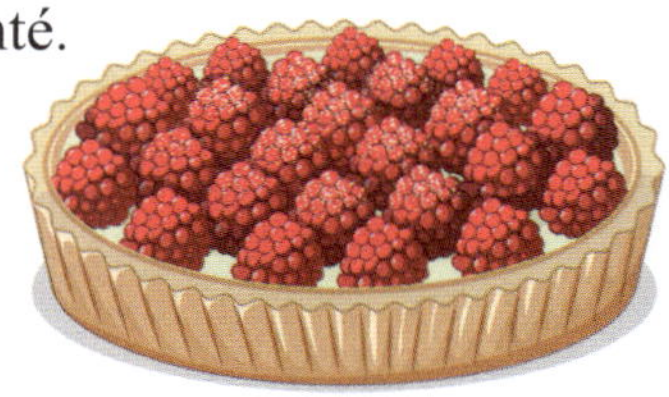

LES GLACES ET LES SORBETS

On distingue différents types de glaces et de sorbets :

- les **sorbets**

Ils sont obtenus par congélation d'un mélange pasteurisé d'eau potable auquel on ajoute du sucre aromatisé à l'aide de fruits (minimum 35 %).

- les **glaces**

Elles sont réalisées par la congélation d'un mélange pasteurisé d'eau potable, de lait et de produits sucrants (saccharose, sirop de glucose, etc.)

- les **crèmes glacées**

Elles sont fabriquées grâce à la congélation d'un mélange pasteurisé d'eau potable, de lait, de crème pasteurisée, de sucre et d'arômes.

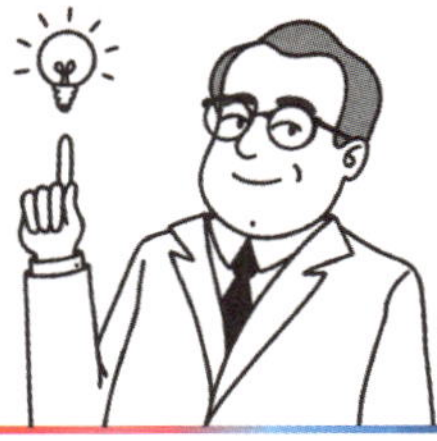

TARTE MAISON

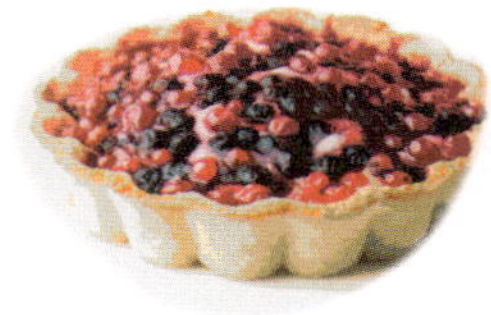

SCORE NUTRI-SANTÉ

À LIMITER		GOURMAND À CALIBRER			QUOTIDIEN À CALIBRER		À VOLONTÉ		
1	2	3	4	5	**6**	7	8	9	10

Pour une prévention santé (cancer, maladie cardiovasculaire, diabète, etc.)

MON ORDONNANCE ALIMENTAIRE

Portions
Seniors : 100 g
Adultes : 100 g
Enfants : 80 g

Fréquence
1 fois par semaine (si c'est une tarte sucrée, 2 fois par semaine en version salée ou équivalent quiche...)

Énergie/100 g
environ 250 kcal (cela dépend de sa garniture)

Énergie/portion
250 kcal

Équivalent dépenses
1 h 15 de marche
ou
15 min de danse aérobique

Nutri-Score : A B **C** D E

Ultra-transformation : 1 2 **3** 4

Impact planète : **FAIBLE** MOYEN FORT

Avantages
Fournit de l'énergie.
Variété de recettes en fonction de la garniture.
Impact faible avec des produits locaux.

Inconvénients
Attention au choix de la pâte (qui contient du beurre et qui peut être riche en acides gras saturés).

ASTUCES ET/OU ASSOCIATION

Privilégiez la pâte brisée, quand vous faites une tarte salée, et la pâte sablée, quand la garniture est sucrée, plutôt qu'une pâte feuilletée.

Présence de **macronutriments** pour 100 g

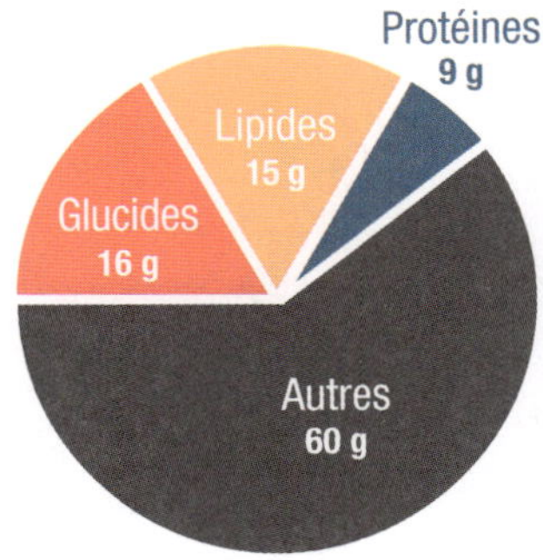

Présence de **micronutriments**

→ **Élevé**
Moyen
Faible

Tous ces produits sont ensuite commercialisés de manières différentes : sous forme de bâtonnets, de cônes, de pots individuels, de barquettes, de barres glacées ou de gâteaux glacés, sans que ces changements de formats n'impactent véritablement leur valeur nutritionnelle.

Produits	Calories pour 100 g	Eau	Lipides	Glucides	Fibres	Calcium
Sorbets	100 kcal	75 g	–	25 g dont sucre 30 g	1,5 g	5 g
Glaces et crèmes glacées	150 à 200 kcal	60 à 70 g	5 à 15 g	20 g dont sucre 15 g	1 g	70 g
Glaces en bâtonnets	250 kcal	55 g	15 g	25 g dont sucre 15 g	1 g	90 g
Glaces en cornet	300 kcal	50 g	15 g	30 g dont sucre 20 g	1,5 g	75 g
Barres glacées	370 kcal	40 g	25 g	30 g dont sucre 30 g	0,5 g	110 g
Crèmes glacées allégées en sucres et en matières grasses	150 kcal	57 g	9,5 g	10 g	1 g	0 g

Si vous appréciez ces produits, il est recommandé d'en consommer au maximum quatre fois par mois, en prenant en compte les recommandations ci-dessous :

Âge de la population	Recommandation
Avant 1 an	Ne pas consommer de produits sucrés
Enfants de plus de 12 mois	40 à 50 g
Enfants en maternelle	50 à 70 g
Enfants en classe élémentaire	50 à 100 g
Adolescents, adultes, personnes âgées	80 à 150 g

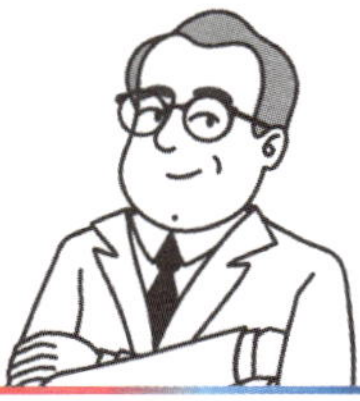

GLACE

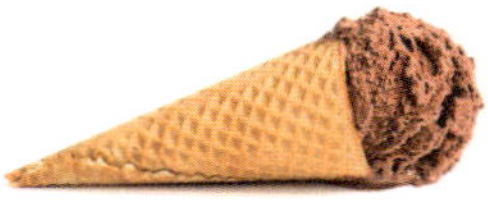

SCORE NUTRI-SANTÉ

À LIMITER				GOURMAND À CALIBRER	QUOTIDIEN À CALIBRER			À VOLONTÉ	
1	2	3	4	**5**	6	7	8	9	10

Pour une prévention santé (cancer, maladie cardiovasculaire, diabète, etc.)

MON ORDONNANCE ALIMENTAIRE

Portions
Seniors : 2 boules*
Adultes : 2 ou 3 boules*
Enfants : 2 boules*

** Le poids d'une boule est de 66 g.*

Fréquence
2 ou 3 fois par mois

Énergie/100 g
180 kcal

Énergie/portion
270 kcal

Équivalent dépenses
30 min de danse aérobique
ou
1 h 20 de marche

Nutri-Score : A B C **D** E

Ultra-transformation : 1 2 **3** 4

Impact planète : FAIBLE MOYEN FORT

Avantages
Source de calcium et de protéines.
Produit plaisir.

Inconvénients
Attention à la composition des glaces industrielles. Produit riche en sucre et contenant des acides gras saturés.

ASTUCES ET/OU ASSOCIATION

Un dessert pas si lourd, faisant plaisir à tous et qui peut constituer une excellente alternative pour la fin de repas. Deux boules de glaces (et non des glaces en bâtonnet) constituent un dessert plus léger que n'importe quel gâteau !

Présence de **macronutriments** pour 100 g

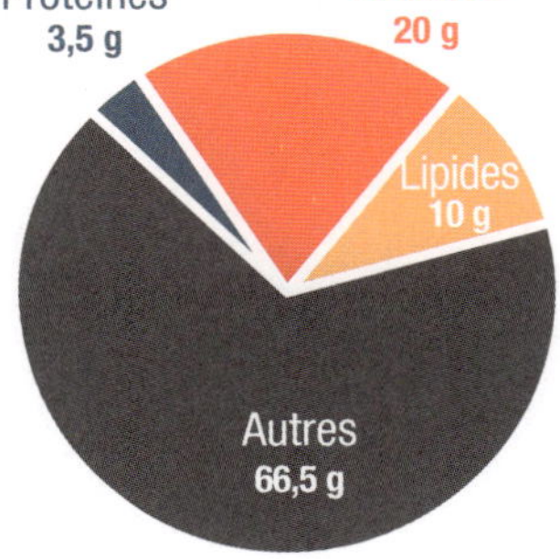

Présence de **micronutriments**

- Élevé
- Moyen
- → Faible

GRAMMAGES ET ÉQUIVALENCE DES PRODUITS GLACÉS

Type de produit	Poids moyen à l'unité	VE moyenne	Équivalence glucidique moyenne (en nombre de morceaux de sucre)
1 grosse boule de glace	50 g	100 kcal	2
1 grosse boule de sorbet	50 g	50 kcal	2
1 bâtonnet de glace	80 g	200 kcal	2
1 cône de glace	120 g	350 kcal	5
1 bac de sorbet	1 000 g	1 000 kcal	40
1 bac de glace	1 000 g	2 000 kcal	30
1 mini-pot de sorbet	100 g	100 kcal	4
1 mini-pot de glace	100 g	200 kcal	3
1 barre glacée	50 g	180 kcal	3

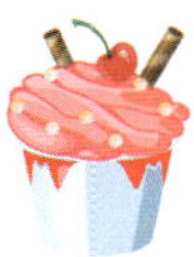
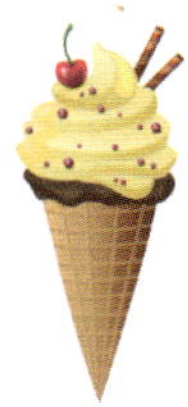

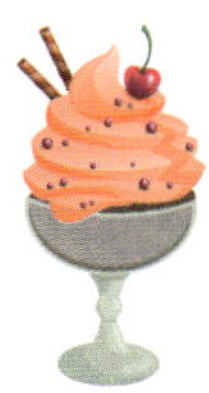
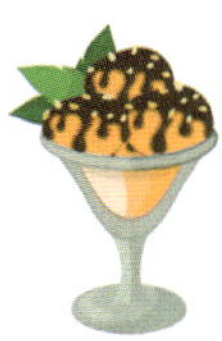

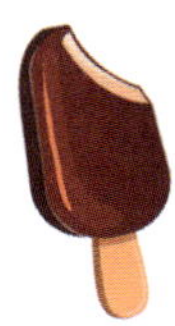

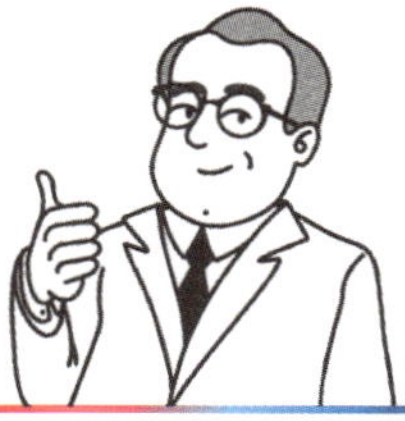

SORBET

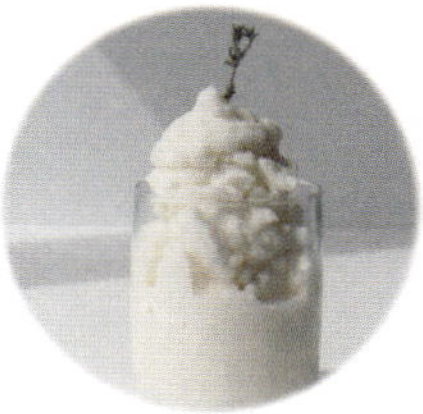

SCORE NUTRI-SANTÉ

À LIMITER | GOURMAND À CALIBRER | QUOTIDIEN À CALIBRER | À VOLONTÉ

1 2 3 4 5 6 **7** 8 9 10

Pour une prévention santé (cancer, maladie cardiovasculaire, diabète, etc.)

MON ORDONNANCE ALIMENTAIRE

Portions

Seniors : 2 boules*

Adultes : 3 boules*

Enfants : 2 boules*

** Le poids d'une boule est de 50 g.*

Fréquence

3 fois par semaine à alterner avec des desserts légers

Énergie/100 g

120 kcal

Énergie/portion

180 kcal

Équivalent dépenses

20 min de jogging
ou
45 min de marche

A **B** C D E Nutri-Score

1 2 **3** 4 Ultra-transformation

FAIBLE MOYEN FORT Impact planète (FAIBLE)

Avantages

Participe à l'hydratation.
Énergie facilement disponible.

Inconvénients

Riche en sucre et contient des additifs.

Présence de **macronutriments** pour 100 g

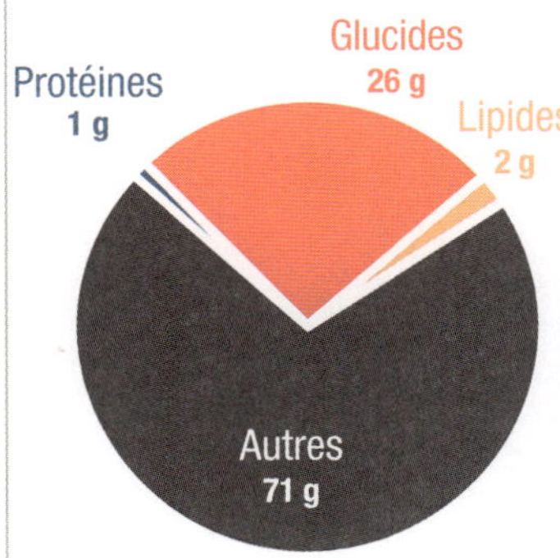

Présence de **micronutriments**

Élevé
Moyen
→ Faible

ASTUCES ET/OU ASSOCIATION

Un dessert plus léger que la glace, idéal en fin de repas copieux. Si vous le faites maison, n'ajoutez pas de sucre !

QUELQUES FICHES SUPPLÉMENTAIRES

LES ENTRÉES

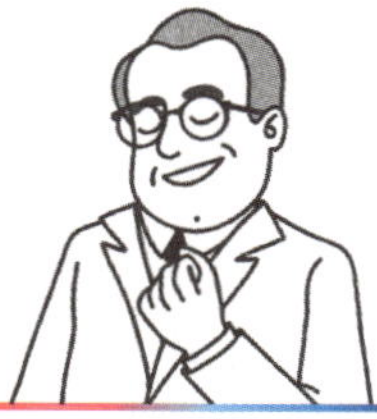

TABOULÉ LIBANAIS

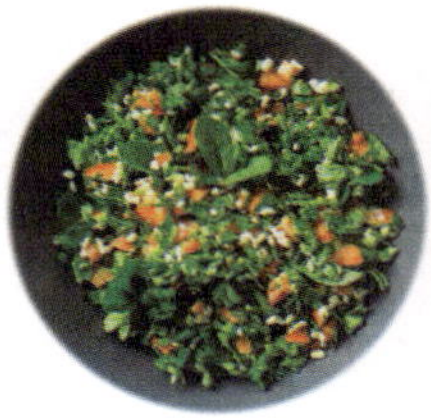

SCORE NUTRI-SANTÉ

À LIMITER		GOURMAND À CALIBRER			QUOTIDIEN À CALIBRER		À VOLONTÉ		
1	2	3	4	5	6	7	**8**	9	10

Pour une prévention santé (cancer, maladie cardiovasculaire, diabète, etc.)

MON ORDONNANCE ALIMENTAIRE

Portions
Seniors : 150 g
Adultes : 150 g
Enfants : 100 g

Fréquence
Entrée hebdomadaire à varier avec d'autres salades à base de céréales (quinoa, riz, etc.)

Énergie/100 g
100 kcal

Énergie/portion
150 kcal

Équivalent dépenses
45 min de marche

Nutri-Score : A **B** C D E

Ultra-transformation : 1 2 **3** 4

Impact planète : FAIBLE **MOYEN** FORT

Avantages
Équilibré en glucides et en lipides, avec un peu de protéines.

Inconvénients
Une grande variété de recettes : certaines très caloriques, d'autres plus légères, selon la composition.

ASTUCES ET/OU ASSOCIATION
Une version plus légère que le taboulé semoule car à base de légumes.
Une entrée à intégrer dans votre routine tout en variant les ingrédients.

Présence de **macronutriments** pour 100 g

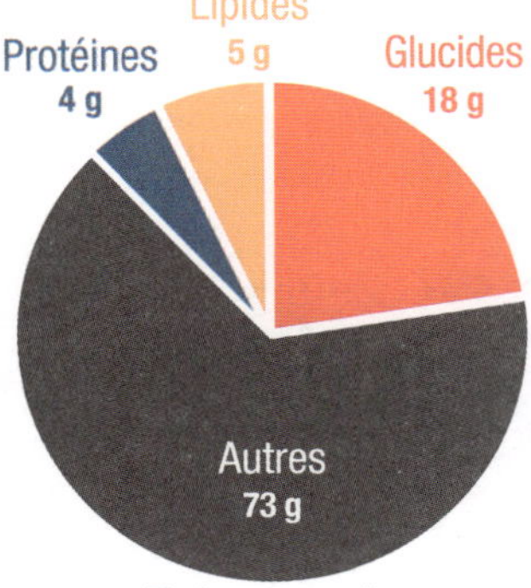

Présence de **micronutriments**

→ **Élevé**
Moyen
Faible

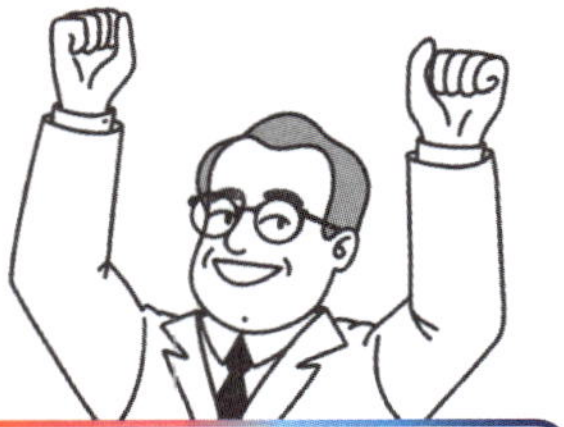

CONCOMBRE

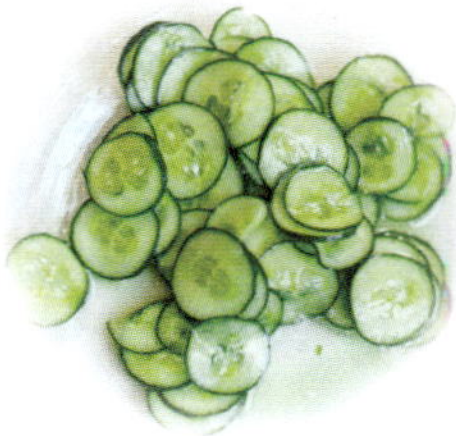

SCORE NUTRI-SANTÉ

À LIMITER | GOURMAND À CALIBRER | QUOTIDIEN À CALIBRER | À VOLONTÉ

1 2 3 4 5 6 7 8 9 **10**

Pour une prévention santé (cancer, maladie cardiovasculaire, diabète, etc.)

MON ORDONNANCE ALIMENTAIRE

Portions	Fréquence	Énergie/100 g	Équivalent dépenses
Seniors : 200 g Adultes : 200 g Enfants : 100 g	À volonté	10 kcal **Énergie/portion** 10 kcal	5 min de marche

A B C D E Nutri-Score

1 2 3 4 Ultra-transformation

FAIBLE MOYEN FORT Impact planète

Avantages
Très peu calorique.
Riche en eau, en fibres et en micronutriments.

Inconvénients
Aucun.

ASTUCES ET/OU ASSOCIATION

Attention à la sauce : préférez-la à base de fromage blanc, d'ail et de fines herbes.
Nous vous conseillons de manger des crudités à chaque début de repas.

Présence de **macronutriments** pour 100 g

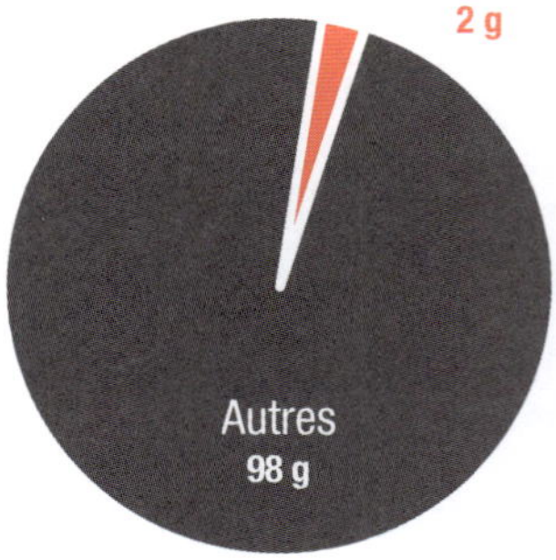

Présence de **micronutriments**

→ Élevé
Moyen
Faible

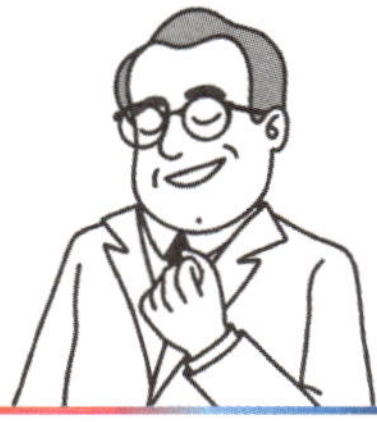

JAMBON BLANC

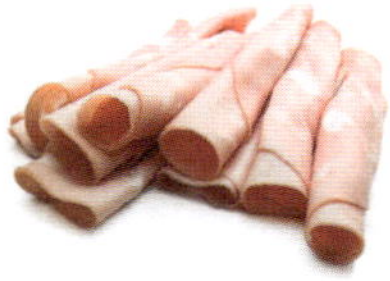

SCORE NUTRI-SANTÉ

À LIMITER | GOURMAND À CALIBRER | QUOTIDIEN À CALIBRER | À VOLONTÉ

1 2 3 4 5 **6** 7 8 9 10

Pour une prévention santé (cancer, maladie cardiovasculaire, diabète, etc.)

MON ORDONNANCE ALIMENTAIRE

Portions
Seniors : 2 tranches*
Adultes : 2 tranches*
Enfants : 1 tranche*

** Le poids d'une tranche est de 35 g.*

Fréquence
1 ou 2 fois par jour en alternance avec des œufs ou de la volaille.

Énergie pour 100 g
115 kcal

Énergie/portion
80 kcal

Équivalent dépenses
25 min de marche

Nutri-Score : A B **C** D E

Ultra-transformation : 1 2 3 **4**

Impact planète : FAIBLE **MOYEN** FORT

Avantages
Source de protéines animales équilibrée, de très bonne qualité et facilement accessible.

Inconvénients
Additifs de conservation.

Présence de **macronutriments** pour 100 g

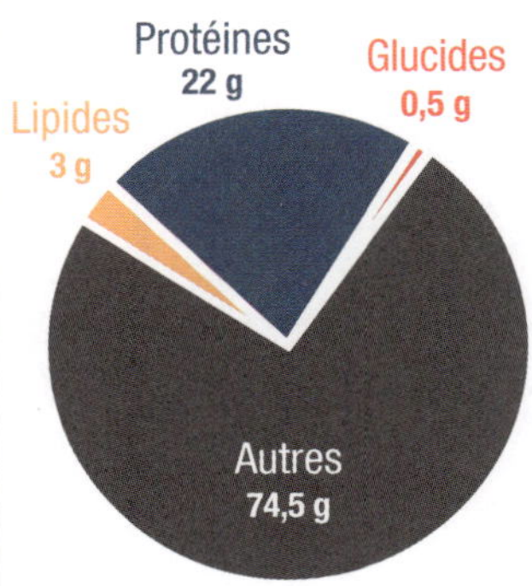

Présence de **micronutriments**

Élevé
→ **Moyen**
Faible

ASTUCES ET/OU ASSOCIATION

Préférez des recettes artisanales.
Attention aux nitrites qui rendent au jambon sa couleur naturelle mais sont cancérigènes.

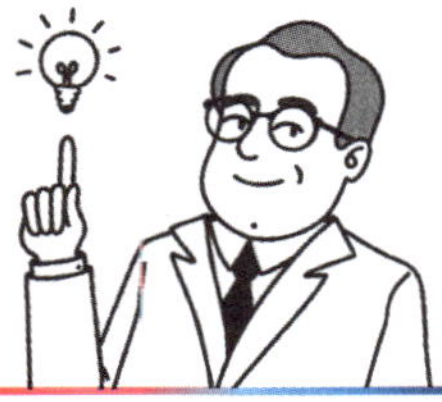

RILLETTES DU MANS

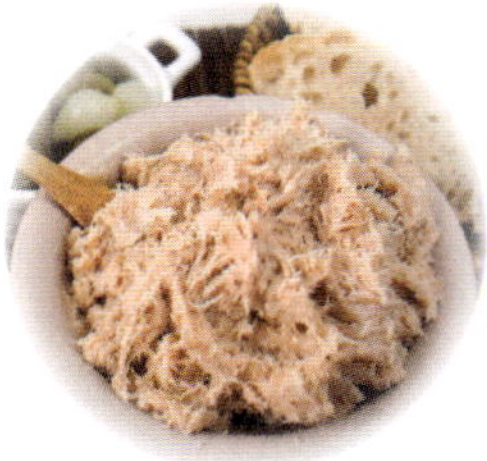

SCORE NUTRI-SANTÉ

À LIMITER — 1 2 3
GOURMAND À CALIBRER — **4** 5
QUOTIDIEN À CALIBRER — 6 7 8
À VOLONTÉ — 9 10

Pour une prévention santé (cancer, maladie cardiovasculaire, diabète, etc.)

MON ORDONNANCE ALIMENTAIRE

Portions
Seniors : 50 g
Adultes : 50 g
Enfants : 30 g

Fréquence
1 ou 2 fois par semaine en alternance avec un pâté, un friand ou une quiche.

Énergie pour 100 g
430 kcal

Énergie/portion
215 kcal

Équivalent dépenses
1 h de golf
ou
1 h 10 de marche

Nutri-Score : A B C D **E**

Ultra-transformation : 1 2 **3** 4

Impact planète : FAIBLE **MOYEN** FORT

Avantages
Un plaisir d'enfance que les Sarthois dégustent même au petit déjeuner !
Composition simple : viande de porc, gras, sel et poivre.

Inconvénients
Riche en matières grasses.

ASTUCES ET/OU ASSOCIATION

Rillettes + pain / salade = Nutri-Score B !
Entrée riche.

Présence de **macronutriments** pour 100 g

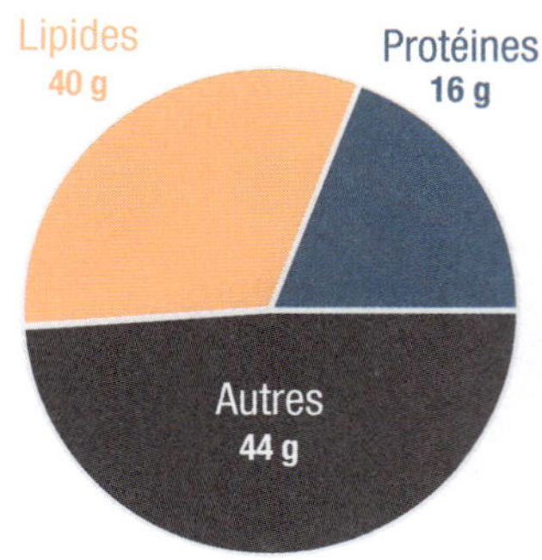

Présence de **micronutriments**
Élevé
Moyen
→ **Faible**

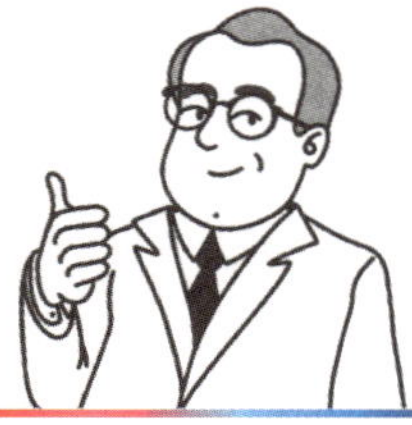

SCORE NUTRI-SANTÉ

PÂTÉ DE CAMPAGNE PUR PORC

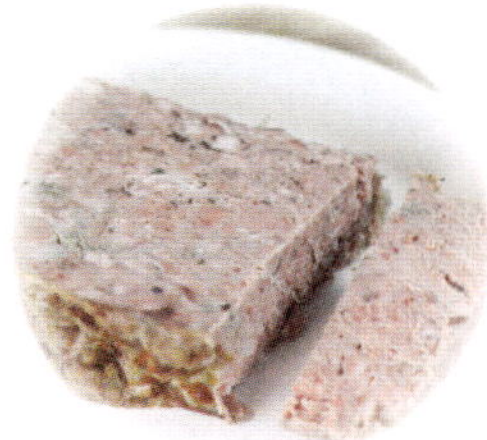

À LIMITER | GOURMAND À CALIBRER | QUOTIDIEN À CALIBRER | À VOLONTÉ

1 2 3 **4** 5 6 7 8 9 10

Pour une prévention santé (cancer, maladie cardiovasculaire, diabète, etc.)

MON ORDONNANCE ALIMENTAIRE

Portions
Seniors : 50 g
Adultes : 50 g
Enfants : 30 g

Fréquence
1 fois par semaine en alternance avec une entrée gourmande

Énergie pour 100 g
310 kcal

Énergie/portion
155 kcal

Équivalent dépenses
1 h de yoga
ou
45 min de marche

A B C D **E** Nutri-Score

1 2 **3** 4 Ultra-transformation

FAIBLE MOYEN FORT Impact planète

Avantages
Protéines animales d'excellente qualité.

Inconvénients
Produit riche en matières grasses.

ASTUCES ET/OU ASSOCIATION

Pâté de campagne + pain + cornichon = Nutri-Score B voire A ! Attention aux nitrites.
À alterner avec d'autres entrées (salade saumon-avocat, feuilleté au fromage, œuf mayo, etc.)

Présence de **macronutriments** pour 100 g

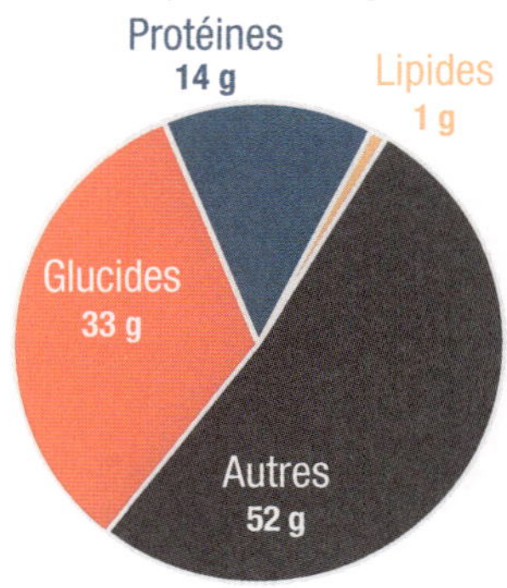

Présence de **micronutriments**

Élevé
Moyen
→ Faible

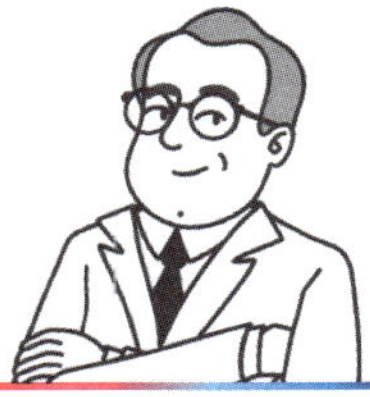

FRIAND À LA SAUCISSE

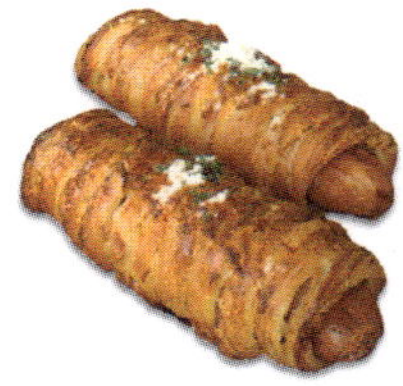

SCORE NUTRI-SANTÉ

À LIMITER		GOURMAND À CALIBRER		QUOTIDIEN À CALIBRER				À VOLONTÉ	
1	2	**3**	4	5	6	7	8	9	10

Pour une prévention santé (cancer, maladie cardiovasculaire, diabète, etc.)

MON ORDONNANCE ALIMENTAIRE

Portions
Seniors : 1 friand*
Adultes : 1 friand*
Enfants : ½ friand*
** Le poids d'un friand est de 150 g.*

Fréquence
1 ou 2 fois par mois

Énergie/100 g
320 kcal

Énergie/portion
492 kcal

Équivalent dépenses
2 h 30 de marche

Nutri-Score : A B C **D** E

Ultra-transformation : 1 2 3 **4**

Impact planète : FAIBLE **MOYEN** FORT

Avantages
Un plaisir régressif.

Inconvénients
Riche en matières grasses.

ASTUCES ET/OU ASSOCIATION

Une entrée très calorique à déguster avec une salade ou des légumes.

Présence de **macronutriments** pour 100 g

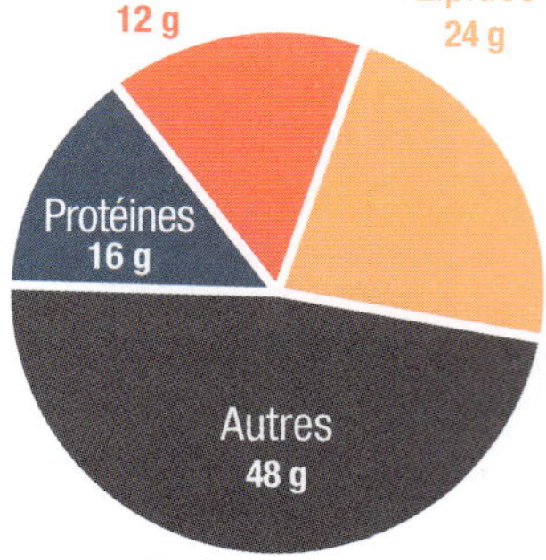

Présence de **micronutriments**

- Élevé
- Moyen
- → **Faible**

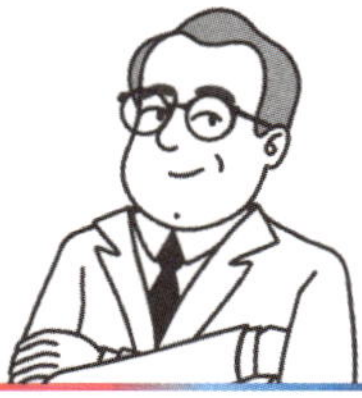

FEUILLETÉ AU FROMAGE

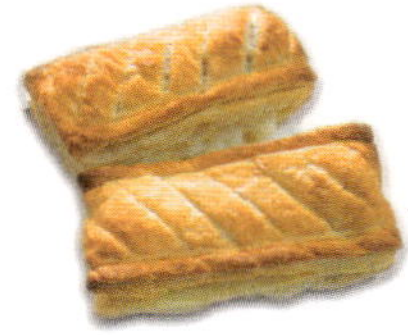

SCORE NUTRI-SANTÉ

À LIMITER			GOURMAND À CALIBRER		QUOTIDIEN À CALIBRER			À VOLONTÉ	
1	2	3	**4**	5	6	7	8	9	10

Pour une prévention santé (cancer, maladie cardiovasculaire, diabète, etc.)

MON ORDONNANCE ALIMENTAIRE

Portions

Seniors : 1 feuilleté*

Adultes : 1 feuilleté*

Enfants : ½ feuilleté*

** Le poids d'un feuilleté est de 150 g.*

Fréquence

2 ou 3 fois par mois

Énergie/100 g

330 kcal

Énergie/portion

495 kcal

Équivalent dépenses

40 min de judo

ou

2 h 30 de marche

Nutri-Score : A B C **D** E

Ultra-transformation : 1 2 3 **4**

Impact planète : FAIBLE **MOYEN** FORT

Avantages

Apport en calcium (fromage).

Inconvénients

Très riche en matières grasses.

ASTUCES ET/OU ASSOCIATION

Une entrée très riche à consommer de temps en temps en l'accompagnant avec une salade ou des légumes !

Présence de **macronutriments** pour 100 g

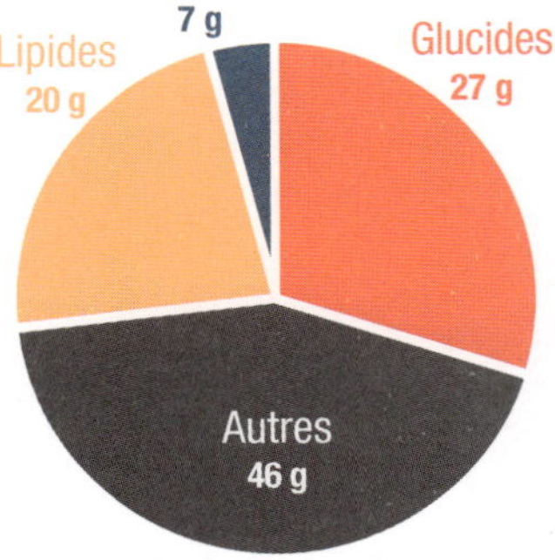

Présence de **micronutriments**

Élevé

→ **Moyen**

Faible

LES PLATS

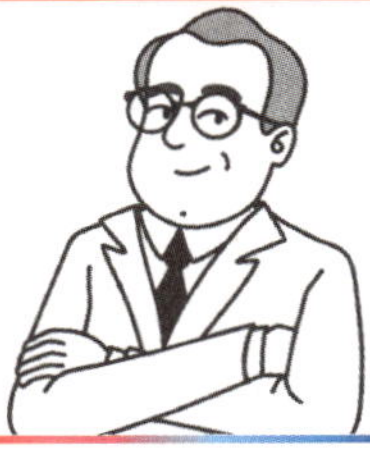

CLUB SANDWICH

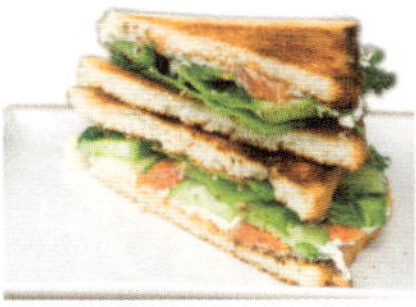

SCORE NUTRI-SANTÉ

À LIMITER				GOURMAND À CALIBRER		QUOTIDIEN À CALIBRER			À VOLONTÉ
1	2	3	4	5	**6**	7	8	9	10

Pour une prévention santé (cancer, maladie cardiovasculaire, diabète, etc.)

MON ORDONNANCE ALIMENTAIRE

Portions
Seniors : 1 sandwich*
Adultes : 1 sandwich*
Enfants : ½ sandwich*

** Le poids d'un club sandwich est de 150 g.*

Fréquence
1 ou 2 fois par semaine (en variant la garniture)

Énergie/100 g
241 kcal

Énergie/portion
360 kcal

Équivalent dépenses
2 h de yoga
ou
1 h 45 de marche

Nutri-Score : A B **C** D E

Ultra-transformation : 1 2 3 **4**

Impact planète : FAIBLE **MOYEN** FORT

Avantages
Fournit de l'énergie.
Teneur en fibres non négligeable (si le pain de mie est aux céréales).

Inconvénients
Beaucoup d'additifs ajoutés s'il est industriel.
Sucres ajoutés.

ASTUCES ET/OU ASSOCIATION

Le club sandwich est plus équilibré et moins calorique que certains sandwichs dont nous avons l'habitude. Son Nutri-Score varie selon sa composition.

Présence de **macronutriments** pour 100 g

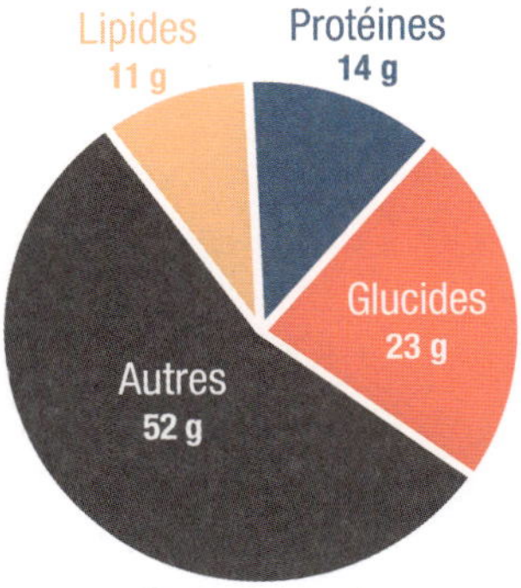

Présence de **micronutriments**
Élevé
→ **Moyen**
Faible

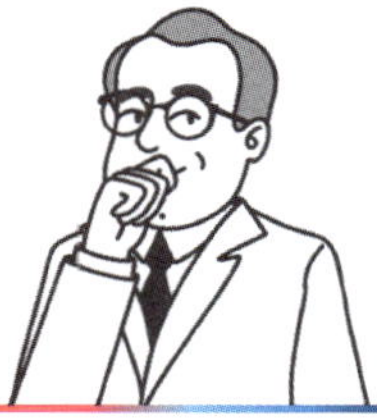

CROQUE-MADAME

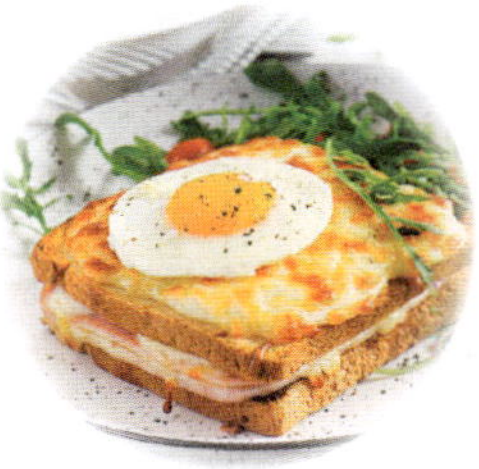

SCORE NUTRI-SANTÉ

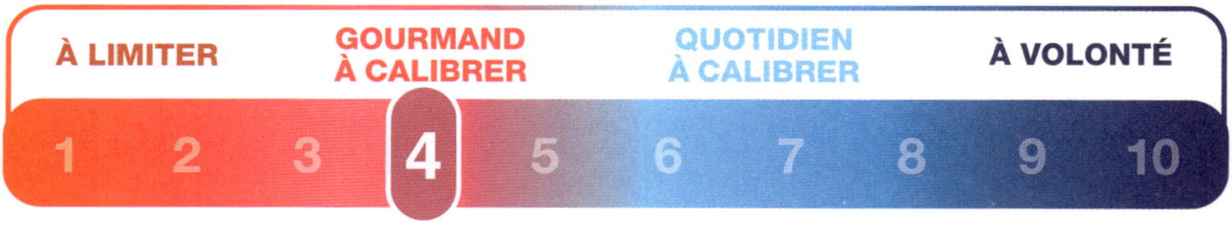

Pour une prévention santé (cancer, maladie cardiovasculaire, diabète, etc.)

MON ORDONNANCE ALIMENTAIRE

Portions

Seniors : 1 croque + 1/2*

Adultes : 1 croque + 1/2*

Enfants : 1 croque*

** Le poids d'un croque est de 150 g.*

Fréquence

1 ou 2 fois par mois (en variant les garnitures)

Énergie/100 g

264 kcal

Énergie/portion

500 kcal

Équivalent dépenses

1 h 30 de jogging

ou

2 h 30 de marche

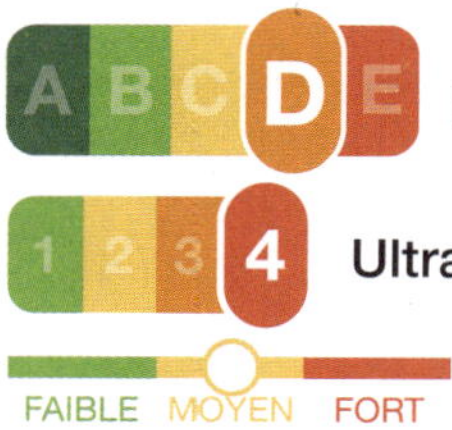

Avantages

Protéines de bonne qualité et calcium.
Fournit de l'énergie à long terme.

Inconvénients

Riche en acides gras saturés.
Pas d'apports en fibres.

ASTUCES ET/OU ASSOCIATION

Un peu plus riche que sa version masculine (avec de la béchamel) en raison de l'œuf. À consommer avec une salade et, en dessert, choisissez un fruit.

Présence de **macronutriments** pour 100 g

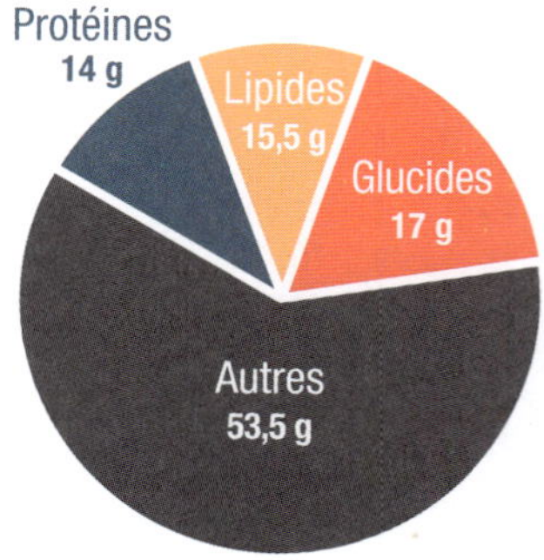

Présence de **micronutriments**

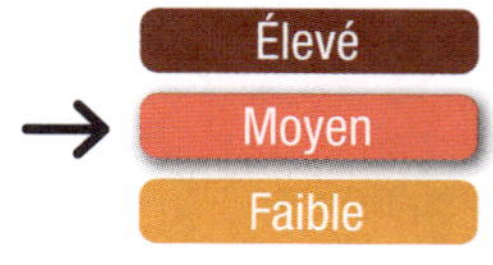

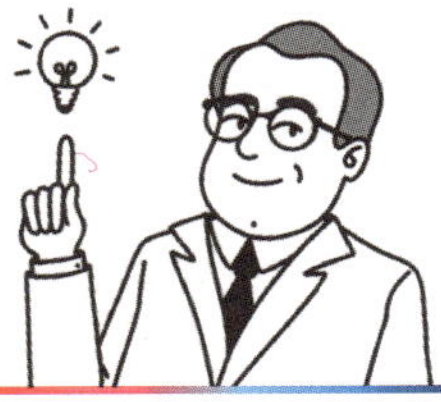

GALETTE COMPLÈTE

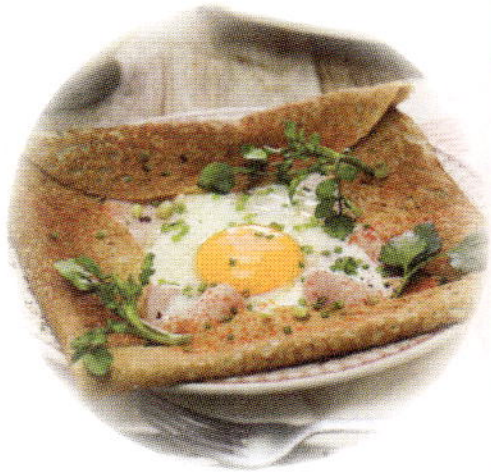

SCORE NUTRI-SANTÉ

À LIMITER		GOURMAND À CALIBRER			QUOTIDIEN À CALIBRER			À VOLONTÉ	
1	2	3	4	5	**6**	7	8	9	10

Pour une prévention santé (cancer, maladie cardiovasculaire, diabète, etc.)

MON ORDONNANCE ALIMENTAIRE

Portions
Seniors :
1 galette + 1/2*
Adultes :
1 galette + 1/2**
Enfants : 1 galette*

** Le poids d'une galette est de 200 g.*

Fréquence
2 ou 3 fois par semaine en variant les garnitures

Énergie pour 100 g
200 kcal

Énergie/portion
300 kcal

Équivalent dépenses
40 min de danse
ou
1 h 30 de marche

A B **C** D E Nutri-Score

1 2 **3** 4 Ultra-transformation

FAIBLE **MOYEN** FORT Impact planète

Avantages
Plat complet sans gluten.

Inconvénients
Attention à la qualité de la garniture.

Présence de **macronutriments** pour 100 g

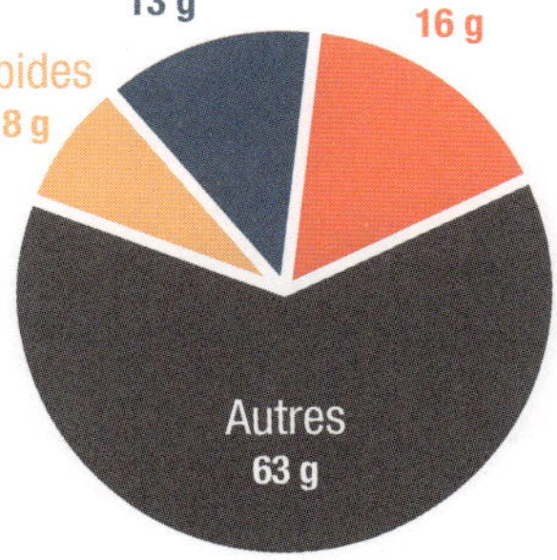

Présence de **micronutriments**

Élevé
→ **Moyen**
Faible

ASTUCES ET/OU ASSOCIATION

La présence du sarrasin (céréale riche en antioxydants et sans gluten) dans la galette est un très bon élément de ce plat breton ! À consommer avec une salade.

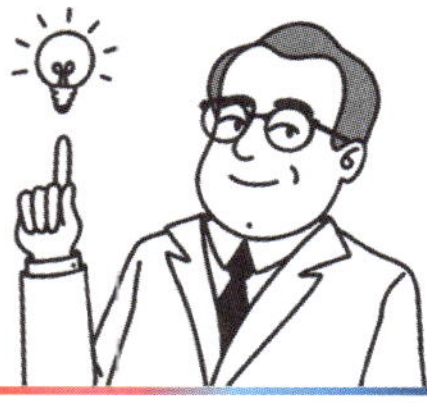

POULET TIKKA-MASSALA RIZ

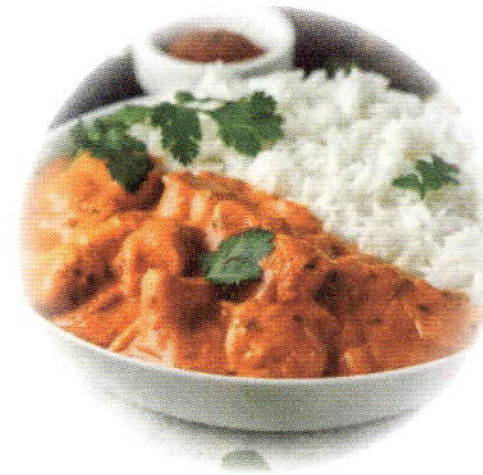

SCORE NUTRI-SANTÉ

À LIMITER		GOURMAND À CALIBRER			QUOTIDIEN À CALIBRER			À VOLONTÉ	
1	2	3	4	5	**6**	7	8	9	10

Pour une prévention santé (cancer, maladie cardiovasculaire, diabète, etc.)

MON ORDONNANCE ALIMENTAIRE

Portions
Senior : 300 g
Adultes : 300 g
Enfants : 200 g

Fréquence
2 ou 3 fois par semaine en variant les viandes

Énergie/100 g
150 kcal

Énergie/portion
450 kcal

Équivalent dépenses
1 h 15 de sport nautique
ou
2 h 15 de marche

A B C D E Nutri-Score (A)

1 2 3 4 Ultra-transformation (2)

FAIBLE MOYEN FORT Impact planète (MOYEN)

Avantages
Une variante appréciée du poulet à la crème.

Inconvénients
Manque de légumes.

ASTUCES ET/OU ASSOCIATION

Moins calorique ou gras que des plats en sauce, mais à consommer en alternant avec d'autres viandes blanches. Conseils : maîtrisez la dose de crème et préférez le riz complet !

Présence de **macronutriments** pour 100 g

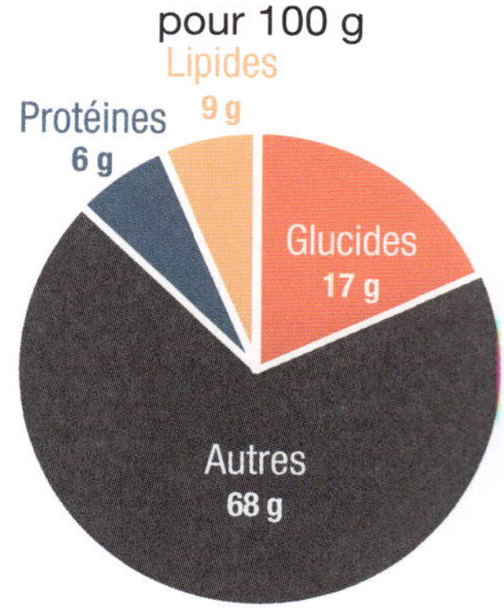

Présence de **micronutriments**

- Élevé
- → Moyen
- Faible

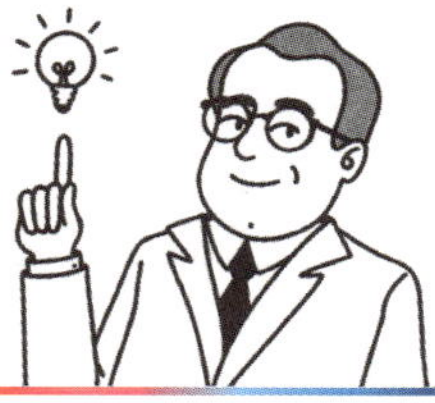

PAVÉ DE SAUMON TAGLIATELLES

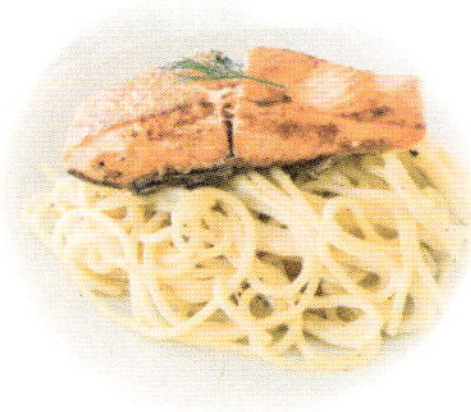

SCORE NUTRI-SANTÉ

À LIMITER		GOURMAND À CALIBRER			QUOTIDIEN À CALIBRER			À VOLONTÉ	
1	2	3	4	5	**6**	7	8	9	10

Pour une prévention santé (cancer, maladie cardiovasculaire, diabète, etc.)

MON ORDONNANCE ALIMENTAIRE

Portions
Seniors : 300 g
Adultes : 300 g
Enfants : 250 g

Fréquence
2 ou 3 fois par semaine (en variant les poissons gras)

Énergie/100 g
160 kcal

Énergie/portion
480 kcal

Équivalent dépenses
1 h d'équitation
ou
2 h 25 de marche

Nutri-Score : A **B** C D E

Ultra-transformation : 1 **2** 3 4

Impact planète : FAIBLE **MOYEN** FORT

Avantages
Plat équilibré.
Poisson gras source d'oméga 3 essentiels pour notre cerveau (en particulier en période de croissance).

Inconvénients
Présence de polluants possibles (attention pour les femmes enceintes).

ASTUCES ET/OU ASSOCIATION

À consommer en alternance avec d'autres poissons gras (thon, maquereau, sardine, etc.) ou non gras (colin, merlu, cabillaud, sole, etc.).

Présence de **macronutriments** pour 100 g

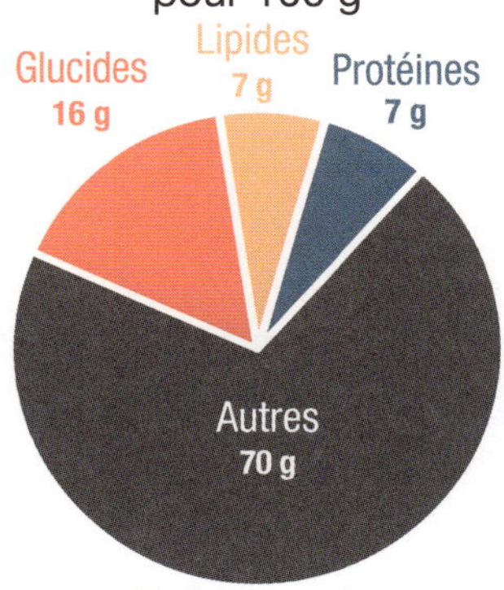

Présence de **micronutriments**
Élevé
→ **Moyen**
Faible

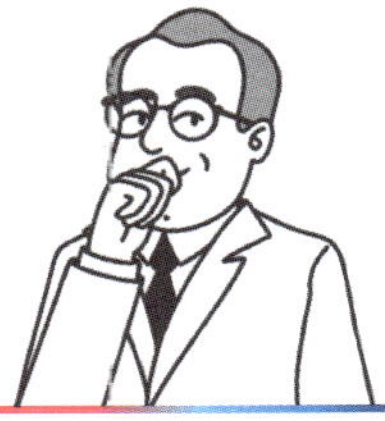

PARMENTIER DE CANARD

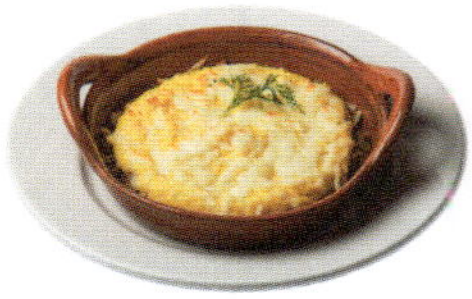

SCORE NUTRI-SANTÉ

À LIMITER | GOURMAND À CALIBRER | QUOTIDIEN À CALIBRER | À VOLONTÉ

1 2 3 **4** 5 6 7 8 9 10

Pour une prévention santé (cancer, maladie cardiovasculaire, diabète, etc.)

MON ORDONNANCE ALIMENTAIRE

Portions
Seniors : 250 g
Adultes : 300 g
Enfants : 250 g

Fréquence
1 ou 2 fois par mois en alternance avec d'autres plats équivalents (blanquette, lasagnes)

Énergie/100 g
150 kcal

Énergie/portion
450 kcal

Équivalent dépenses
2 h 15 de vélo
ou
2 h 15 de marche

Nutri-Score : A **B** C D E

Ultra-transformation : 1 2 **3** 4

Impact planète : FAIBLE MOYEN **FORT**

Avantages
Un plat antigaspi très accessible, variante du hachis parmentier ou de la brandade de morue.

Inconvénients
Manque de légumes.
Plat un peu gras et calorique.

ASTUCES ET/OU ASSOCIATION

Moins bien noté que selon le Nutri-Score, ce plat reste riche, calorique et doit être consommé dans des portions raisonnables accompagné de salade !

Présence de **macronutriments** pour 100 g

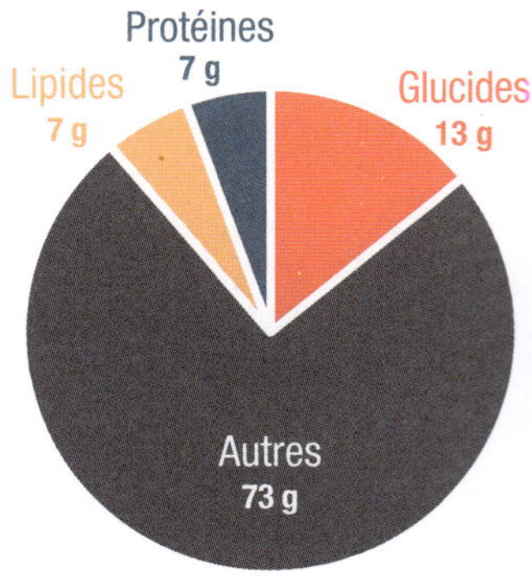

Présence de **micronutriments**

Élevé
→ **Moyen**
Faible

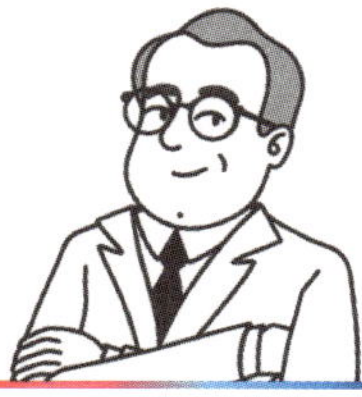

FONDUE SAVOYARDE

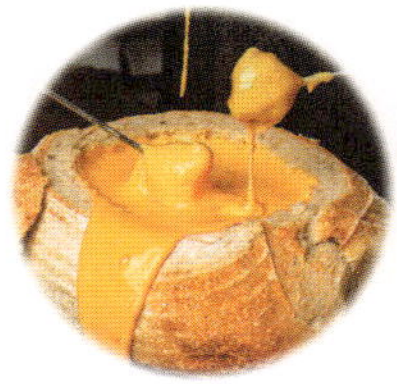

SCORE NUTRI-SANTÉ

À LIMITER		GOURMAND À CALIBRER			QUOTIDIEN À CALIBRER			À VOLONTÉ	
1	2	3	4	**5**	6	7	8	9	10

Pour une prévention santé (cancer, maladie cardiovasculaire, diabète, etc.)

MON ORDONNANCE ALIMENTAIRE

Portions

Seniors : 50 g de pain + 50 g de fromage

Adultes : 75 g + 75 g de fromage

Enfants : 45 g + 45 g de fromage

Fréquence

2 ou 3 fois par mois

Énergie/100 g

300 kcal (fromage + pain+ vin)

Énergie/portion

450 kcal

Équivalent dépenses

1 h de ski de piste ou 2 h 15 de marche

Nutri-Score : A B C D **E**

Ultra-transformation : 1 2 **3** 4

Impact planète : FAIBLE **MOYEN** FORT

Avantages

Plat convivial, à consommer aux périodes de froid.

Inconvénients

Riche en calories (fromage, vin).
Portions souvent trop généreuses.

ASTUCES ET/OU ASSOCIATION

Moins calorique que la raclette ou la tartiflette, mais à réserver pour les soirées d'hiver festives. N'oubliez pas de vous hydrater et d'accompagner l'ensemble de salade et de fruits !

Présence de **macronutriments** pour 100 g

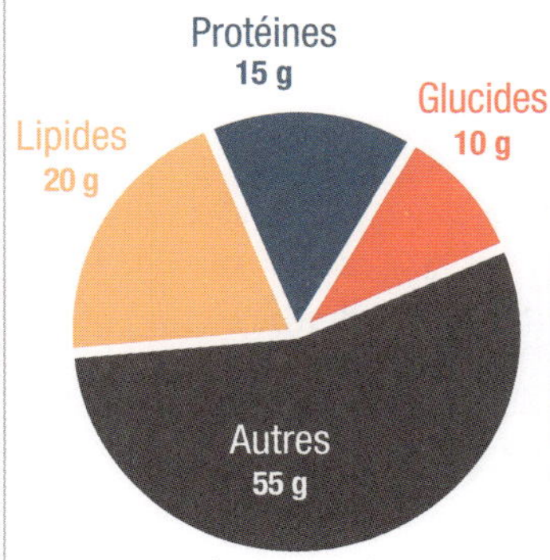

Présence de **micronutriments**

- Élevé
- → **Moyen**
- Faible

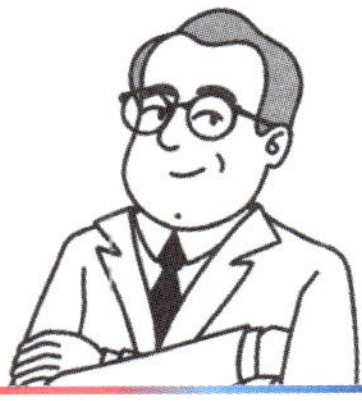

CASSOULET

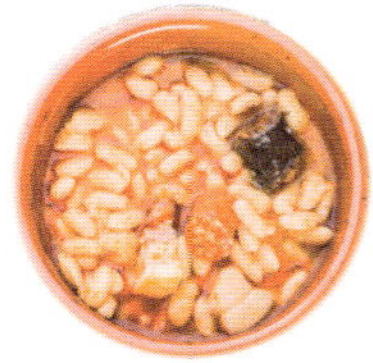

SCORE NUTRI-SANTÉ

À LIMITER | GOURMAND À CALIBRER | QUOTIDIEN À CALIBRER | À VOLONTÉ

1 2 3 4 **5** 6 7 8 9 10

Pour une prévention santé (cancer, maladie cardiovasculaire, diabète, etc.)

MON ORDONNANCE ALIMENTAIRE

Portions
Seniors : 250 g
Adultes : 300 g
Enfants : 250 g

Fréquence
2 ou 3 fois par mois en alternance avec d'autres plats équivalents (tartiflette, parmentier de canard)

Énergie/100 g
150 kcal

Énergie/portion
450 kcal

Équivalent dépenses
1 h de raquettes
ou
2 h 15 de marche

A **B** C D E Nutri-Score

1 2 **3** 4 Ultra-transformation

FAIBLE **MOYEN** FORT Impact planète

Avantages
Plat assez équilibré contrairement à l'image qu'il renvoie, contient des protéines (saucisse) et des lipides.

Inconvénients
Riche en glucides (haricots).

Présence de **macronutriments** pour 100 g

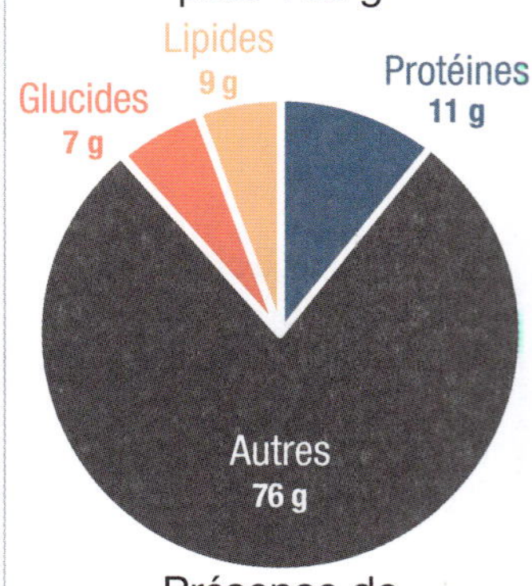

Présence de **micronutriments**

Élevé
→ **Moyen**
Faible

ASTUCES ET/OU ASSOCIATION

Très consommé en conserve, ce plat est à remettre au goût du jour en l'allégeant un peu et surtout en réduisant les portions.

LES DESSERTS

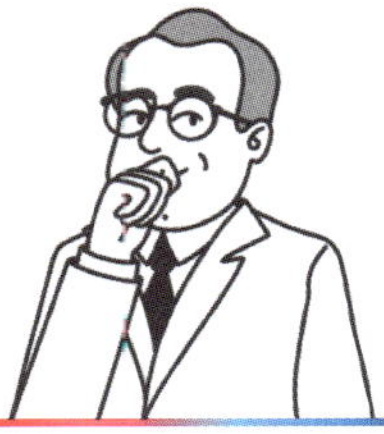

SCORE NUTRI-SANTÉ

FONDANT AU CHOCOLAT

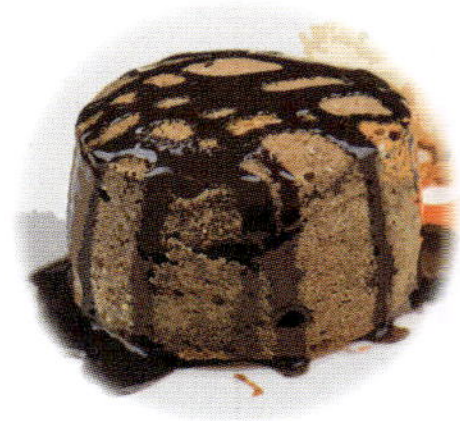

À LIMITER | GOURMAND À CALIBRER | QUOTIDIEN À CALIBRER | À VOLONTÉ

1 2 3 **4** 5 6 7 8 9 10

Pour une prévention santé (cancer, maladie cardiovasculaire, diabète, etc.)

MON ORDONNANCE ALIMENTAIRE

Portions
Seniors : 100 g
Adultes : 100 g
Enfants : 80 g

Fréquence
1 ou 2 fois par mois

Énergie/100 g
450 kcal

Énergie/portion
450 kcal

Équivalent dépenses
25 min de natation
ou
1 h 15 de marche

A B C **D** E Nutri-Score

1 2 **3** 4 Ultra-transformation

FAIBLE MOYEN **FORT** Impact planète

Avantages
Plaisir gustatif.
Riche en magnésium.

Inconvénients
Attention à la teneur en matières grasses et en sucre.
Composition parfois ultra-transformée.

ASTUCES ET/OU ASSOCIATION

Un produit gourmand très calorique, que ce soit en version maison ou industrielle. Faites de petites portions et accompagnez-les de fruits rouges !

Présence de **macronutriments** pour 100 g

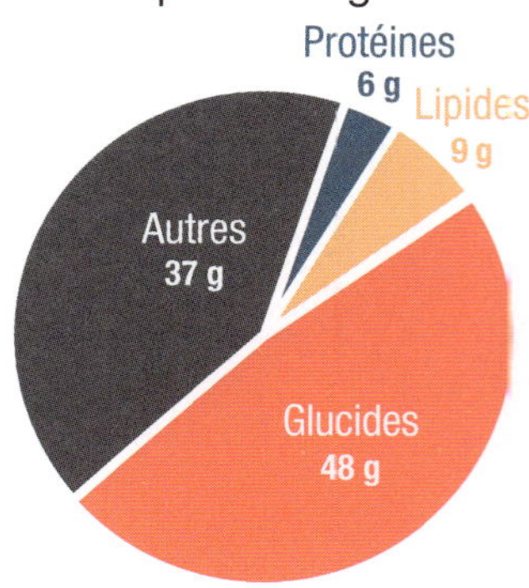

Présence de **micronutriments**

Élevé
→ **Moyen**
Faible

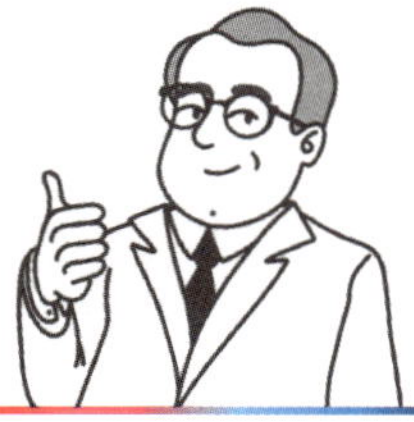

CRÈME CARAMEL

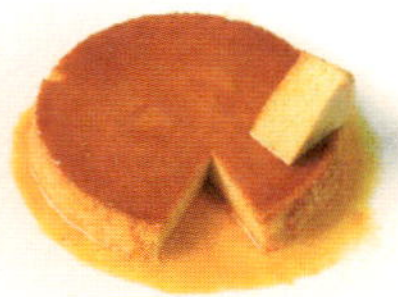

SCORE NUTRI-SANTÉ

À LIMITER — GOURMAND À CALIBRER — QUOTIDIEN À CALIBRER — À VOLONTÉ

1 2 3 4 5 6 **7** 8 9 10

Pour une prévention santé (cancer, maladie cardiovasculaire, diabète, etc.)

MON ORDONNANCE ALIMENTAIRE

Portions
100 g
Seniors : 120 g
Adultes : 120 g
Enfants : 100 g

Fréquence
3 ou 4 fois par semaine

Énergie/100 g
138 kcal
Énergie/portion
170 kcal

Équivalent dépenses
50 min de marche

A B **C** D E — Nutri-Score

1 2 **3** 4 — Ultra-transformation

FAIBLE **MOYEN** FORT — Impact planète

Avantages
Teneur intéressante en calcium.
Plaisir gustatif.

Inconvénients
Produit sucré.
Peut contenir des additifs si elle est industrielle.

ASTUCES ET/OU ASSOCIATION

Excellent dessert, qui nous rappelle notre enfance. À alterner avec des desserts équivalents (île flottante, semoule, etc.)

Présence de **macronutriments** pour 100 g

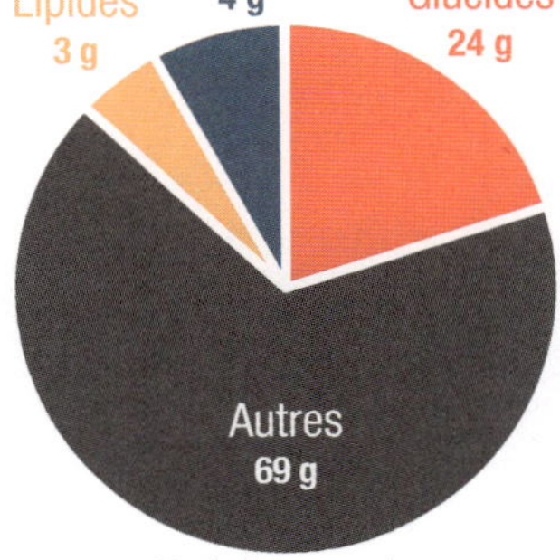

Présence de **micronutriments**

Élevé
Moyen
→ **Faible**

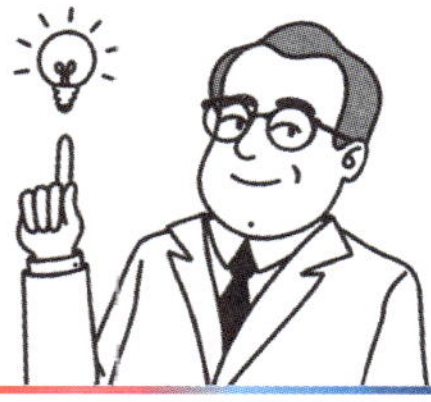

CRÊPE SUCRÉE MAISON

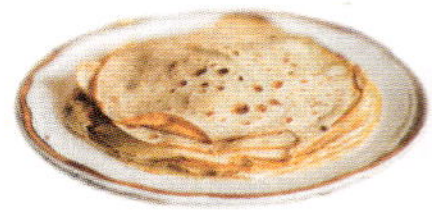

SCORE NUTRI-SANTÉ

À LIMITER | GOURMAND À CALIBRER | QUOTIDIEN À CALIBRER | À VOLONTÉ

1 2 3 4 5 **6** 7 8 9 10

Pour une prévention santé (cancer, maladie cardiovasculaire, diabète, etc.)

MON ORDONNANCE ALIMENTAIRE

Portions
Seniors : 3 crêpes*
Adultes : 3 crêpes*
Enfants : 2 crêpes*
** Le poids d'une crêpe est de 30 g.*

Fréquence
2 ou 3 fois par semaine en alternance avec des pâtisseries maison

Énergie/100 g
230 kcal
Énergie/portion
207 kcal

Équivalent dépenses
30 min de foot
ou
1 h de marche

A B C **D** E Nutri-Score

1 **2** 3 4 Ultra-transformation

FAIBLE MOYEN FORT Impact planète (FAIBLE)

Avantages
Donne une bonne énergie.

Inconvénients
Attention à la quantité de sucre et à la garniture qui peut parfois être très grasse.

ASTUCES ET/OU ASSOCIATION

Il s'agit d'un dessert ou d'un goûter très sain pour les enfants. Optez pour des garnitures de qualité comme les confitures maison, le miel, etc.

Présence de **macronutriments** pour 100 g

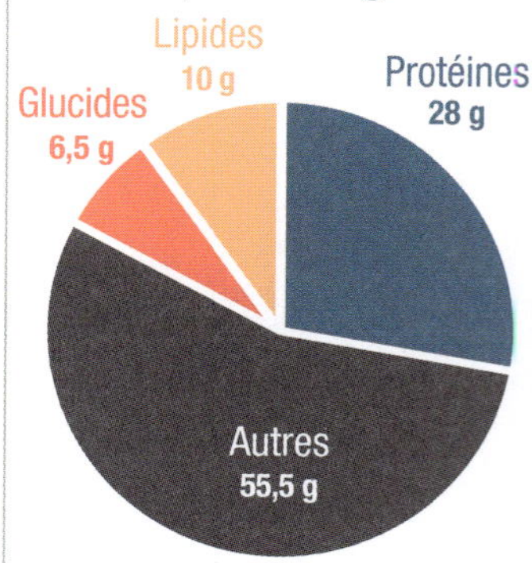

Présence de **micronutriments**

Élevé
→ **Moyen**
Faible

LES BOISSONS

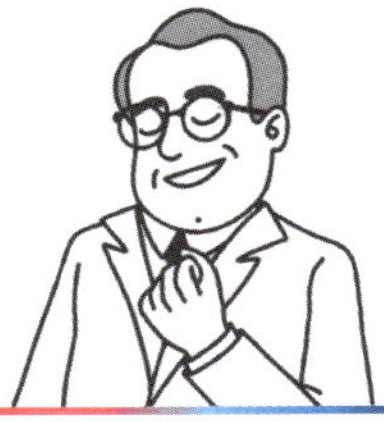

LAIT (DEMI-ÉCRÉMÉ)

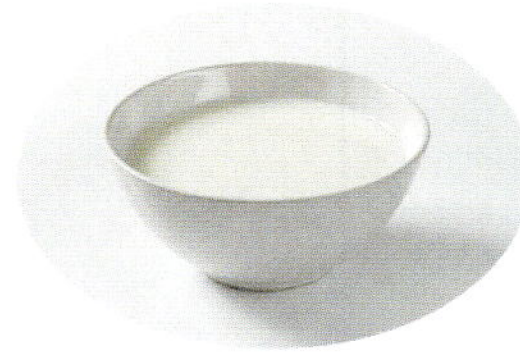

SCORE NUTRI-SANTÉ

À LIMITER		GOURMAND À CALIBRER			QUOTIDIEN À CALIBRER			À VOLONTÉ	
1	2	3	4	5	6	7	**8**	9	10

Pour une prévention santé (cancer, maladie cardiovasculaire, diabète, etc.)

MON ORDONNANCE ALIMENTAIRE

Portions
Seniors : 1 verre*
Adultes : 1 verre*
Enfants : 1 verre*

** Un verre équivaut à 250 ml.*

Fréquence
1 ou 2 fois par jour

Énergie pour 100 g
45 kcal

Énergie/portion
135 kcal

Équivalent dépenses
40 min de marche
ou
15 min de vélo

Nutri-Score : A **B** C D E

Ultra-transformation : **1** 2 3 4

Impact planète : FAIBLE **MOYEN** FORT

Avantages
Produit du quotidien riche en protéines de bonne qualité et en calcium.
Contient peu de matières grasses.

Inconvénients
Attention aux allergies et aux intolérances (il existe une version sans lactose).

ASTUCES ET/OU ASSOCIATION
Le verre de lait est une excellente source de protéines et une bonne alternative pour atteindre deux à trois produits laitiers par jour.

Présence de **macronutriments** pour 100 g

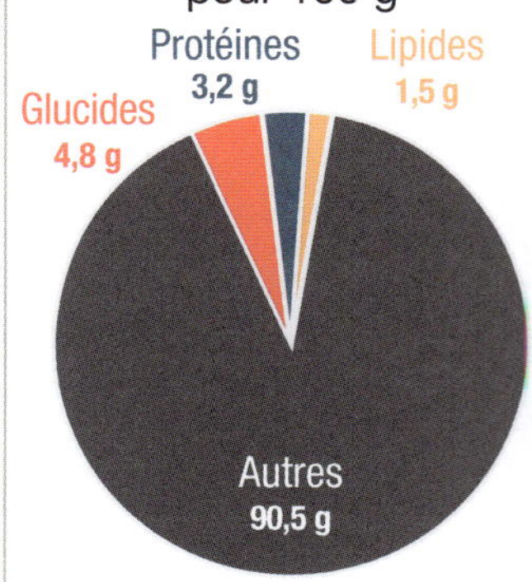

Présence de **micronutriments**

Élevé
→ **Moyen**
Faible

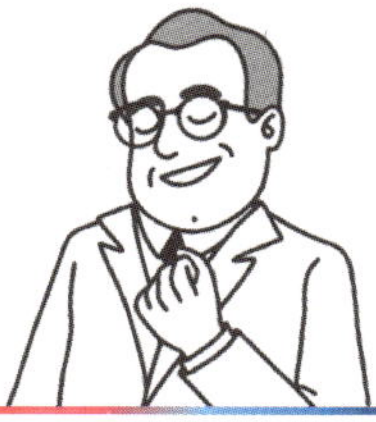

JUS VÉGÉTAL

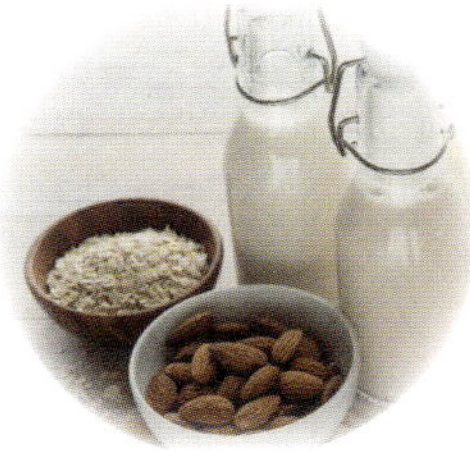

SCORE NUTRI-SANTÉ

À LIMITER		GOURMAND À CALIBRER			QUOTIDIEN À CALIBRER			À VOLONTÉ	
1	2	3	4	5	6	7	**8**	9	10

Pour une prévention santé (cancer, maladie cardiovasculaire, diabète, etc.)

MON ORDONNANCE ALIMENTAIRE

Portions
Seniors : 1 verre*
Adultes : 1 verre*
Enfants : à éviter

** Un verre équivaut à 250 ml.*

Fréquence
1 ou 2 fois par jour

Énergie pour 100 g
40 kcal

Énergie/portion
100 kcal

Équivalent dépenses
30 min de marche
ou
10 min de natation

A B C D E Nutri-Score

1 2 3 4 Ultra-transformation

FAIBLE MOYEN FORT Impact planète

Avantages
À boire en cas d'allergie au lait de vache ou d'intolérance au lactose.

Inconvénients
Composition parfois ultra-transformée.

ASTUCES ET/OU ASSOCIATION

Moins riche en protéines que du lait, évitez d'en donner à vos enfants sans avis médical.

Présence de **macronutriments** pour 100 g

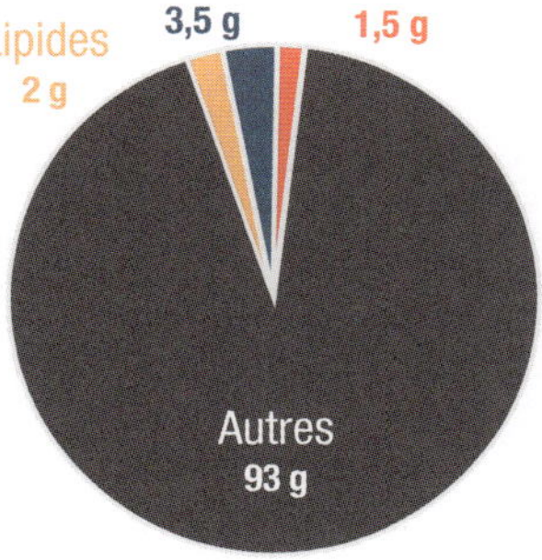

Présence de **micronutriments**

Élevé
→ Moyen
Faible

Remerciements

Les équipes d'Évidence-Santé qui nous ont beaucoup aidés.

À Laura Zuili pour sa relecture.

À ma mère qui m'a appris à aimer les bonnes choses, à les cuisiner et m'a fait comprendre combien d'amour on pouvait donner à un enfant en le nourrissant.

À ma femme et mes filles, des merveilleuses cuisinières.

Et à tous mes amis chefs et cuisiniers qui mettent en jeu leur génie tous les jours, dans toutes les assiettes et acceptent ce défi pour notre plus grand plaisir.

À mon amie Lise Boëll, mon éditrice, et à toute sa formidable équipe qui m'a accompagné, notamment Estelle Cerutti et Loris Perret.

Et à mes merveilleuses assistantes qui ont suivi à mon côté cette grande aventure éditoriale.

Du même auteur

Le Vrai Régime anticancer, Odile Jacob, 2010.

De larmes et de sang, Odile Jacob, 2013.

Prévenir le cancer ça dépend aussi de vous, Odile Jacob, 2014.

La Cuisine anticancer, Odile Jacob, 2016.

L'Enquête vérité, Albin Michel, 2018.

Arrêtez de vous priver !, Albin Michel, 2021.

Achevé d'imprimer en août 2023 par Macrolibros
N° d'impression : 16051
Imprimé en Espagne